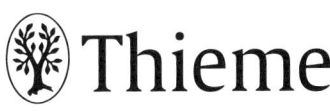

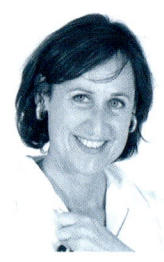

Karin Albrecht

Stretching-Expertin, Autorin und Ausbilderin für die Themen Körperhaltung, Stabilität und Beweglichkeit. In der star – school for training and recreation ist Karin Albrecht als stellvertretende Geschäftsführerin tätig, ihre Hauptaufgabe ist jedoch das Aus- und Weiterbilden von Bewegungsfachleuten und die Weiterentwicklung von Lehrinhalten.

International arbeitet sie als Ausbilderin und Referentin überwiegend im deutschsprachigen Raum. Als Gastreferentin war sie in Korea und Japan tätig, das Buch *Körperhaltung* ist auf Japanisch erhältlich.

Sie ist Autorin zahlreicher Publikationen, unter anderem von anerkannten Lehrbüchern:
- *Stretching und Beweglichkeit – Das neue Expertenhandbuch* (Albrecht/Meyer)
- *Intelligentes Bauchmuskeltraining* (Buch und Übungskarten)
- *Funktionelles Training mit dem großen Ball*

Für die star hat Karin Albrecht zusammen mit ihrem Team das neue, moderne Bewegungskonzept Antara® entwickelt.

Karin Albrecht ist Prüfungsexpertin des Schweizerischen Fitness- und Gesundheitsverbands bei den eidgenössischen Berufsprüfungen für Fitnessinstruktoren.

Ihr Unterricht basiert auf neuesten wissenschaftlichen Erkenntnissen und auf ihrer langjährigen praktischen Erfahrung.

Karin Albrecht

Körperhaltung

Modernes Rückentraining

4., aktualisierte Auflage
546 Abbildungen

Georg Thieme Verlag
Stuttgart · New York

Bibliografische Information der Deutschen Nationalbibliothek

Die Deutsche Nationalbibliothek verzeichnet diese Publikation in der Deutschen Nationalbibliografie; detaillierte bibliografische Daten sind im Internet über http://dnb.d-nb.de abrufbar.

Anschrift der Autorin:
Karin Albrecht
star – school for training and recreation
Seefeldstraße 307
CH-8008 Zürich

1. Auflage 2003
2. Auflage 2006
3. Auflage 2013
1.–3. Auflage Karl F. Haug Verlag in Georg Thieme Verlag KG

© 2018 Georg Thieme Verlag KG
Rüdigerstr. 14, 70469 Stuttgart

Unsere Homepage: www.thieme.de

Printed in Germany

Zeichnungen: Odetta Pitschi, Zürich/ Schweiz,
  Melita Gaupp, Nänikon/Schweiz,
  Christine Lackner, Ittlingen
Umschlaggestaltung: Thieme Gruppe
Umschlagfoto: Raphael Brand, Zürich/ Schweiz
Satz: Druckhaus Götz GmbH,
  Ludwigsburg,
  gesetzt in 3B2, Version 9.1, Unicode
Druck: Westermann Druck Zwickau GmbH,
  Zwickau

ISBN 978-3-13-241941-4   1 2 3 4 5 6

Auch erhältlich als E-Book:
eISBN (PDF) 978-3-13-241942-1
eISBN (ePub) 978-3-13-241943-8

Wichtiger Hinweis: Wie jede Wissenschaft ist die Medizin ständigen Entwicklungen unterworfen. Forschung und klinische Erfahrung erweitern unsere Erkenntnisse, insbesondere was Behandlung und medikamentöse Therapie anbelangt. Soweit in diesem Werk eine Dosierung oder eine Applikation erwähnt wird, darf der Leser zwar darauf vertrauen, dass Autoren, Herausgeber und Verlag große Sorgfalt darauf verwandt haben, dass diese Angabe dem Wissensstand bei Fertigstellung des Werkes entspricht.

Für Angaben über Dosierungsanweisungen und Applikationsformen kann vom Verlag jedoch keine Gewähr übernommen werden. Jeder Benutzer ist angehalten, durch sorgfältige Prüfung der Beipackzettel der verwendeten Präparate und gegebenenfalls nach Konsultation eines Spezialisten festzustellen, ob die dort gegebene Empfehlung für Dosierungen oder die Beachtung von Kontraindikationen gegenüber der Angabe in diesem Buch abweicht. Eine solche Prüfung ist besonders wichtig bei selten verwendeten Präparaten oder solchen, die neu auf den Markt gebracht worden sind. Jede Dosierung oder Applikation erfolgt auf eigene Gefahr des Benutzers. Autoren und Verlag appellieren an jeden Benutzer, ihm etwa auffallende Ungenauigkeiten dem Verlag mitzuteilen.

Geschützte Warennamen (Warenzeichen) werden nicht besonders kenntlich gemacht. Aus dem Fehlen eines solchen Hinweises kann also nicht geschlossen werden, dass es sich um einen freien Warennamen handelt. Das Werk, einschließlich aller seiner Teile, ist urheberrechtlich geschützt. Jede Verwertung außerhalb der engen Grenzen des Urheberrechtsgesetzes ist ohne Zustimmung des Verlags unzulässig und strafbar. Das gilt insbesondere für Vervielfältigungen, Übersetzungen, Mikroverfilmungen und die Einspeicherung und Verarbeitung in elektronischen Systemen.

Dank

Während des Erarbeitens dieses Buches wurde ich durch viele Gespräche, fachlichen Austausch, kritische Fragen, Geduld, unerschütterliches Vertrauen und viel Anerkennung unterstützt.

Mein besonderer Dank gilt:

meinem Team, den Ausbildern der star – school for training and recreation, Zürich, CH

meinen Lehrern:

Mark J. Comerford: Kinetic Control, MCSP B Phty MAPA, Entwicklung des Systems „Dynamic Stability and Muscle Balance", Southampton, GB

Manfred Dlouhy: Facharzt für psychosomatische Medizin und Psychotherapeut, Bad Grönenbach, D

Lucia Pozzi: Physiotherapeutin und wissenschaftlicher Beirat der star school, Wettingen, CH

Dr. Silvio Lorenzetti: wissenschaftlicher Beirat und Ausbilder der star school, Zürich, CH

Stephan Meyer: Leiter der Abteilung Physiotherapie und Rehabilitation am sportwissenschaftlichen Institut des Bundesamtes für Sport, Magglingen, CH

für die wissenschaftliche „Genauigkeit" der neuen Auflage Dr. Utz Niklas Walter

dem Karl F. Haug Verlag, besonders Frau Grübener (die mit einer Engelsgeduld gesegnet ist), in MVS Medizinverlage Stuttgart, D

allen Teilnehmerinnen und Teilnehmern meiner Seminare und Vorträge

Für die gute Zusammenarbeit und das großzügige Sponsoring danke ich Toni Obermaier von der Firma TOGU, Prien-Bachham, D.

Vorwort

Das ist die 4. Auflage des Buches Körperhaltung, 15 Jahre nach der Erstveröffentlichung – Körperhaltung, meine Herzensangelegenheit, seit ich mich erinnern kann.

Deutlich habe ich das Bild vor Augen, wie ich als Mädchen eine junge Nachbarin beobachtet habe, die sehr langsam und sehr elegant ging, und wie ich mir vorgenommen habe, dass, wenn ich groß bin, ich auch so gehen werde, so langsam, mit diesem weichen Hüftschwung.

In der folgenden Schulklasse hatte ich dann eine feine Lehrerin mit einem ganz eigenartigen Gang, den ich vor lauter Sympathie sofort übernahm. Ich ging jetzt also plötzlich wie ein Storch, was meine Mutter sehr besorgte und an meiner Gesundheit zweifeln ließ. Gott sei Dank kamen noch viele Vorbilder und Lieben, so konnte ich meine Körperhaltung und meine Bewegungen finden, im Laufe der Entwicklung meines Charakters und meines Wesens. Für mich, in meinem Beruf als Trainerin und Ausbilderin, ist meine Beobachtungsgabe von unschätzbarem Wert.

So viel hat sich in den letzten 15 Jahren getan, einerseits neue Studien und Erkenntnisse der Wissenschaft, andererseits die Erfahrungen in der Praxis, der Umsetzung. Die vielen neuen Erkenntnisse, die Resultate von Studien, bringen viel Bestätigung und Klarheit, eröffnen neue Fragen und zeigen für das Training, besonders für das Rückentraining, ganz neue Wege. Es ist wirklich Zeit, und es macht mir Freude, das Buch zu überarbeiten.

Den Theorieteil habe ich mit dem ▶ Kapitel 3.9 „Kann man Faszien trainieren?" ergänzt.

Im Praxisteil habe ich wenige Übungen hinzugefügt, die sich aus meiner Lehrerfahrung ergeben haben. Ebenso habe ich an einigen Stellen an den Anleitungen gefeilt.

Und bei all dem Suchen und Finden und den Versuchen, so präzise zu sein wie möglich, darf die Freude an der Bewegung, eine gute Portion Humor und freundliche Akzeptanz für alle Schwächen und noch offenen Fragen nicht fehlen.

Da nicht all meine Persönlichkeitsanteile so stabil sind wie mein Core-System, möchte ich ganz besonders den Menschen danken, die mich immer wieder ermutigen, mir ein konstruktives geschütztes Feld und ihre wertvolle Zeit geben. Ich möchte all diesen Verbündeten versichern, dass ich ihre Loyalität und Freundschaft unendlich zu schätzen weiß.

Zürich, im August 2018
Karin Albrecht

Einleitung

Mit Absicht und mit Überzeugung habe ich für dieses Buch eine einfache, verständliche Sprache gewählt. Es ist ein Buch für die Praxis, für Trainerinnen und Trainer, ein Buch für Anwender, für alle Bewegungsleute.

Ich lese selbst viel und finde vieles oft unnötig kompliziert geschrieben, sodass ich gezwungen bin, alles zuerst in meine Sprache zu übersetzen. Darum möchte ich in meiner einfachen und praxisorientierten Sprache das vermitteln, was ich in den vergangenen Jahren gelernt habe, meine Ansicht dazu, das Wissen aus meiner langjährigen Unterrichtserfahrung und dem ständigen Austausch mit meinen Partnern.

Begonnen hat eigentlich alles mit dem Tanz, einer 4-jährigen Tanzausbildung. Unterschiedlichste Techniken und Formen von Körpertherapie sind dazugekommen und anschließend viele Jahre Praxis, die ich dem Thema „Beweglichkeit im Fitness-, Aerobic- und Sportbereich" gewidmet habe. Und immer wieder ging es um die Körperhaltung. Egal welche Technik, welche Problemstellung oder welches Ziel verfolgt wurde – irgendwann drehte sich wieder alles um die Haltung: um Haltungsveränderung, Haltungssteuerung, Haltungsgewohnheiten, um Haltungskultur.

Zum Thema Körperhaltung werden vehemente Kämpfe ausgefochten. Die verschiedenen Vertreter, mit teils völlig gegensätzlichen Überzeugungen und sehr absolutistischen Haltungen, stützen sich auf wissenschaftliche Untersuchungen, erzielen große Heilerfolge oder haben logische Erklärungsmodelle zur Hand – einige sogar das Universum auf ihrer Seite! Anfänglich hat mich das irritiert und verunsichert. Mittlerweile habe ich, durch meine langjährigen Erfahrungen, meine Fähigkeit zu beobachten, meine Neugier und Offenheit und meine Kraft, die Sicherheit erreicht, einen eigenen Weg zu gehen.

Wissenschaftliche Arbeiten sind dabei natürlich ein wichtiger Aspekt. Ich bin mir mittlerweile bewusst, dass sich die Wissenschaft mit kleinsten Details auseinandersetzt und glaubt, alles messen zu müssen, um mit diesen Resultaten das „Wissen" zu vermehren. In den vergangenen Jahren habe ich jedoch häufig erfahren, dass gerade durch dieses „Detaildenken" der Zusammenhang für „das Ganze" verloren geht, dass das Erkennen und Verstehen von Zusammenhängen wenig Platz hat.

Als Trainerin und Lehrerin arbeite ich direkt mit den Menschen, das gibt mir einen unmittelbaren Realitätsbezug. Lehren ist Kommunikation, und wo Kommunikation Dialog und nicht Monolog ist, werden laufend neue Fragen aufgeworfen, müssen Aussagen ständig überprüft werden. Auf diese Weise bin ich zusammen mit meinen Teilnehmern und Partnern gewachsen. Für diesen Austausch bin ich dankbar und freue mich darüber.

Zu versprechen, eine Haltung sei einfach zu verändern, ist illusorisch. Dass an der Haltung jedoch gearbeitet werden kann und sie sich tatsächlich verändert, habe ich während meiner Arbeit und an mir selbst er-

Einleitung

lebt. Ja, ich konnte in all den Jahren beeindruckende Ergebnisse und Entwicklungen beobachten.

Die Absicht dieses Buches ist, zu neuen Fragen, zum Überprüfen Ihrer Annahmen, zum genauen Beobachten und zum Ausprobieren von Neuem zu inspirieren.

Antara® – das Bewegungskonzept. Antara® kommt aus dem Sanskrit und bedeutet „Herz, Mitte, Innen, von innen nach außen, auf dem Weg sein". Dies sind viele wunderschöne Bedeutungen, die mit meiner Art, wie ich an Bewegung und Körperhaltung herangehe, ganz viel zu tun haben.

Die Veröffentlichung des Buches *Körperhaltung* im Jahr 2003 hat viel Echo ausgelöst, viel in Bewegung gebracht, und bald wurde mir klar, dass ich einen Schritt weiter gehen und aus dem Wissen eine Methode, ein fassbares Konstrukt machen muss.

Das ausgezeichnete Projektmanagement von Maja Rybka hat es dann Wirklichkeit werden lassen, und im Jahre 2006 wurde Antara® geboren.

Antara® ist ein geschütztes Konzept, das all das Wissen und die Empfehlungen in diesem Buch teils choreografisch, teils in Einzelübungen umsetzt. Der Markenschutz dient der Sicherung der Qualität. Antara®-Ausbildungen dürfen nur vom Antara®-Ausbildungsteam der star school durchgeführt werden, d. h., wo Antara® draufsteht, ist Antara® drin – alle Instruktoren sind durch unsere/meine Hände gegangen.

Antara®. beinhaltet dynamische, schöne choreografierte Bewegungsabläufe für einen flachen Bauch, einen starken Rücken, eine attraktive Körperhaltung und eignet sich für alle, die in Ruhe mit Konzentration trainieren wollen.

Antara® starker Rücken. Zeichnet sich durch dynamische, funktionelle Bewegungen mit dem Schwerpunkt Körperhaltungsausdauer und starker Rücken aus und eignet sich für alle, die präventiv ihren Rücken stärken und ihre Körperhaltung optimieren wollen.

Antara® gesunder Rücken. Besteht aus präzisen, ruhigen Übungen und Übungsabläufen mit dem Schwerpunkt der Core-Ansteuerung und der Körperhaltungs-Ausdauer-Kraft und eignet sich für alle, die nach einer Rückenepisode die Therapie abgeschlossen haben und weitertrainieren sowie besser und stabiler werden wollen.

Es gibt bereits viele zusätzliche Antara®-Stundenbilder, Antara®-Dance, Antara® Strong, Antara®-Weights, Antara® Dynair, Antara®-Gymstick, Antara® med. Masseur. Weiteres ist in Entwicklung, und – wer weiß – wenn Sie dieses Buch in der Hand halten, ist Antara® sicherlich schon wieder ein gesundes Stück gewachsen.

Begonnen hat alles mit dem Seminar „Füße – Haltung – Statik" von Lucia Pozzi und mir, dann kam das Buch *Körperhaltung* und dann Antara® – was für eine Entwicklung! Heute ist Lucia Pozzi im wissenschaftlichen Beirat der star school, wir sind ihr für ihren kompetenten Rat sehr dankbar.

Mögen noch so viele Fragen wissenschaftlich offen sein, es scheint, dass wir vieles richtig machen. Die Rückmeldungen unserer Teilnehmer, unsere Erfahrung zeigt, dass wir auf dem richtigen Weg sind.

Dieses Körperhaltungsbuch ist auch das Lehrbuch von Antara® sowie die Basis von allen Stundenbildern für einen gesunden starken Rücken. Ich wünsche mir, dass das Buch und die praktischen Anleitungen Ihnen persönlich und beruflich dienen.

Inhaltsverzeichnis

Vorwort VI

Teil I
Grundlagen 3

1	**Zur Körperhaltung**	4
1.1	**Faktoren, die die Körperhaltung beeinflussen** ...	4
1.1.1	Anlage	5
1.1.2	Psyche und Charakter – Charakterbildung	6
1.1.3	Emotionen und Gefühle	10
1.1.4	Biochemie	13
1.1.5	Zustand der Muskulatur	14
1.1.6	Krankheitsbilder	14
1.1.7	Schmerz	14
1.1.8	Operativer Eingriff – Narben	15
1.1.9	Medikamente	15
1.1.10	Energiezustand	15
1.1.11	Temperatur	16
1.1.12	Lifestyle – soziokulturelle Zugehörigkeit	16
1.1.13	Sportarten	17
1.1.14	Gewohnheiten	17
1.1.15	Alter	18
1.2	**Physiologisch korrekte Körperhaltung**	19
1.2.1	Haltung als Basis für jedes Training	19
1.2.2	Körperhaltung – natürliche bzw. physiologische Haltung	20
1.2.3	Eine aufrechte aktive Haltung in Ruhe	21
1.2.4	Die Statik	23
1.3	**Neuromuskuläre Dysbalance – der Creeping-Effekt**	29
1.4	**Die Grundfehlhaltungen und deren Problematik** ..	31
1.4.1	Hohl-Rund-Rücken	32
1.4.2	Hohl-Rund-Rücken mit Überhang	34
1.4.3	Flachrücken	35
1.4.4	Flachrücken mit Überhang	36
1.4.5	Normrücken mit Überhang	38
1.4.6	Hohlkreuz	40
1.5	**Die Beugehaltung**	44
1.5.1	Die Beugehaltung im Sitzen	46
1.5.2	Die Beugehaltung im Training	48

2	**Koordination**	50
2.1	Effekte des sensomotorischen Trainings	53
2.2	Das Nervensystem	53
2.2.1	Unwillkürliches Nervensystem (vegetatives Nervensystem)	53
2.2.2	Das willkürliche Nervensystem	54
2.2.3	Das sensomotorische Nervensystem	54
2.2.4	Neurale Verschaltung	55
2.3	Wie wird Koordination trainiert?	58
2.3.1	Sensomotorik – Propriozeption	59
2.3.2	Selbstwahrnehmung – Körperwahrnehmung	60
2.3.3	Auflösung konditionierter motorischer Bahnungen	62
2.3.4	Bewegungslernen	63
3	**Stabilität des Bewegungsapparats**	66
3.1	Instabilität	66
3.2	Stabilität	67
3.3	Messung der Stabilisationsfähigkeit	69
3.4	Lokale Stabilisation – Gelenkstabilisation	70
3.4.1	Eigenschaften der lokalen Muskulatur	70
3.4.2	Dysfunktion der lokalen Muskeln	70
3.5	Lokale Stabilisation im Rumpf – das Core-System	71
3.5.1	Dysfunktion des Core-Systems	72
3.5.2	Prävention – Post-Reha	75
3.5.3	Funktionsumkehr – paradoxe Transversus-Aktivität	76
3.5.4	Die Core-Ansteuerung im Training	78
3.5.5	Core-Funktion kann nicht auf übliche Weise trainiert werden!	79
3.6	Globale Stabilisation – Haltungs- und Bewegungskontrolle	80
3.7	Globale Beweger – Bewegungsausführung	81
3.8	Langzeiteffekte – Rückenschmerz und Rumpfstabilität	82
3.9	Kann man Faszien trainieren?	83
3.9.1	Forschung und Trainingsempfehlungen	83
4	**Didaktik**	87
4.1	Kann Haltung überhaupt verändert werden?	87
4.2	Wie lehrt man Bewegung?	88
4.2.1	Kognition	89
4.2.2	Emotion	89
4.2.3	Beobachten – Hineinschauen	89
4.2.4	Wahrnehmung	90
4.2.5	Methodik	90
4.2.6	Zeit	91
4.2.7	Korrekturen	91
4.2.8	Wiederholungen	91
4.2.9	Mentales Lernen	92

4.3	Haltungskorrektur im Training	93
4.3.1	Unsinnige Ansätze der Haltungskorrektur	96
4.3.2	Der Schlüssel – der Thorax	97

5 Methodik ... 103

5.1	Core-Reprint	103
5.1.1	Ansteuerung des Beckenbodens	106
5.1.2	Suchen und Finden des Transversus	107
5.1.3	Kontrolle der Lendenwirbelsäule	108
5.2	Verbesserung der globalen Muskulatur	108
5.2.1	Globale Stabilisatoren	108
5.2.2	Globale Beweger	108
5.2.3	Unterschied von lokalem Stabilitäts- zu Krafttraining	108
5.2.4	Kann man Stabilität und Kraft gleichzeitig trainieren?	109
5.3	Methodisch-didaktische Hinweise für funktionelles Stabilitätstraining mit Haltungsschwerpunkten	109
5.3.1	Funktionelles Training	109
5.3.2	Geschlossene Kette – offene Kette – kinetische Kette	109
5.3.3	Training eines isolierten Muskels	109
5.3.4	Trainingspriorität in einer Rückenstunde	110
5.3.5	Schnellere Trainingsfortschritte durch sensomotorische Zusatzreize	110
5.4	Trainingsgeräte	111
5.4.1	Das Dynair-A	111
5.4.2	Der große Ball, der Pendelball	112
5.4.3	Aero-Step XL	112
5.4.4	Gewichte – Kurzhanteln, Scheiben, Stonies, Med-Bälle	113
5.4.5	Ballkissen – Keil-Ballkissen	114
5.4.6	Schwungstab	114
5.4.7	Nacken-Kopf-Unterstützung	115
5.4.8	Kabelzug	115
5.4.9	Freie Gewichte – Langhantel	115
5.4.10	Einsatz von labilen Unterlagen	116
5.4.11	Zeitlicher Einsatz von labil-dynamischen Trainingsgeräten	116
5.5	Trainingsaufbau und -grundlagen	117
5.5.1	Bewegungstempo	117
5.5.2	Mehr präzise Stabilisation	117
5.5.3	Übungsdauer	118
5.5.4	Wiederholung	118
5.5.5	Atmung	118
5.5.6	Trainingshäufigkeit	119
5.5.7	Entspannung	119
5.5.8	Fehler	119
5.5.9	Gute Technik	120
5.5.10	Trainingsqualität eines Rückentrainings	120

5.5.11	Gute Methodik	120
5.5.12	Nachhaltigkeit	120
5.5.13	Beweglichkeit	120
5.5.14	Vorbildfunktion der Trainerin bzw. des Trainers	121
5.6	**Spezielle Trainingseinheiten**	121
5.6.1	Haltungsschwerpunkte im Personaltraining und in der Trainingseinführung im Kraftbereich	121
5.6.2	Lektionsaufbau einer Rückenstunde	121
5.6.3	Curriculum für Rückenkurse im Bereich Group-Training	122

Teil II

Praxis 127

6	**Technik**	128
7	**Übungen zur Verbesserung der Körperwahrnehmung**	133
8	**Entspannungspositionen**	136
9	**Mobilisationsübungen**	140
9.1	Mobilisationen der Wirbelsäule Richtung Beugung und Streckung	140
9.2	Mobilisationen für die Schultern und den Brustkorb	146
9.3	Mobilisationen für die Schultern und den Brustkorb	147
9.4	Mobilisationen für das Becken und das Hüftgelenk	148
9.5	Entspannende Mobilisationen Becken/seitliche Rumpfmuskulatur	150
10	**Übungen zur Verbesserung der Koordination**	153
10.1	Verbesserung des Gleichgewichts	153
10.2	Koordinationsübungen	155
10.3	Criss-Cross-Übungen nach P. E. Dennison	156
11	**Übungen zur Verbesserung der Haltungskontrolle – Neigung ohne Beugung**	159
11.1	Neigung ohne Beugung – das Klötzchenspiel nach S. Klein-Vogelbach	159
11.2	Haltungskontrolle mit Rotation	163
12	**Ganzkörperspannung**	165
13	**Gegenbewegung zur Beugehaltung**	168

14	**Übungsauswahl aus dem Stand**	174
14.1	Fuß – Aufwecken, Aktivieren	175
14.2	Squats – die Königsübung	178
14.3	Lunges	186
14.4	Übungen mit Gewichten im Stand	188
14.5	Übungen mit dem Schwungstab im Stand	192
14.6	Übungen mit dem Dynair-A im Stand	196
15	**Kniestand**	198
16	**Rückenlage – Core-Reprint, Kraft und Kraftausdauer aus der Rückenlage**	201
16.1	Core-Reprint Version A	204
16.2	Core-Reprint Version B	206
16.3	Core-Control	209
16.4	Integration der Hüftgelenksstabilisation in das Core-System	211
17	**4-Füßler**	216
18	**Unterarmstütz**	223
19	**Bauchlage**	226

Teil III

Anhang 233

20	**Literatur**	234
21	**Verweise**	240

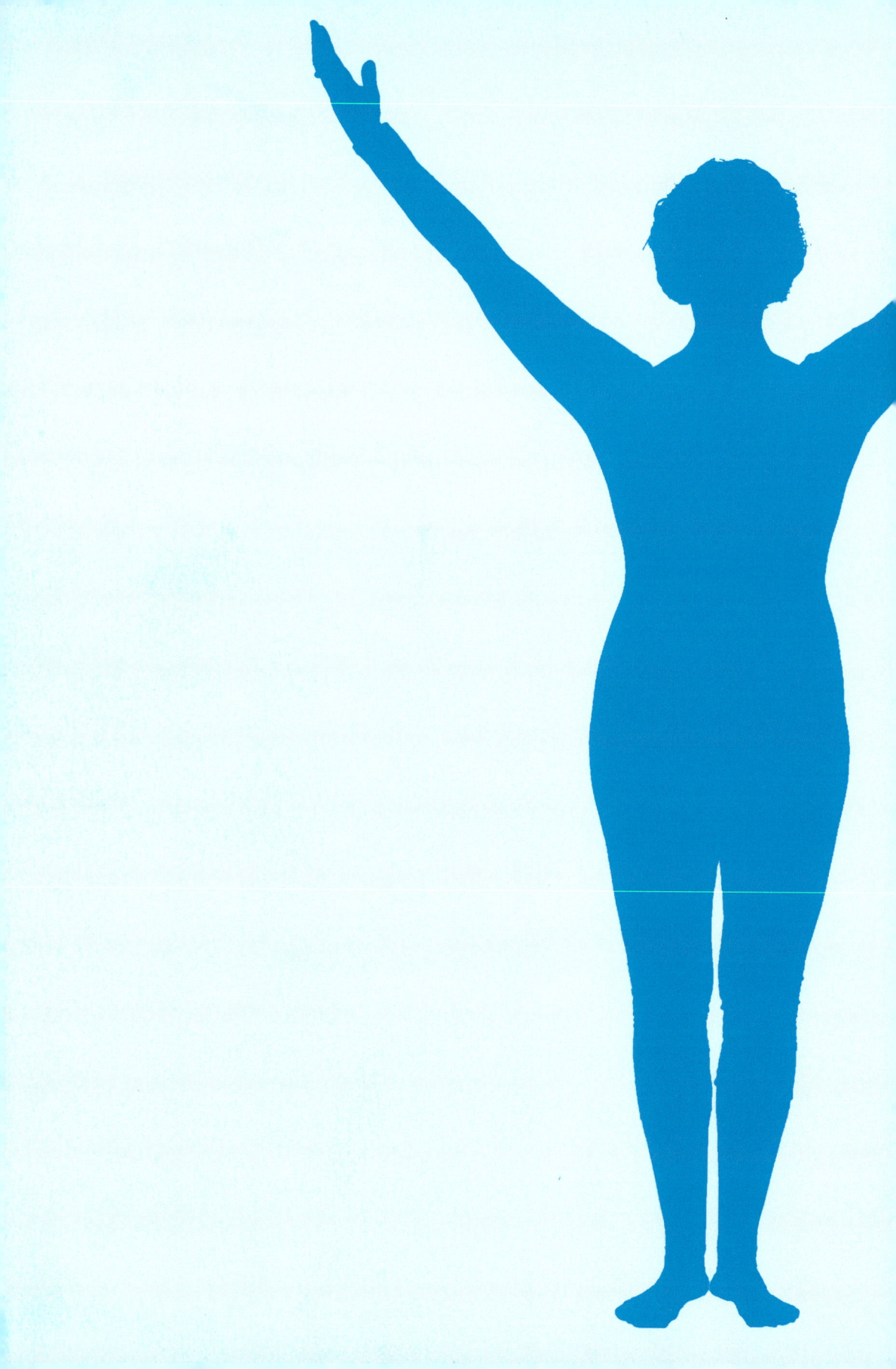

Grundlagen

1 Zur Körperhaltung

Körperhaltung bedeutet in erster Linie „Gegenkraft zur Schwerkraft" oder – was mir als Bild besser gefällt – ebenbürtige Kraft zur Schwerkraft.

Sobald Kinder sitzen oder stehen können, ist ihre Haltung dabei sehr aufrecht. Die Wirbelsäule ist lang gezogen, die Halswirbelsäule (HWS) gestreckt, das Brustbein gehoben. Diese Streckung, für Erwachsene oft anstrengend, können Kinder problemlos halten und dabei gleichzeitig ins Spielen vertieft sein – und das über längere Zeit in sitzender Position (▶ **Abb. 1.1**). Aufrechte Haltung hat nichts mit antrainierter Kraft oder gelernter Körperpositionierung zu tun, sondern ist ein Reflex, eine Art „Uransteuerung".

Unzählige Einflüsse beeinträchtigen diese schöne, natürliche Haltungsansteuerung.

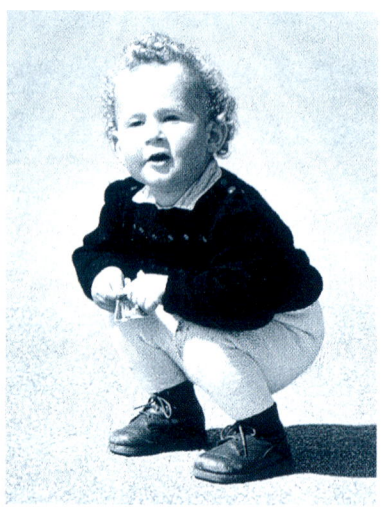

▶ **Abb. 1.1** Kinder beugen sich nicht.

1.1
Faktoren, die die Körperhaltung beeinflussen

Der erste Haltungsimpuls, die Aufrichtung und Streckung, geschieht automatisch und hat noch nichts mit Bewusstsein oder Kontrolle zu tun. Diese natürliche Grundhaltung wird von unterschiedlichen Aspekten beeinflusst (▶ **Abb. 1.2**):

- familiär, erblich – Kindheit
- Psyche, Charakter
- Emotionen und Gefühle
- Biochemie
- Zustand der Muskulatur
- Krankheitsbilder
- Schmerz
- operative Eingriffe, Narben
- Energiezustand
- Temperatur
- Lifestyle
- Sportarten
- Gewohnheiten

Alle Einflüsse auf die Haltung sind wechselseitig: Ebenso wie ein Gefühl die Körperhaltung beeinflusst, beeinflusst eine Körperhaltung das emotionale Befinden. Anders formuliert: Kann sich ein Energiezustand auf die Körperhaltung auswirken, dann kann

1.1 Faktoren, die die Körperhaltung beeinflussen

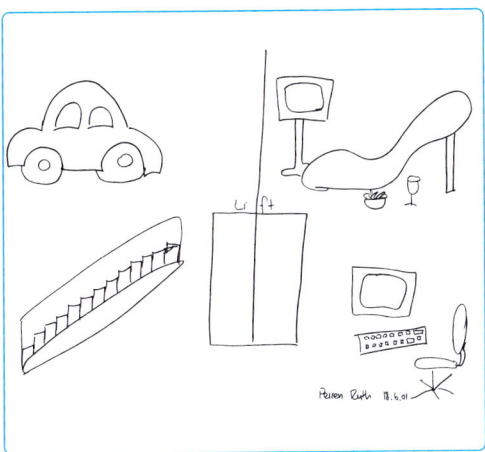

▶ **Abb. 1.2** Zeichnung von Ruth Perren aus dem Kurs „Rückentraining Basic" der star education, CH.

sich eine veränderte Körperhaltung auch auf den Energiefluss auswirken.

In einer Studie von Riskind u. Gotay (1982) konnte gezeigt werden, dass eine aufrechte Körperhaltung nicht nur die Dominanz und Stärke positiv beeinflusst, sondern „Aufrechtsitzer" auch hartnäckiger und erfolgreicher an Lösungen gearbeitet haben. Unter anderem macht man für diese Resultate eine hormonelle Reaktion verantwortlich. Die Streckung der Körperhaltung erhöht den Testosteron- und senkt den Kortisolspiegel. Dies verbessert nicht nur das Immunsystem, sondern fördert außerdem den Mut sowie die Willenskraft und Beharrlichkeit (Carney et al. 2005).

Die anspruchsvolle Arbeit an der Haltung ist somit von weitreichendem Nutzen – ganz abgesehen vom Resultat einer optimalen Gelenkbelastung und effizienter Trainingsreize.

1.1.1 Anlage

Wie stark sich die Vererbung auf Körperhaltung und Körper auswirkt, ist noch nicht völlig geklärt. Angenommen wird, dass Erbfaktoren verantwortlich sind für Körpergröße (Hebel), die Form und den Zustand der Knochen, Gelenke, Organe sowie für Wachstumsstörungen usw., diese Erbanlagen aber nicht immer zwingend gelebt werden müssen.

Es wäre falsch, aus dem Nachahmen der Haltungen, Gesten wie auch vom Verhalten der Eltern Rückschlüsse auf Erbanlagen zu ziehen. Im späteren Alter findet man dieses Kopieren von Vorbildern erneut, z. B. im Sport, bei Trends und Stars.

Zusätzlich spielt, nebst der Ernährung, auch das Bewegungsverhalten für die Entwicklung des Kindes eine zentrale Rolle. Nur wenige Kinder haben noch die Möglichkeit, sich natürlich zu bewegen, zu rennen, zu klettern, zu springen usw. Motorische Unterforderung verlangsamt oder behindert allerdings die Entwicklung

1 – Zur Körperhaltung

der Grob- wie der Feinmotorik. Bewegung ist nicht nur für das zentrale Nervensystem (ZNS), sondern auch für den Körper grundlegend.

Dieser Trend ist bekannt und in Kindergärten und Schulen werden wertvolle Maßnahmen ergriffen, um dem entgegenzuwirken, z. B. durch kreative Bewegungsprogramme und sogar eine kindgerechte Körperhaltungsschulung (z. B. durch den Verein Kinder hoch 3, CH; ▶ S. 240).

1.1.2 Psyche und Charakter – Charakterbildung

Dieses Kapitel soll aufzeigen, dass der Körper, die Körperhaltung und die Ausstrahlung eines Menschen nie von der seelisch-geistigen Dimension getrennt werden können. Wir haben es immer mit dem gesamten Menschen zu tun, ganz gleich, ob seine Motivation Spitzenleistung, Vergnügen und Spaß oder Schmerz, Unwohlsein und Suche ist.

> Ich bin überzeugt, dass das, was *zwischen* den Übungen geschieht, für das Befinden, den Trainingserfolg und die Entwicklung der Teilnehmenden ebenso wichtig ist wie die Übungen selbst.

Die Verhaltensprinzipien erwachsener Menschen werden in frühester Kindheit geprägt. Je früher eine Erfahrung gemacht wird, desto direkter wird daraus „Wahrheit". Diese persönliche Wahrheit, dieses persönliche Weltbild, umfasst eine bestimmte Art zu denken (Glaubenssätze), zu fühlen sowie eine bestimmte Art repetitiven Verhaltens (Verhaltensmuster). Die Summe dessen nennen wir dann Charakter.

Über den Einfluss und das Erleben von Gefühlen und Emotionen während der ersten Lebensjahre eines Kindes und den daraus folgenden Konsequenzen, der sog. Charakterbildung, hat Reich (1945) eine wichtige Grundlage geschaffen. Dieses Grundlagenwissen wurde von Alexander Lowen, Ron Kurtz und anderen Autoren weiterentwickelt und gilt heute als Basis für unterschiedliche Arten von körperzentrierter Psychotherapie.

Während des ganzen Lebens, in jedem wichtigen Moment eines Reifeprozesses, zeigen sich immer wieder die folgenden 4 Grundthemen, die aus

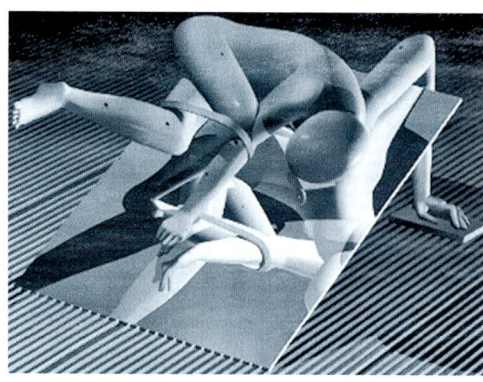

▶ **Abb. 1.3** Spiegelbild (Yves Netzhammer).

einer frühkindlichen Prägung heraus immer wieder gleich oder ähnlich erlebt, wiederholt und – je nachdem, wie sie grundsätzlich erlebt worden sind – bewältigt werden (▶ **Abb. 1.3**).

Taktile Entwicklungsphase – von der Zeugung bis erste Monate

Das Grundthema in der taktilen Phase ist „Existenz", die Frage: „Bin ich willkommen?"

Wie das Kind diese Frage beantwortet bekommt, ist davon abhängig, wie die Schwangerschaft verläuft, von der Geburt selbst – dem Ankommen auf dieser Welt – und den ersten Lebenswochen und -monaten. Erfährt es in dieser Zeit eine Ablehnung, wird das Selbstwertgefühl grundlegend irritiert.

Fühlen sich diese Menschen nicht angenommen, kann es sein, dass sie sich in ihre innere Welt zurückziehen, viel denken, analysieren, fantasieren. Sie können häufig distanziert oder introvertiert wirken und in Stresssituationen oder in privaten Auseinandersetzungen eine ausgeprägte Flucht- oder Erstarrungstendenz zeigen.

Diese Zurückgezogenheit offenbart sich auch körperlich: Entweder sind diese Menschen dünn, blass und eher schlaksig, oder sie sind dick und verstecken sich in „ihrer Burg". Der Körper ist verspannt und hart (auch unter der Fettschicht), die Energie ist in die Knochen und in den Bauch „gefahren", Lebendigkeit ist im Kopf (▶ **Abb. 1.4 a**).

Trifft man diese Menschen im Bewegungsbereich, sind es Ausdauersportler, Langstreckenläufer, Einzelsportler oder – als zweite Ausdrucksmöglichkeit – bewegungsfeindliche Bewegungsvermeider, was dann in Kombination mit anderen Verhaltensweisen das Dicksein begünstigt.

Orale Entwicklungsphase – von der Geburt bis ca. 2 Jahre

Das Grundthema der oralen Phase ist „Bedürfnis", die Frage: „Darf ich Bedürfnisse haben und werden sie befriedigt?"

Wird der Hunger gestillt, bekommt das Kind Unterstützung, bedeutet das einfach ausgedrückt: Bedürfnisse sind okay und können befriedigt werden. Wird diese Phase negativ erlebt, entstehen daraus folgende Verhaltensstrategien: entweder Bedürftigkeit, Resignation und Passivität oder Herausforderung und Aggression.

Das Körperbild ist schwächlich, hilfsbedürftig, der Brustkorb eingefallen, der Mensch hängt in seinen passiven Strukturen (▶ **Abb. 1.4 b**). Menschen, die sich dann aus dem Gefühl eines Mangels heraus dauernd überversorgen (oral, mit Essen), werden dick (▶ **Abb. 1.4 c**).

Im Bewegungs- und Sportbereich trifft man sie eher selten, da sie sich dafür zu schwach fühlen, ohne Energie sind.

Anale Entwicklungsphase – von 2 bis ca. 4 Jahre

Das Grundthema der analen Phase ist „Autonomie", die Frage: „Darf ich frei und selbständig sein?"

In dieser Entwicklungsphase geht es um die Frage, wer die Macht hat. Als Erfahrungsinstrument nutzt das Kind seinen Trotz. Diese Auseinandersetzung ist wichtig, um Grenzen zu

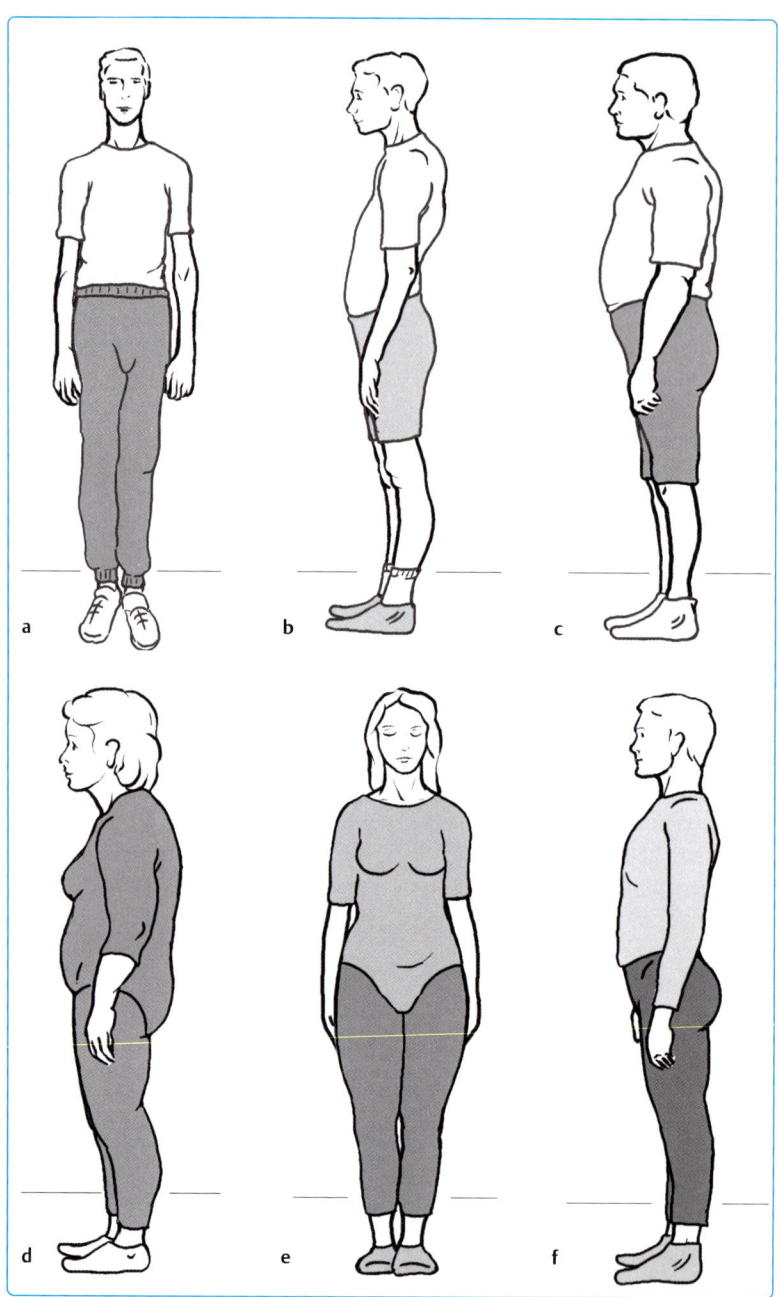

▶ Abb. 1.4 Typisierte Körperhaltung zu den Entwicklungsphasen des Menschen (nach Wilhelm Reich).
a Taktile Phase.
b Orale Phase – „oral bedürftig".
c Orale Phase – „oral trotzig".
d Anale Phase – „resigniert fleißig".
e Anale Phase – „passiv aggressiv".
f Prägenitale Phase – „Narziss".

erfahren und akzeptieren zu lernen. Schwierig für das Kind ist die Übermacht oder die Grenzenlosigkeit.

Menschen, die diese Phase negativ erlebt haben, können Sportarten wählen, die viel Disziplin fordern, dabei wenig Bewegung, aber hohe gehaltene Energieladung voraussetzen, wie z. B. Gewichtheben. Es können auch Menschen sein, die sich beim Sport quälen und sich häufig sehr korrekt bis zwanghaft an Trainings- und Esspläne halten (▶ Abb. 1.4 d).

Die Bewegungsvermeider werden trotzig „Sport ist Mord" sagen oder Churchill zitieren und alle Arten von Bewegung aussitzen. Wird das Thema negativ erlebt, ist freie Bewegung nicht erlaubt, freie Haltung auch nicht (▶ Abb. 1.4 e).

Prägenitale Entwicklungsphase – von 4 bis ca. 6 Jahre

Das Grundthema der prägenitalen Phase ist „Liebe"; geliebt zu werden und Anerkennung zu bekommen, ohne dass das Kind zum Partnerersatz stilisiert wird, und zwar vom anders geschlechtlichen Elternteil.

Wird dieses Thema negativ erlebt, führt das später zu 2 Verhaltensstrategien: Entweder wird versucht, um jeden Preis Aufmerksamkeit auf sich zu lenken, sei dies mit Kleidung, dem Verhalten oder einer Berufswahl im öffentlichen Leben, oder sich Anerkennung und Liebe über Leistung und überhöhte Leistungsbereitschaft zu verschaffen. Hierzu gehören Leistungssportler, „Leistungsmenschen", die sich über ihre Leistung definieren und nicht über ihr Wesen.

Diese Menschen trifft man sehr häufig im Sport- und Fitnessbereich. Bewegung dient entweder als Leistungssport oder dazu, den Körper zu perfektionieren. Fitness ist Lifestyle, man formt seinen Körper bis hin zur Schönheitschirurgie (▶ Abb. 1.4 f).

> Natürlich müssen diese typisierten Erscheinungsformen und Charaktereigenschaften abstrahiert werden, denn jeder einzelne Mensch ist eine Mischform der hier aufgezeigten Typen mit vielen weiteren Facetten und Schattierungen.

Die Körperhaltung, die Art der Bewegung, die Art, wie jemand in seinem Körper „wohnt", wird von diesen Veränderungen des Ichs geprägt. Wie auch immer das Resultat aussieht, individuelle Charakterzüge gehören zu einem Menschen und sind keineswegs ein Makel oder eine Krankheit.

Bei therapeutischer Arbeit geht es um Erkennen, Verstehen, Akzeptanz, Versöhnlichkeit und ggf. Abgrenzung. Man muss an sich arbeiten, innere Prozesse durchführen und ein Wagnis eingehen. Es ist wie mit der Liebe: Man geht ein Wagnis ein, denn es wird Veränderung bewirken, und man weiß nicht, wer man wird, es braucht viel Mut und auch Tapferkeit – ein Weg, der einen nicht unbedingt zu einem einfacheren Menschen macht, der die Persönlichkeit jedoch bereichert und differenzierter werden lässt (▶ Abb. 1.5).

1 – Zur Körperhaltung

Wenn Sie spüren, dass die psychisch-emotionale Ebene Sie anzieht und sogar Ihr nächster persönlicher Entwicklungsschritt sein könnte, lassen Sie sich entsprechend ausbilden. Begeben Sie sich selbst in diesen Prozess – dann können Sie diese Themen aus eigener Erfahrung heraus, mit differenziertem Wissen verantwortungsvoll in Ihre Arbeit einbeziehen.

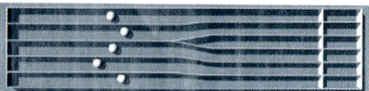

▶ **Abb. 1.5** Weitere Möglichkeiten (Yves Netzhammer).

1.1.3 Emotionen und Gefühle

Auf meine Frage: „Was beeinflusst Ihre Haltung am meisten?", bekomme ich üblicherweise die Antwort: „Wie ich mich fühle." Das Befinden, die Gefühlslage, hat auf die Grundkörperhaltung immer einen unmittelbaren und meist auch einen nachhaltigen Einfluss (Gewohnheit).

Gefühle, wie Freude, Mitgefühl, Urvertrauen und Mut, lassen die Menschen sich strecken und aufrichten, weiten den Brustkorb, lassen den Atem strömen.

Viele Gefühlslagen verstärken jedoch die Beugehaltung, arbeiten Hand in Hand mit der Schwerkraft, welche auch beugt.

Angst

Was Angst ist, und wie sie die Psyche beeinflusst, wurde von Fritz Rieman (2009) ausgezeichnet beschrieben.

Das Grundgefühl Angst bewirkt Aspekte der Beugehaltung (Verteidigung) oder eine starre Streckung (Schock). Der Körper zieht sich zusammen, Energie wird in den Muskeln gesammelt, bereitgestellt zur Verteidigung, zum Kampf, zur Flucht. Oder der Körper wird hart: auch ein Versuch, seinen Kern zu schützen. Eine solche Schutzhaltung kann sich als Überlebensstrategie bewähren, als Alltagshaltung jedoch ist sie weder für den Körper noch für die Seele geeignet.

Angst gilt als Grundemotion des Menschen. Angst ist Ausdruck für Vergänglichkeit, Sterblichkeit. Die existenzielle Bedrohung zeigt sich in unterschiedlichster Gestalt und hinter den verschiedensten Masken: als Naturgewalt, als Krankheit, Unfall, als Beziehungsangebot, Verlassenwerden oder als Katastrophenfantasie. Angst kann auf eine reale Situation bezogen sein oder latent, unterschwellig lauern. Angst ist immer da, was aber nicht heißt, dass sie immer wahrgenommen wird oder bewusst ist.

Gerade Menschen, die sich übermächtig bedroht fühlen, verbannen ihre Angst nicht selten ganz weit weg und ignorieren sie. Fragt man diese Menschen nach ihrem Umgang mit der Angst, wissen sie nicht einmal, wovon man spricht. Durch diese Strategie wird die Angst zum Herrscher im Dunkeln.

Sich von der dunklen „Angstmacht" zu befreien heißt, sie ans Licht holen: die Angst als eine gegebene Kraft im Leben zu akzeptieren, ihr einen Platz zu geben und ihren Wert zu schätzen. So kann Angst als Aufforderung verstanden werden, Vertrauen zu entwickeln, Stärke für mutige Handlungen aufzubauen sowie das Geschehen zu akzeptieren.

Sich mit seiner Angst auseinanderzusetzen bedeutet, der Kontraktion des Körpers, dem „Sichzusammenziehen", „Sichverstecken" eine Kraft entgegenzusetzen: sich öffnen, Geschmeidigkeit, Weichheit und Sinnlichkeit zulassen, Wärme, Freude und Leidenschaft willkommen heißen.

Wut und Ärger

Der Begriff Aggression ist in unserer Kultur meist negativ besetzt und wird mit Wut, Ärger oder Gewalt gleichgesetzt. Er steht für Gewalt und Zerstörung. Im eigentlichen Sinn heißt Aggression „sich einem Thema stellen" (agredere: an etwas herangehen).

Wenn sich diese innere kämpferische oder kriegerische Energie zu bedrohlich anfühlt und deshalb zurückgehalten wird, führt das entweder zu Reizbarkeit, unterdrückter Wut sowie Jähzorn oder zu Kälte, Zynismus oder Passivität, Opferhaltung, Entscheidungsunfähigkeit und Resignation. Muss die „Urkraft" unterdrückt und verbannt werden, dann herrscht auch sie, wie die Angst, im Dunkeln.

Menschen in diesem Kraftdilemma sind ständig „geladen", bedrohlich oder arrogant und zynisch, in ihrer Kritik unerbittlich. Die eher Resignativen sind immer am Nörgeln – innen wie außen – und leiden unter ihrem

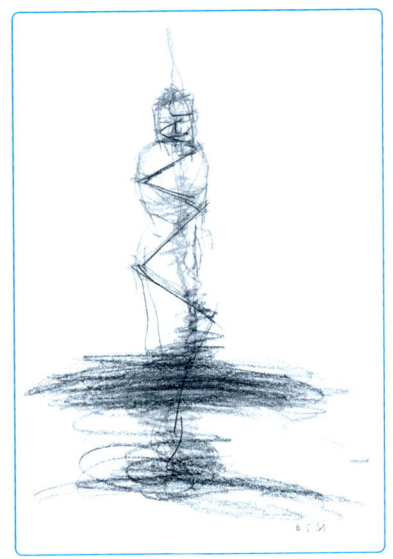

▶ **Abb. 1.6** Frust/Neid (Zeichnung K. Albrecht, 1991).

Selbstmitleid, sind erfüllt von Neid und Frust (▶ **Abb. 1.6**).

Der Körper verhärtet sich, ist in Verteidigungshaltung: immer bereit abzuwehren, zu kämpfen oder zu streiten. Der Körper ist überspannt, verspannt oder erschöpft, apathisch, leer. Die Lebensenergie ist blockiert, und nichts Neues kann geschehen. Der Körper wird hart und spröde, Prozesse vollziehen sich langsam und zäh. Das Körperbild dieser Menschen wirkt entweder bedrohlich, aufgeblasen, geladen oder spröde, unfähig und schwächlich.

Trauer

Trauer ist ein tiefer, innerer Prozess. Trauer beugt. Schmerz kann ausgedrückt, mitgeteilt werden. Trauer jedoch findet tief innen statt – loslassen, Abschied nehmen, die Dunkelheit, die Leere („etwas ist nicht

1 – Zur Körperhaltung

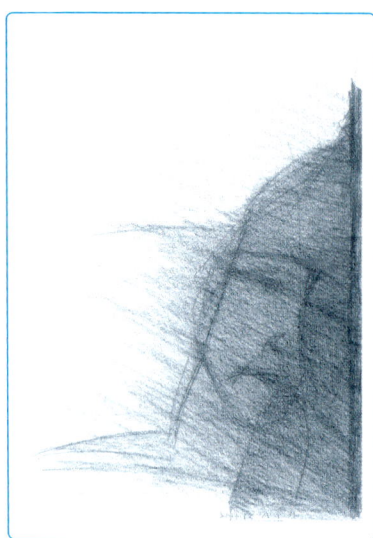

▶ **Abb. 1.7** Depression
(Zeichnung K. Albrecht, 1989).

mehr"), das Neue („etwas ist noch nicht").

So in sich gekehrt, schließt sich der Körper, der Kopf senkt sich, die Schultern fallen nach vorne. Der Körper wirkt kraftlos, vom Schicksal gebeugt. Der Rückzug in die innere Welt zieht auch die Energie nach innen. Von außen wirken diese Menschen abwesend, sehen blass aus, scheinen irgendwie energielos zu sein – was verständlich ist, da die Energie nach innen gerichtet ist und für innerpsychische Prozesse gebraucht wird (▶ **Abb. 1.7**).

Der Prozess des Trauerns ist wichtig. Der trauernde Mensch kann sich erst wieder aufrichten, wenn er akzeptieren konnte, Abschied genommen hat, oder sich eine Wandlung vollzogen hat, und wenn er bereit ist, wieder Kontakt mit dem Außen aufzunehmen, sich neu zu orientieren, sich wieder zu öffnen.

Freude

Emotionen, wie Glück, Freude, Erfolg, Gelassenheit, Sicherheit und Selbstwert, lassen den Menschen sich öffnen, strecken und begünstigen die aufrechte Haltung (▶ **Abb. 1.8**).

Freude heißt auch, seine Erfolge wahrnehmen zu können: eine Idee haben, sie verwirklichen, dann ernten (Anerkennung, Geld, Freude), sich anschließend entspannen – erholen, loslassen, „Abschied" nehmen – und sich für Neues öffnen. So kann ein ganzer Kreis geschlossen werden. Ein Tun – Geben und Nehmen – konnte stattfinden. Energie fließt zurück, und ein Teil dieser Energie ist Freude.

Freude und Glück, aber auch Akzeptanz und Gelassenheit, Bescheidenheit und Weisheit sind alles

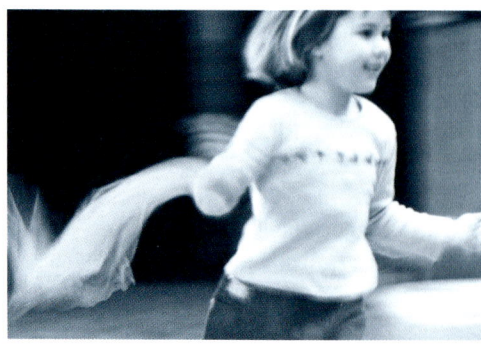

▶ **Abb. 1.8** Freude
(Foto: Fotoarchiv BASPO).

Eigenschaften, innere Haltungen, welche die aufrechte Körperhaltung, den Energiefluss, Dynamik, Weichheit und Ausstrahlung begünstigen.

Um in Frieden zusammenzuleben, braucht es Respekt vor dem Anderen, Achtsamkeit und Bewusstsein für das eigene Tun und Akzeptanz dessen, was ist (▶ Abb. 1.9).

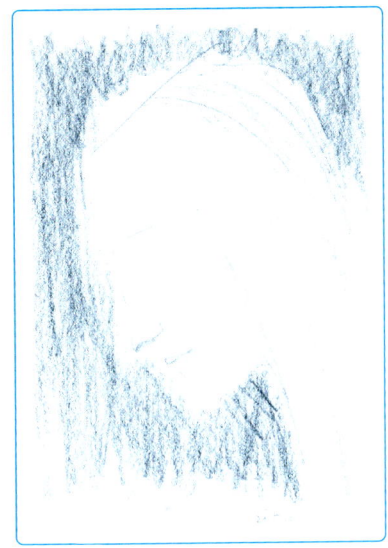

▶ Abb. 1.9 Demut (Zeichnung K. Albrecht, 1992).

1.1.4 Biochemie

Der biochemische Zustand eines Körpers hat mit Ernährung, Verdauung und Stoffwechsel zu tun. Eine ausreichende Zufuhr an Nahrung und Flüssigkeit sind die Grundvoraussetzung für körperliche Belastbarkeit. Der Schwerpunkt sollte auf einer pflanzlichen, basischen Kost liegen, da z. B. Fleisch, Zucker, Kaffee, Tee, Alkohol, raffinierte Produkte mehr Harnsäure (Purine) als frische Gemüse, Salate oder Früchte produzieren. Wird das Verhältnis von unterschiedlichen Nahrungsmitteln gut gewählt, kann dies eine Übersäuerung des Körpers verhindern.

Diese Übersäuerung kann mit Bewegung in niedriger Intensität ausgeglichen werden. Wird Sport jedoch zusätzlich zu den erwähnten Faktoren in hoher Intensität ausgeführt, ist eine Gefahr für chronische Übersäuerung vermehrt gegeben. Laut der Naturheilkunde führt diese chronische Übersäuerung zu Mineralmangel, bildet die Basis vieler chronischer Erkrankungen bis hin zu Strukturschädigungen (Osteoporose, Tumoren) und schwächt nicht zuletzt auch das Immunsystem (Allergien).

Außerdem verhärtet ein saurer Körper (niedriger pH-Wert) die Muskulatur. Für einen optimalen Muskelstoffwechsel braucht es Mineralien (Kalium, Kalzium, Magnesium, Natrium). Ein saurer Körper bewirkt eine Art Muskel- und Gewebesteifheit, welche die Beweglichkeit und Kraftfähigkeit einschränken und so Einfluss auf die Körperhaltung und den persönlichen Körperausdruck haben.

Ein weiterer wichtiger biochemischer Aspekt ist das veränderte Milieu von entzündlichen und chronisch entzündlichen Körperbereichen, welche die Aktivität der Beugemuskeln (Schonhaltung) fördern und diejenige der Strecker hemmen (Freiwald 1999, S. 174). Eine veränderte Haltungs- wie Bewegungsansteuerung dient hier dem Schutz bestimmter Gewebe und ist somit sinnvoll. Fördernde und heilende Maßnahmen gehören in den Aufgabenbereich der Sportmedizin und der Physiotherapie.

1.1.5 Zustand der Muskulatur

Der Zustand der globalen Muskulatur ist ein wichtiger Faktor für die Körpersilhouette und -haltung. Die Muskulatur als Material mit ihrem Volumen ist der wichtigste den Körper formende Aspekt: Die Art, wie die Muskulatur angesteuert wird, ist der haltungsbestimmende Faktor (▶ Abb. 1.10).

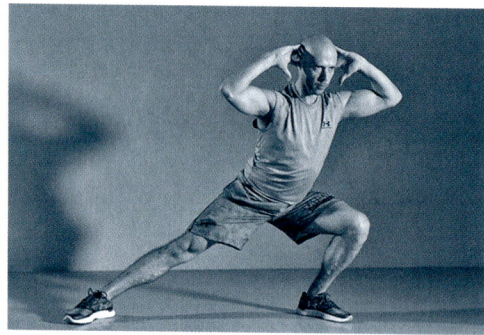

▶ Abb. 1.10 Die Körperhaltung beeinflusst die Muskulatur, die Muskulatur bestimmt die Körperform.

1.1.6 Krankheitsbilder

Weitere haltungsbeeinflussende Faktoren, wie Veränderungen der Form, z. B. die der knöchernen Anteile, bewirken Krankheitsbilder, wie Skoliose, Morbus Scheuermann, Morbus Bechterew, Osteoporose, Rheuma und alle entzündlichen und degenerierenden Gelenkerkrankungen. Diese sowie Tumor- und neurale Erkrankungen, wie Multiple Sklerose, Hirnschlag, Morbus Alzheimer, Morbus Parkinson, gehören in die Hände der Medizin und geeigneter Therapie.

1.1.7 Schmerz

Auf Schmerzen aller Art reagiert der Körper immer mit Schutz-, Schonhaltung (welche immer in die Beugung, Adduktion, Innenrotation gehen) und Ausweichbewegungen. Schmerz beugt (▶ Abb. 1.11)! Diese Reaktion ist als Schutz berechtigt und wertvoll, sie kann sich jedoch als motorische Bahnung verselbstständigen und zur „Normalität" werden. Nach der „Heilung" müssen diese neuralen motorischen Schmerz- und Bewegungsmus-

1.1 Faktoren, die die Körperhaltung beeinflussen

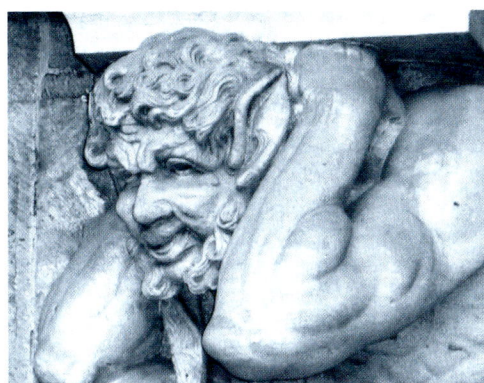

▶ Abb. 1.11 Schmerz und Schutz führen immer zu Beugung, Adduktion, Innenrotation.

ter aufgelöst werden, damit Bewegungen und Haltungen wieder frei werden. Die Muskeln müssen wieder ihre eigentliche Funktion übernehmen dürfen, entweder das Gelenk stabilisieren, bewegen oder die Bewegung kontrollieren, sodass Leistungen ohne strukturellen Schaden möglich sind.

1.1.8 Operativer Eingriff – Narben

Zerstörung von freien Nervenendigungen und weiterer Nervenrezeptoren sowie Schonansteuerung verändern die Bewegungen und die Körperhaltung. Auch Narben, innen wie außen, erschweren die Wahrnehmung der umgebenden Muskulatur und somit auch die muskuläre Ansteuerung und Bewegung (▶ S. 53 ff.). Es ist Aufgabe der Physiotherapie, Schonmuster wieder aufzulösen und Narbengewebe zu entstören. Im Training fordern neurale Störungen Geduld. Wo Wahrnehmung gestört ist, braucht es mehr Zeit, um Körperhaltung und Bewegung zu finden.

1.1.9 Medikamente

Medikamente können unterschiedliche Wirkungen auf die Körperhaltung haben. Beispielsweise begünstigen Schmerzmittel, Psychopharmaka oder Muskelrelaxanzien die aufrechte Haltung. Häufig ermöglichen sie sogar, dass eine Aufrichtung, eine Streckung aus der Schutz-Beuge-Haltung überhaupt wieder eingenommen werden kann. Sedierende Medikamente führen jedoch zu Haltungsschwächen.

1.1.10 Energiezustand

Müdigkeit und Erschöpfung begünstigen die Beugehaltung. Ob man sich wach und kräftig fühlt oder ausgepowert und müde, hat immer einen unmittelbaren Einfluss auf die Körperhaltung und den Körperaus-

1 – Zur Körperhaltung

druck und ist innerlich und äußerlich leicht erkennbar.

In Untersuchungen zur Koordination über den Einfluss von Ermüdung auf das Bewegungsverhalten konnten Ausweich- und Kompensationsbewegungen bei Ermüdung nachgewiesen werden, die als Gelenkbelastung und Verletzungsrisiko interpretiert wurden.

1.1.11 Temperatur

Kälte zieht zusammen. Schon die Vorstellung von kalten Temperaturen, kaltem Wind oder klimatisierten Räumen lässt den Körper erschauern, sich zusammenziehen. Die Schultern ziehen sich nach oben, die Arme legen sich um den Körper, um den Körperkern zu schützen, die Muskulatur erhöht ihre Aktivität, um Wärme zu erzeugen.

Wärme entspannt und öffnet Körper und Poren, lässt die Energie fließen und den Körper sich wieder aufrichten. Dass dies auf den gesamten Menschen nachhaltige Wirkung hat, erkennt man leicht an den verschiedenen Kulturen in unterschiedlichen Klimazonen.

1.1.12 Lifestyle – soziokulturelle Zugehörigkeit

Die Zugehörigkeit zu bestimmten Gruppen zeigt sich nicht nur in ihren ganz eigenen Wertehaltungen, sondern u. a. auch in besonderem Sprachgebrauch (Slang), einheitlicher Kleidung und, oft deutlich erkennbar, an einer besonderen Körperhaltung (▶ Abb. 1.12). Diese „angepasste" Körperhaltung vermittelt ein Gefühl von Zugehörigkeit, Sicherheit und Identität. Dass dies teilweise auf große innere Unsicherheit zurückzuführen ist, ist offensichtlich.

Sich eine eigene Identität mit einer gewissen Unabhängigkeit zu erschaffen, ist ein langwieriger Prozess – ein Weg, den nicht alle Menschen gehen.

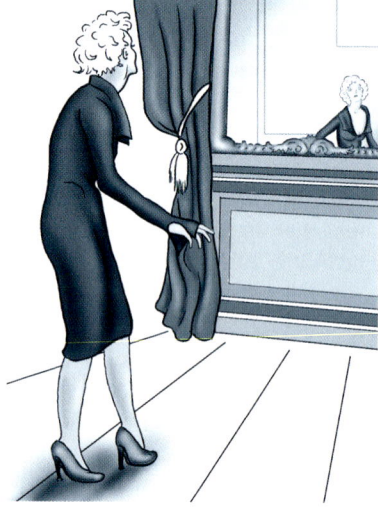

▶ Abb. 1.12 Mode wird häufig in Beugehaltung mit Überhang präsentiert (nach einem Foto von M. Compte).

1.1 Faktoren, die die Körperhaltung beeinflussen

1.1.13 Sportarten

Viele Sportarten, wie Fahrradfahren, Laufen, Fuß- oder Volleyball (▶ **Abb. 1.13**), fördern einerseits eine Beugehaltung, andererseits beinhalten sie ernstzunehmende Belastungen.

1.1.14 Gewohnheiten

Sie sind bestimmt einer der wichtigsten Faktoren für die Beugehaltung. Monotone Haltungen und Bewegungen, wie das viele Sitzen, Bewegungsmangel bereits im Kindesalter, führen zu Haltungsinsuffizienz, zum Abbau der haltungsverantwortlichen Muskulatur und der Sensorik und zur Verfestigung der Beugeansteuerungen (▶ **Abb. 1.14**).

Gewohnheiten sind bequem, komfortabel. Aus Gewohnheiten ausbrechen heißt immer auch, seine Komfortzone zu verlassen und sich in unbekanntes Territorium zu begeben. Dieses fremde, ungewohnte Körpergefühl macht die Haltungskorrektur schwierig. Es ist ein Unterschied, ob eine Haltung anstrengend ist (Kraft) oder anspruchsvoll (Koordination).

> Fehlhaltung ist eher selten auf „zu wenig Kraft" zurückzuführen, sondern auf Gewohnheiten, die sich bequem anfühlen.

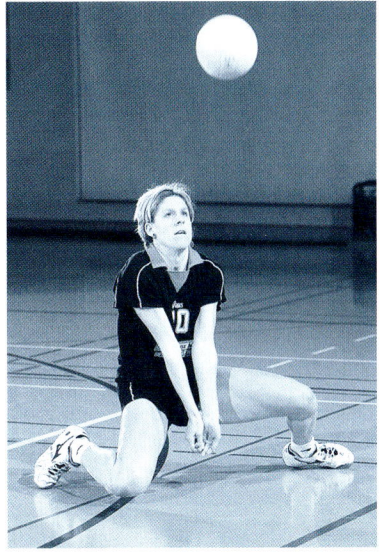

▶ **Abb. 1.13** In vielen Sportarten überwiegen Beugeansteuerungen (Foto: Fotoarchiv BASPO).

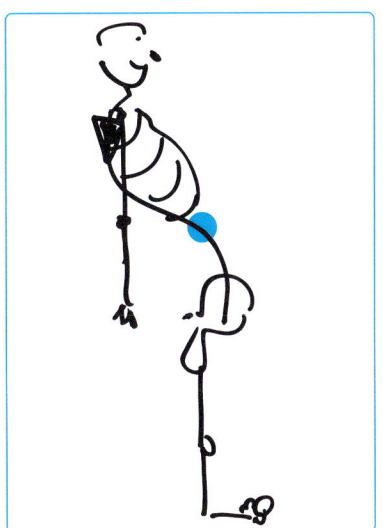

▶ **Abb. 1.14** Die Statik, der Überhang (Zeichnung von Lucia Pozzi, Ausbilderin der star education, CH).

1 – Zur Körperhaltung

1.1.15 Alter

Ausschlaggebend ist, wie man den Weg dahin bewältigt hat. Wir verbinden Alter oft automatisch mit Beugung, Schwäche, Steifheit. Das muss nicht sein (▶ **Abb. 1.15**). Körperlich schwere Arbeiten werden heute meist von Maschinen ausgeführt, sodass keine einseitige Belastung mehr besteht und der Körper bis ins hohe Alter trainiert, die Beweglichkeit gepflegt, an der Haltung gearbeitet werden kann (▶ **Abb. 1.16**).

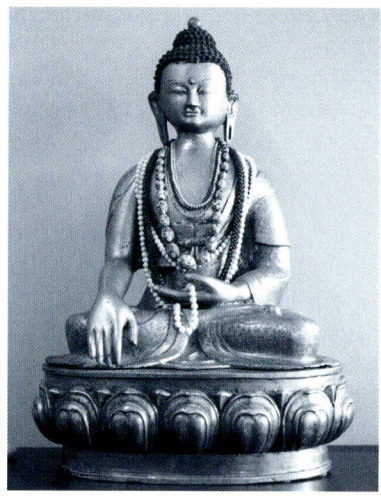

▶ **Abb. 1.15** Buddha (Bodhisattva Avalokitesvara). Alle Positionen der Meditation sind in einer aktiven aufrechten Haltung.

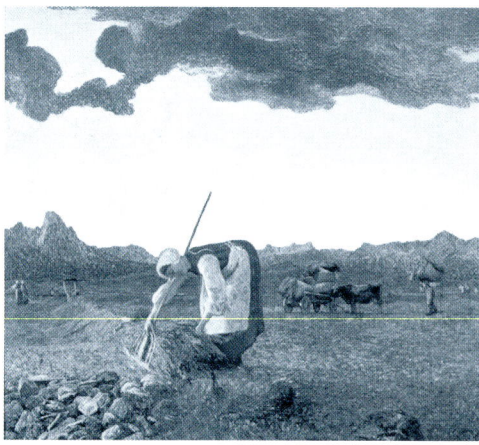

▶ **Abb. 1.16** Perfekte Arbeitshaltung. Die Neigung nach vorne aus dem Hüftgelenk mit dynamischer Streckung der Wirbelsäule zeigt eine perfekte natürliche Arbeitshaltung (Giovanni Segantini: Heuernte, 1890/98). © Segantini Museum St. Moritz.

1.2 Physiologisch korrekte Körperhaltung

1.2.1 Haltung als Basis für jedes Training

Die Körperhaltung während des Trainings entscheidet, wie die Gelenke belastet werden, welche Muskeln mehr, welche weniger gefordert werden und wie sich der Körper formt.

Was in unserer Zeit als schön und attraktiv gilt, entspricht der Körperform, die sich ergibt, wenn das Training physiologisch, den natürlichen Gegebenheiten entsprechend, ausgeführt wird. Je präziser die Trainingsreize gesetzt werden, je feiner man der Tendenz der Beugehaltung entgegenwirkt, desto harmonischer und „schöner" entwickelt sich ein Körper.

Viele Sportler sagen von sich, sie trainierten nicht wegen ihres Aussehens. Das mag stimmen. Meine persönliche Erfahrung zeigt jedoch, dass Schönheit und Aussehen ein wichtiger Motivationsfaktor ist, und zwar nicht nur für Frauen.

Für mich ist es irrelevant, ob jemand aus Gesundheits- oder aus Schönheitsgründen trainiert. Ein Training muss so oder so gesund sein. Und ein Training, das den physiologischen Gegebenheiten entspricht, also gesund ist, wird dem Körper so oder so Spannkraft, Energie und Ausstrahlung verleihen. Der Schlüssel dazu sind die Körperhaltungen während der Übungen, geführte Bewegungen sowie Ausgleichsbewegungen nach einem Training in der Beugehaltung.

In den folgenden Kapiteln werden eine aufrechte, aktive Haltung und die 5 üblichen Fehlhaltungen typisiert. Alle 5 Typen befinden sich, aktiv oder passiv, überwiegend in einer „Beugeansteuerung", in aktiven oder passiven Beugehaltungen, d. h., es finden sich bei allen 5 Typen immer wieder ähnliche neuromuskuläre Ansteuerungsmuster.

Hier gilt selbstverständlich, dass jede Haltung so individuell ist wie der Mensch, der sie einnimmt. Die Typisierungen sollen als Hilfsmittel dienen, um die Augen zu schulen und Unterstützungsmaßnahmen und Korrekturmöglichkeiten kennenzulernen.

In der Praxis finden wir, abgesehen von einer typisierten Haltung, zusätzliche individuelle Strategien. Bringen die Teilnehmer Schmerz und Fehlformen mit, gilt es, sehr wach und realistisch zu entscheiden, ob diese im Training beeinflusst werden können oder in der Therapie behandelt werden müssen. Ich tendiere oft dazu, mich abzusichern und verlange therapeutische oder ärztliche Abklärungen.

> Ein Training ist eine gute und wichtige Möglichkeit, positiven Einfluss auf die Körperhaltung zu nehmen. Trainer dürfen aber ihre Arbeit und Möglichkeiten nicht mit den Aufgaben der Physiotherapie verwechseln.

1.2.2 Körperhaltung – natürliche bzw. physiologische Haltung

Haltungshinweise von Eltern oder Trainern wie „Bauch rein, Brust raus!", „Sitz gerade!", „Gesäß anspannen, Bauch einziehen!" sind zwar häufig gut gemeint, als Aussage oder Unterstützung jedoch falsch.

Ein flacher Rücken, ein gerader Rücken, eine senkrechte Haltung, ein eingezogenes Becken sind falsche Bilder und führen zu falschen Haltungsmustern.

Eine normale Haltung ist schwierig zu definieren, einfacher ist es, eine neutrale Körperhaltung zu beschreiben, im Bewusstsein, dass es sich dabei immer um ein anatomisches Modell handelt. Panjabi (1992) definiert die aufrechte Haltung aus biomechanischer Sicht als: „diejenige Position, bei der die inneren Belastungen der Wirbelsäule und die muskuläre Anstrengung zur Aufrechterhaltung dieser Stellung minimal sind."

Im Training würden wir sagen, dass die Überdachung der Gelenke optimal und die muskuläre Aktivität, welche die aufrechte Haltung kontrolliert, so ökonomisch wie möglich sein muss. Gezeigt wird dies üblicherweise aus der Sagittalebene über die Körperlängsachse.

> Eine aufrechte Haltung, die Sinn ergibt und gesund ist, wirkt ökonomisch der Schwerkraft entgegen. Es ist eine Körperhaltung, in der die Gelenke in ihrer anatomisch physiologischen Form belastet werden.

Eine autonom geregelte Stabilität und eine dynamische Körperspannung (aktive Strukturen) verhindern Fehlbelastungen der Bänder und Gelenke (passive Strukturen).

Diese Zugspannung wird immer gegen die Schwerkraft nach oben gerichtet, sodass die Gelenke frei werden für Bewegung. Es gibt keinen Grund, in der Haltungskorrektur Körpersegmente nach unten zu ziehen (z. B. das Becken). Nach unten zieht die Schwerkraft und das, wie wir alle wissen, mit großer Verlässlichkeit.

Natürlich dürfen und sollen bei Übungen, z. B. bei Schulterübungen, Bewegungen nach unten unterrichtet werden. In der Haltung jedoch sollen die Schultern ihren Platz einnehmen, also auf dem Thorax ruhen, ohne zusätzlichen Zug.

Der „freie Raum", der durch den „Längszug" entsteht, darf nicht mit einer Verminderung des Gelenkinnendrucks verwechselt werden. Wenn wir von Fehlbelastung sprechen, geht es nicht um Gelenkdruck, sondern um Verschiebungen von Körpersegmenten und den begleitenden veränderten Gelenkauflageflächen, um Veränderung von Druck auf Fläche.

Da das Skelett keine Haltearbeit vollbringen kann, muss die Arbeit gegen die Schwerkraft von der Muskulatur geleistet werden. Der Mensch kann jedoch nicht ständig an seine Haltung denken, das würde zu viel wichtige Gehirnkapazität beanspruchen. Im Gegenteil, aus dem Training wissen wir, dass die Haltung sofort wieder vergessen wird, sobald dem Teilnehmer eine zusätzliche Bewegungsaufgabe gegeben wird. Je schwieriger oder schneller diese Bewegungsaufgabe ist, desto weniger wird der Teilnehmer auf seine Haltung und die präzise Bewegungsausführung achten können. Das heißt, Haltung muss „programmiert", als „neuraler Print" vorhanden sein. Die aufrechte Körperhaltung muss willkürlich angesteuert werden können und so schnell wie möglich automatisiert sein.

Das ist eine gute und zugleich eine schlechte Nachricht: Auf der einen Seite entlastet der „Print" unser Gehirn, befreit Kapazität für Anderes, auf der anderen Seite braucht es bewusste Arbeit und Üben, um eine unbewusste Haltungsansteuerung nachhaltig zu beeinflussen und zu verändern.

Ob eine Haltung unnötig viel Energie fordert, hängt davon ab, welche Muskulatur in welcher Intensität arbeitet. Je ökonomischer die Haltung ist, desto ökonomischer ist die Muskelaktivität.

Die aufrechte Haltung wird von der stabilisierenden globalen Muskulatur, im Rücken vorwiegend von den globalen Mm. multifidi (Bogduk 2000), kontrolliert und erhalten, die Segmente werden von der lokalen Muskulatur stabilisiert (▶ S. 66 ff.). Sind jedoch Körpersegmente verschoben, kann die stabilisierende Muskulatur nicht physiologisch arbeiten. Dann müssen diejenigen Muskeln Haltearbeit übernehmen, die eigentlich Bewegungsaufgaben erfüllen müssten. Dadurch werden sie überlastet (Muskelhartspann) und in ihrer eigentlichen Aufgabe, nämlich zu bewegen, gestört (Koordinationsdefizite, Beweglichkeitseinschränkungen).

> Aufrechte Haltung beinhaltet eine schöne Längsspannung mit einer ökonomischen Muskelspannung der tiefen Muskulatur. Die äußere Muskulatur soll entspannt für Bewegung zur Verfügung stehen.

> Fehlhaltung verursacht immer gestörte Bewegungen.

1.2.3 Eine aufrechte aktive Haltung in Ruhe

Definition der aufrechten Haltung aus sagittal (▶ Abb. 1.17):
- funktionelle Fußdivergenz mit 3-Punkte-Belastung (▶ Abb. 1.18)
- Knie neutral
- Becken neutral
- physiologische Lendenlordose
- gehobenes Brustbein (dynamische Streckung des Thorax)
- Kopf in Verlängerung der Körperlängsachse
- Blick zum Horizont
- Schultergürtel ruht entspannt auf dem Thorax.

Die funktionelle Fußdivergenz nach Klein-Vogelbach entsteht aus der neutralen Position des Oberschenkelkopfes im Hüftgelenk und der Abrollphase beim Gehen. Die 3-Punkte-Belastung führt zu einer Inklination von ca. 5°. Diese Inklination ergibt sich, wenn der Körperschwerpunkt in der Mitte der Unterstützungsfläche liegt.

Die Körperlängsachse, auch als Lot bezeichnet, zieht durch den Körperschwerpunkt hinauf zum Kopf-Kronen-Punkt und hinunter über das Hüft- und Kniegelenk durch den Fuß

1 – Zur Körperhaltung

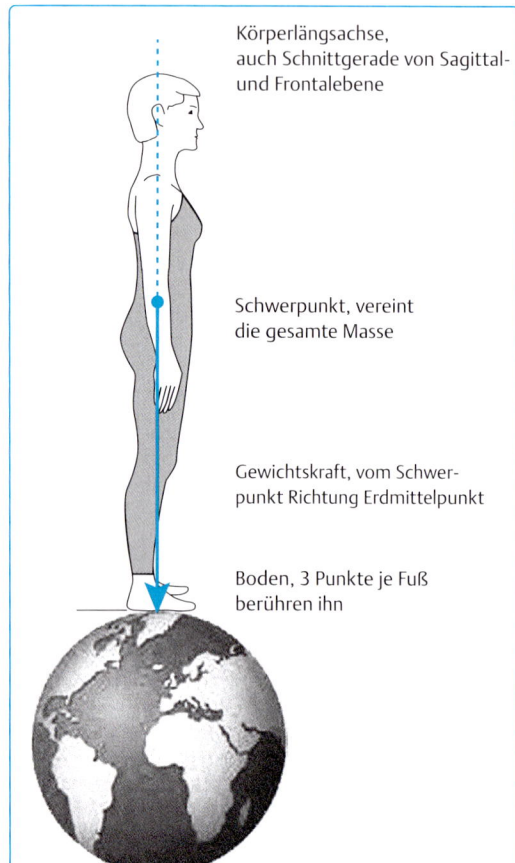

▶ Abb. 1.17 Eine aufrechte Haltung hat eine Inklination von ca. 5° (Modell nach Dr. Silvio Lorenzetti u. Karin Albrecht).

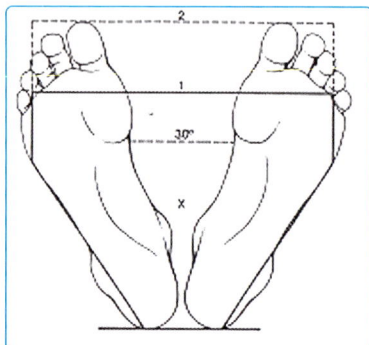

▶ Abb. 1.18 Funktionelle Fußdivergenz (aus Klein-Vogelbach 2001, S. 38).

in den Boden. Ist die 3-Punkte-Belastung wirklich gegeben, dann muss das Lot durch den Fuß strömen, der Körperschwerpunkt über der **Mitte der Unterstützungsfläche** stehen. Das heißt, dass der Kronenpunkt weiter vorne steht als der Knöchel.

Fällt das Lot bzw. die Schwerkraft durch den Knöchel, verändert sich die Unterstützungsfläche, sie wird kleiner, das Körpergewicht steht überwiegend auf den Fersen. Dies stört die Ansteuerung der Rückenmuskulatur (s. u.).

1.2 Physiologisch korrekte Körperhaltung

In der Literatur wird der Verlauf des Lotes meist durch den Fußknöchel gezogen. Zur Betrachtung der einzelnen Segmente kann dieses Modell dienen, es vernachlässigt jedoch die Statik, die Unterstützungsfläche, deshalb bevorzuge ich das Modell nach Lorenzetti (▶ **Abb. 1.17**).

Wird der Schwerpunkt nach vorne, in die Mitte der Unterstützungsfläche gebracht, dann beschreibt der Körper den „Weg" eines Pendel, eine Inklination.

In der aufrechten aktiven Haltung stehen die Körpersegmente neutral übereinander. Die aufrechte Haltung ist ökonomisch und wird von den globalen Stabilisatoren kontrolliert und erhalten. Für die aufrechte Körperhaltung braucht es keine zusätzlich Spannung oder Aktivierung der globalen Beweger.

Um die Haltung von Kunden definieren zu können, arbeiten wir mit folgenden Referenzpunkten:
- Mitte Fuß
- Mitte Knie
- Hüftgelenk
- Mitte Thorax
- Mitte Schultergelenk
- Atlaspunkt
- Kronenpunkt

Der Kunde soll sich gemäß seiner Genetik und seinem Können an das neutrale Modell annähern. In dieser Position haben die Organe den Schutz und den Raum für ihre Funktion (z. B. die Atmung), Stabilisatoren wie Beweger können optimal angesteuert, die optimierte Haltung kann in die Bewegung transferiert werden, im Sport wie im Alltag, was Fehlbelastungen vermindern kann.

1.2.4 Die Statik

In einer aufrechten, aktiven Haltung wirkt die Schwerkraft optimal auf die gesamte Muskulatur. Anteile der Rückenstrecker, die für die aufrechte Haltung zuständig sind, arbeiten in dieser Haltung gewichttragend gegen die Schwerkraft und sind haltungsbestimmend.

Wird jedoch die Längsspannung aufgehoben und/oder werden einzelne Körpersegmente verschoben, ändert sich der Einfall der Schwerkraft, ändert sich die Statik. Die Aktivität gegen die Schwerkraft muss einseitig von Muskeln übernommen werden, die andere Aufgaben hätten. Die eigentlichen Haltungsmuskeln sind in ihrem Zusammenspiel beeinträchtigt. Teilweise sind sie überaktiv und jene, die nicht angesteuert werden können, atrophieren, werden also abgebaut.

Nachgewiesen ist, dass sich nicht nur das Muskel-Fett-Verhältnis zuungunsten der Muskulatur verändert, sondern dass auch Proprio- und Mechanorezeptoren abgebaut werden (Mattila et al. 1986, Richardson et al. 2009, White et al. 1984, Yahia et al. 1992). Die passiven Strukturen werden belastet und mit der Zeit geschädigt.

Der Überhang

Der Überhang wurde von Kendall et al. (1993) als „Sway back" bezeichnet und definiert als Haltung, bei der das Becken nach vorne geschoben und der Thorax bzw. der Schultergürtel nach hinten gezogen wird. Ich be-

1 – Zur Körperhaltung

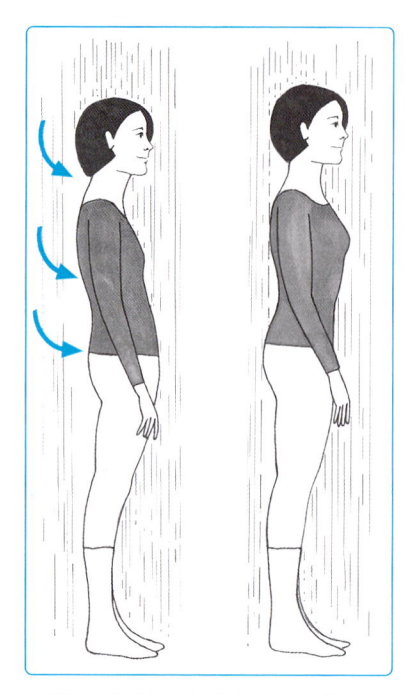

▶ **Abb. 1.19** Schwerkraftdusche im Überhang (links) und in neutral (rechts).

zeichne diese Haltung als Überhang. Es mehrere Möglichkeiten einen Überhang einzunehmen:
- Das Becken wird nach vorne geschoben.
- Das Becken wird aufgerichtet und nach vorne geschoben.
- Der Thorax wird nach hinten gezogen.
- Kombination von Beckenschub nach vorne und Thoraxzug nach hinten
- Senkrechtstand

Durch das Zurückziehen des Brustkorbes und Vorschieben des Beckens kann die Schwerkraft nicht auf den Rücken wirken, die Muskulatur, die für die aufrechte Körperhaltung und gegen die Schwerkraft arbeiten müsste, bekommt keinen Aktivierungsreiz (▶ **Abb. 1.19**).

Der Überhang wird häufig mit einer Hohlkreuzfehlhaltung verwechselt (▶ S. 40 ff.), weil sich der Lordosebogen vertieft bzw. vergrößert (außer im Senkrechtstand). Es liegt jedoch weder der Ursprung noch die Problematik in der Lordose, sondern in der Verschiebung der Segmente. Diese Verschiebung hat zur Folge, dass die Aktivität der hinteren Muskelkette gestört ist – teils vermindert, teils aufgehoben.

Der Mensch zieht Segmente hinter die Schwerkraftlinie und hängt in seinen passiven Strukturen. Dies bewirkt, dass die Muskulatur der Streckerkette (Gesäß, Rücken) nicht optimal angesteuert werden kann und die Beugerkette (Oberschenkel, gerader Bauchmuskel und Brustmuskulatur) fallverhindernd arbeitet.

Das heißt, die Streckerkette kann ihre Funktion, den Körper gegen die Schwerkraft zu strecken, nicht wahrnehmen, somit arbeiten die Beugemuskeln fallverhindernd und körperhaltungsbestimmend. Diese veränderte Statik hat zusätzlich negative Auswirkungen auf die Ansteuerung der tiefen, lokalen Muskulatur und deren Ansteuerung sowie der passiven Strukturen, wie Faszien, Bänder, Kapseln, Auflageflächen der Bandscheiben und der Facettengelenke.

Abgesehen davon, bewirkt ein Überhang immer eine Beckenbodenbelastung (diese ist größer, wenn das Becken aufgerichtet ist). Der M. transversus abdominis (kurz: Transversus) arbeitet paradox (der Bauch schiebt sich nach außen, ▶ **Abb. 1.32**, ▶ **Abb. 1.33**) und der Kopf muss kompensatorisch nach vorne geschoben werden (Schub in der HWS).

Es gibt viele Möglichkeiten, sich in einen Überhang zu begeben

Das Aufrichten des Beckens (▶ **Abb. 1.20**) ist eine Beugeansteuerung im Rumpf. Die weiterlaufende Bewegung bringt den Oberkörper nach hinten, das Gewicht wird aus der 3-Punkte-Belastung vermehrt auf die Fersen verlagert. Als Ausgleich muss der Kopf nach vorne geschoben werden. Eine Längsspannung ist nicht mehr möglich.

Wird das Becken nach vorne (nach ventral) geschoben (▶ **Abb. 1.21**), muss als Ausgleich der Thorax nach hinten gezogen werden. Üblicherweise wird dieser in die passiven Strukturen nach unten gesenkt, der Kopf muss wiederum als Ausgleich nach vorne geschoben werden. Eine Längsspannung ist nicht mehr möglich.

Der Thorax wird nach hinten gezogen (▶ **Abb. 1.22**). Dabei wird die Kyphose vergrößert, immer mehr Beugung findet statt. Wird der Thorax hinter die Schwerkraftlinie gezogen, müssen als Ausgleich der Kopf und das Becken nach vorne geschoben werden. Die große Beugung in der Kyphose bedeutet immer, dass die Längsspannung aufgegeben wird.

Der Überhang – auch senkrecht stehen heißt Überhang (▶ **Abb. 1.23**) – führt zu einer schlechten Statik und zur schlechten Ansteuerung der Rückenmuskulatur. Dies verursacht über kurz oder lang Beschwerden und Schäden.

Richardson et al. (2009, S. 107) haben diese Problematik in anderer

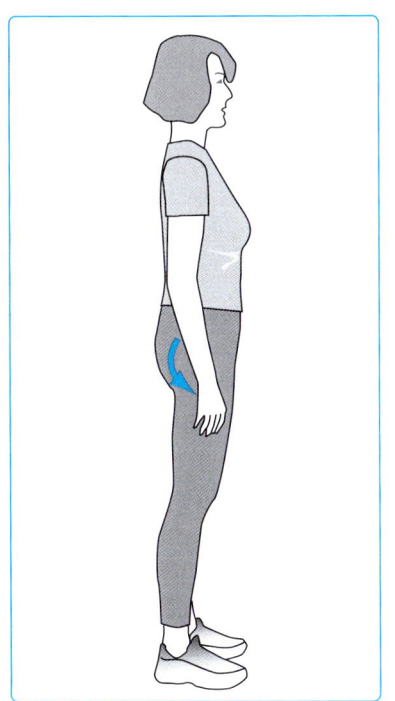

▶ Abb. 1.20 Beckenaufrichtung.

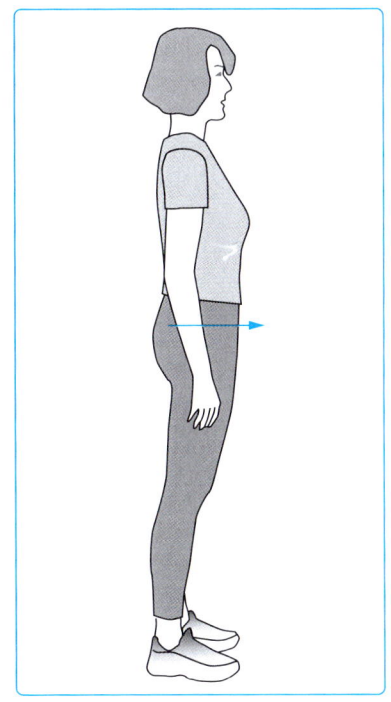

▶ Abb. 1.21 Beckenschub.

1 – Zur Körperhaltung

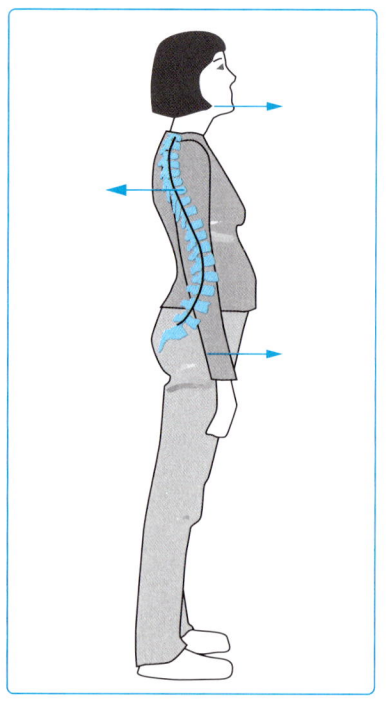

▶ **Abb. 1.22** Der Thorax wird nach hinten gezogen.

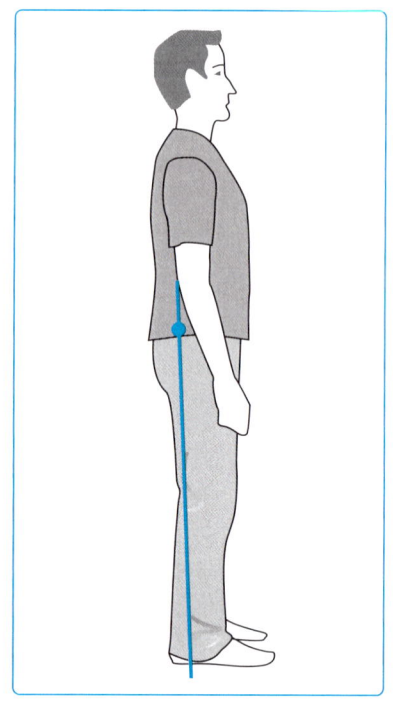

▶ **Abb. 1.23** Senkrechte Haltung – der Körperschwerpunkt bzw. das Lot fällt durch die Ferse (Malleolus).

Terminologie sehr deutlich beschrieben. Sie nennen die Muskeln, die uns gegen die Schwerkraft in eine aufrechte Haltung strecken sollen, Antigravitations-, Antischwerkraft- oder gewichttragende Muskulatur.

Die gewichttragende Muskulatur ist die Muskulatur, die das Körpergewicht gegen die Schwerkraft tragen muss. In einer Studie von Richardson und Bullock (1986) wird die wissenschaftliche Relevanz der Unterscheidung von gewichttragender und nicht gewichttragender Muskulatur aufgezeigt. Aus der Weltraumforschung ist bekannt, dass eine dauerhafte Entlastung durch Mikroschwerkraft Schäden an den gelenktragenden Strukturen auslöst. Es wird diskutiert, ob auf der Erde durch die mangelnde Gewichtsbelastung bei dauernder Fehlhaltung, bei Alltagsbewegungen in Fehlhaltung und Freizeitaktivitäten ein ähnlicher Prozess eintritt (Richardson et al. 2009).

Aufgrund der bereits bestehenden Daten bin ich der festen Überzeugung, dass der Überhang solche Schädigungen bewirken kann: Je länger solche Fehlhaltungen dauern, desto mehr Schaden findet statt. Erst verändern die globalen Muskeln ihre Funktion, Verspannung und Hartspann sind die Folge (Kanemura et al. 2002, Williams et al. 2000), das Gewebe verändert sich, Propriozeptoren werden abge-

1.2 Physiologisch korrekte Körperhaltung

baut (Baroni et al. 2001), Muskeln atrophieren und Fett wird eingelagert. Sobald dies alles schmerzt, werden erneut Schon- und Ausweichhaltungen eingenommen – ein Teufelskreis.

Um den Überhang zu korrigieren, muss von der 3-Punkte-Belastung der Füße aus der Thorax in eine dynamische Streckung und Inklination gebracht werden (▶ Abb. 1.24). Im Sitzen muss von den Sitzbeinhöckern aus ein neutrales Becken eingenommen und der Thorax in eine dynamische Streckung und Inklination gebracht werden. Falls der Kunde eine „Dauer-Gesäß-Spannung" macht, muss er lernen, diese loszulassen. Die Aktivität der großen Gesäßmuskeln zieht das Becken in eine Aufrichtung und sabotiert so die Längsspannung. Ein aktives Kippen des Beckens nach hinten muss vermieden werden.

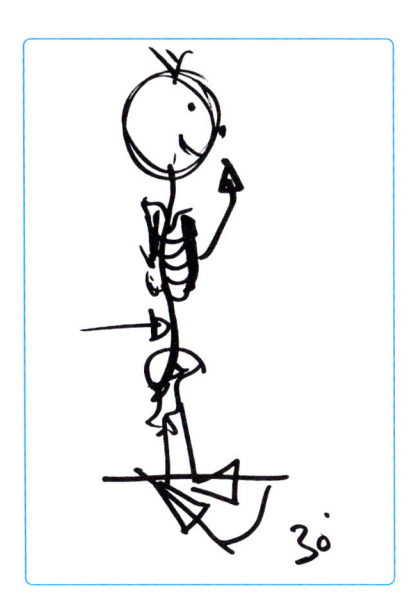

▶ **Abb. 1.24** Funktionelle Fußdivergenz mit 3-Punkte-Belastung der Füße, physiologische Lendenlordose mit gehobenem Brustbein (Zeichnung von Lucia Pozzi, Ausbilderin der star education, CH).

Körperhaltung versus Bewegung

Kritiker monieren, dass die statische Körperhaltung nicht wirklich relevant sei, sondern die Bewegung. Dies ist insofern falsch, da wir statische Haltungskraft brauchen, im Stehen wie im Sitzen.

So konnten Baroni et al. (2001) in ihrer Studie zeigen, dass Astronauten nach langem Aufenthalt in der Schwerelosigkeit ihren Schwerpunkt in der Bewegung, aber nicht im Stand kontrollieren konnten. Im Stehen hatten sie Schwierigkeiten ihre Segmente einzustellen und zu halten. Die Autoren schlossen daraus, dass es 2 Systeme gibt, die die Körperhaltung und Segmentkontrolle bewirken: ein System für Statik und ein weiteres für dynamische Bewegungen.

Dazu kommt, dass, wenn der Rumpf bzw. das Core-System stabil ist, die Kraftübertragung der globalen Muskulatur in der Bewegung besser funktioniert.

Das Core-System repräsentiert die Muskulatur rund um die abdominale Bauchblase. Die Zusammenarbeit der Mm. multifidi (kurz: Multifidi), Anteile der Beckenbodenmuskulatur, der Transversus und das Zwerchfell sind für die Stabilisation der LWS und des Iliosakralgelenks (ISG) und den Schutz des Beckenbodens verantwortlich (▶ S. 71 ff.).

Die Erkenntnisse aus Studien zur Funktion und Aufgabe dieser Muskeln sowie zu deren Dysfunktion und Rückenschmerz weisen sehr stark darauf hin, dass dieses sog. Core-System wichtig für die Therapie von Rückenschmerzpatienten ist (Hides at al. 1996, Hodges u. Richardson 1996 u. 1997, Hamilton 1997). In diesem

Buch wird aufgezeigt, wie dieses Wissen im Training umgesetzt und in ein Rückentraining integriert werden kann.

Neutrale Körperhaltung und Training

Natürlich ist Bewegung wichtig, aber die Bewegung muss ja irgendwo beginnen und enden, und da bietet sich nur die neutrale Gelenkstellung an, denn die neutrale Position ist die beste für die Ansteuerung der Stabilisation. Wer die Bedingungen der aufrechten Haltung verstanden hat, kann diese in alle Übungsausgangspositionen übertragen. Dort soll und kann dann Bewegung stattfinden – dynamische, große, kontrollierte, kraftvolle, kreative Bewegung.

> Stabil aus neutral nach neutral ist das Geheimnis – im Stehen, im Sitzen, in der Rückenlage, im 4-Füßler, in der Bauchlage!

So einfach und selbstverständlich sich das anhört, ist es nicht. Die Tradition sagt etwas anderes: Lordose = Hohlkreuz = gefährlich. Und dass heute immer noch selbst Fachleute und Mediziner in der Fach- wie in der Laiensprache Lordose und Hohlkreuz nicht unterscheiden, macht die Situation nicht nur schwieriger, nein, es ist ein Skandal.

> Jede neutrale Position und jede Streckung sind gut für das Core-System, für den Beckenboden, für Rückengesundheit und Körperhaltung.

Ausnahmen Gleitwirbel und Spinalkanalverengung

Menschen, die die Diagnose Gleitwirbel (Spondylose) oder eine Spinalkanalverengung (Stenose) haben, wissen dies üblicherweise. Für diese Teilnehmer sind leichte Anpassungen bei den Ausgangspositionen einer Übung sinnvoll.

Gleitwirbel. Teilnehmer mit einem Gleitwirbel (ein Wirbel kann Richtung Bauchnabel [ventral] nicht stabilisiert werden, rutscht über die neutrale Zone nach vorne weg) dürfen das Becken **leicht** aufrichten, um in einer flacheren Lordose die Stabilisation aufzubauen, die Übungen zu beginnen. Sie sollten das Becken jedoch keinesfalls ganz aufrichten und die Lendenwirbel auf den Boden drücken! Denn dies würde die wichtige Multifidi- und Transversus-Aktivität sabotieren.

Spinalkanalverengung. Bei Teilnehmern mit der Diagnose einer Spinalkanalverengung (Stenose) ist die Öffnung, durch die der Spinalnerv aus der Wirbelsäule austritt, verengt und drückt auf die Nervenwurzel. Diese Teilnehmer sollten ihre Stabilität ebenfalls mit einem **leicht** aufgerichteten Becken aufbauen.
  Laut der Studie von Schwert (2009) ist eine Entlordosierung von 2° optimal, um den Spinalkanal zu öffnen, die Winkelstellung sollte maximal 4° betragen. (Auch hier gilt, die Teilnehmer nicht in einer Überkorrektur, also mit nach unten gedrückter LWS trainieren zu lassen). Nur so werden der Aufbau der Multifidi und des Transversus nicht gestört oder sabotiert und der Beckenboden nicht unnötig belastet.

1.3 Neuromuskuläre Dysbalance – der Creeping-Effekt

Muskuläre Dysbalance. Der Begriff der muskulären Dysbalance hat sich im physiotherapeutischen Bereich entwickelt. Er bezeichnete die einseitige Zusammenarbeit von sog. „verkürzten" oder „abgeschwächten" Muskeln. Grundlage bildete dafür folgende Theorie, welche die Muskulatur nach ihrer Funktion aufteilte:

- Als tonische Muskulatur wurden diejenigen Muskeln bezeichnet, die vorwiegend Haltungsfunktionen haben, v. a. aus Slow-Twitch-Fasern bestehen und zur Verkürzung neigen, und
- als phasische Muskulatur diejenigen Muskeln, die vorwiegend Bewegungsfunktion haben, v. a. aus Fast-Twitch-Fasern bestehen und zur Abschwächung neigen.

Diese Theorie muss heute als überholt angesehen werden, ist jedoch leider immer noch Grundlage in manchem Sport- und Fitnessunterricht.

Neuromuskuläre Dysbalance. Freiwald und Engelhardt (1999) haben den Begriff neuromuskuläre Dysbalance geprägt und folgendermaßen begründet: „Die Muskulatur wird einerseits zentral angesteuert und erhält andererseits Informationen über den internen Zustand des biologischen Systems, die über interneurale Verschaltungen auf die zentrale Ansteuerung Einfluss nehmen. Als weitere Faktoren, welche die zentrale Ansteuerung modifizieren, kommen individuell psychische und soziale Faktoren dazu" (Freiwald u. Engelhardt 1999, S. 172)

Die Autoren sagen also: Ausschlaggebend ist die Ansteuerung, das nervale Steuerprogramm, das von vielen Faktoren beeinflusst wird, und nicht die Zusammensetzung der Muskelfasern.

Laut der Definition der Autoren kann erst von einer neuromuskulären Dysbalance gesprochen werden, „wenn die durch Trainingsreize modifizierte arthromuskuläre Beziehung beschwerdeverursachend, strukturschädigend oder leistungseinschränkend wirkt" (Freiwald u. Engelhardt 1999, S. 166).

Abgesehen von der Sportart oder haltungstypischen Gewohnheiten sowie den bereits beschriebenen Einflüssen liegen einer neuromuskulären Dysbalance viele weitere Faktoren zugrunde. Die Dysbalancen können auch dem Schutz beteiligter Strukturen dienen oder eine neurale Reaktion auf eine Erkrankung sein.

Eine dauernde Abweichung aus der aufrechten Haltung muss und darf ich heute, im Gegensatz zu meiner Aussage der letzten Auflagen dieses Buches, als schädigend betrachten. Sind die Abweichungen der Körperhaltung von den neutralen Gelenkstellungen sanft bzw. nur ein Ausdruck der individuellen Persönlichkeit, wird dies nur minimale und keine schädigenden Anpassungen in den Strukturen zur Folge haben. Sind die Abweichungen jedoch größer, wie z. B. bei dauerndem monotonem Sitzen in der Beugehaltung, dauerndem Stehen im Überhang, dann **muss** mit relevanten Veränderungen und Schädigungen der Strukturen gerechnet werden.

Creeping-Effekt. Eine permanente Beugehaltung führt zum sog. Creeping-Effekt. Wissenschaftler haben in ihren Studien aufgezeigt, dass sich bereits nach 3-minütiger monotoner Beugehaltung bzw. nach einer 20-minütigen Haltung in Flexion die tiefe stabilisierende Muskulatur in ihrer Funktion verändert (Jackson et al. 2001, Williams et al. 2000). Die Reflexaktivität der segmentalen Stabilisatoren, die vorangesteuert arbeiten, verlieren an Tempo. Bezeichnet wird dies als Creeping-Effekt. Ein Creeping-Effekt wird durch Dauerdehnung hervorgerufen.

Bänder haben gelenkführende und sensorische Aufgaben. Die Sensorik und Propriozeption der tiefen Rückenbänder sind für die aufrechte Haltung zentral. Werden diese Bänder einer Dauerdehnung ausgesetzt, verändert dies ihre sensomotorische Qualität. Ein zusätzlicher Nachteil dieser Dauerdehnungen ist, dass sie zu einer „neuen Haltungsnorm" führt. Je öfter und je länger eine Haltung ausgeführt wird, desto „normaler" wird sie für unser Gehirn. Es gibt einen neuen „neuralen Haltungs-Print".

Auch hier ist es so: Dass etwas normal ist (Beugehaltung), heißt noch lange nicht, dass es auch gut ist (▶ **Abb. 1.25**). Es wird über kurz oder lang zu Beschwerden, zu Verspannungen, zu Schädigungen und Schmerz kommen. Deshalb erlaube ich mir, dauernde Abweichungen von der Nullposition als schädigende **neuromuskuläre Dysbalance der Beugehaltung** zu bezeichnen.

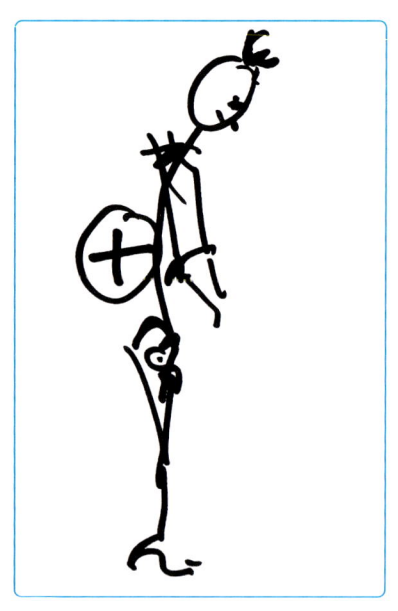

▶ **Abb. 1.25** Beugehaltung (Zeichnung von Lucia Pozzi, Ausbilderin der star education, CH).

Neuromuskuläre Dysbalancen werden von Comerford und Mottram (2001 a) als Bewegungsdysfunktionen bezeichnet: „Der Verlust der idealen oder normalen lokalen wie globalen Muskelkontrolle und -funktion kann von zu großen oder einseitigen Belastungen des Gelenks, der Gelenkkapsel, der beteiligten Bindegewebe oder der neuralen Strukturen herrühren. Einseitige Be- und Überlastungen führen leicht zu Schmerz und Pathologie" (Comerford u. Mottram 2001 a, S. 4; Übersetzung der Autorin).

Gewisse Haltungsanpassungen sowie einseitige Muskelansteuerungen sind im Leistungssport Voraussetzung für Hochleistung. Im Gesundheitssport und im gesundheitsorientierten Fitnesstraining sollten solche Abweichungen sowie Beugehaltungen nicht verstärkt werden.

1.4 Die Grundfehlhaltungen und deren Problematik

Um den Menschen wirklich Gutes zu tun, gilt für jede Bewegungs- und Sportanwendung, die normalen Muskelfunktionen zu erhalten oder zu verbessern und einseitige Belastungen auszugleichen. Somit ist die Frage „wie viel Beugung braucht der Mensch im Training" nachhaltig beantwortet (▶ Abb. 1.26).

Die Beugung als Bewegung. Im Gegensatz zur monotonen Sitz-Beuge-Haltung ist die Beugung eine natürliche Bewegung. Wenn wir uns die Bewegungsentwicklung der Kinder anschauen, dann sehen wir, dass es eine Mischung aus Neigung (Bewegung in Fuß-, Knie- und Hüftgelenk) mit einer weiterlaufenden Bewegung in der LWS ist (▶ Abb. 1.27). Der gesamte Bewegungsweg ist aufgeteilt auf viele Segmente – das ist natürlich, gesund und schön.

Belastend ist die Bewegung, wenn die Initialbewegung aus der LWS und Brustwirbelsäule (BWS) kommt und die Bein-, Beckenmuskulatur wenig beitragen.

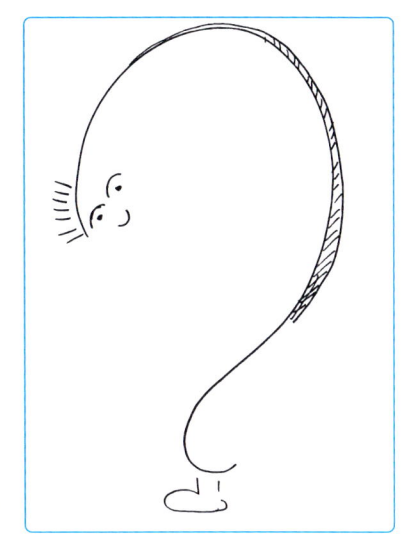

▶ Abb. 1.26 Wie viele Beugereize im Training sind sinnvoll? (Zeichnung von Ruth Perren aus dem Kurs „Rückentrainer Basic" der star education, CH).

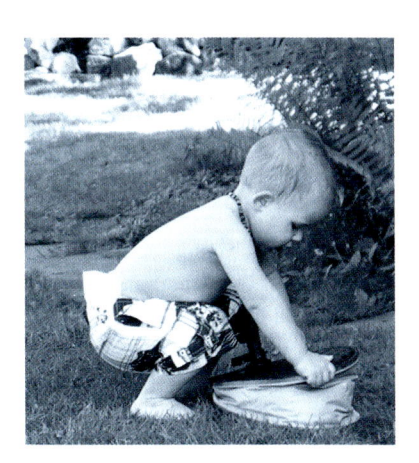

▶ Abb. 1.27 Beugung als Bewegung.

1.4 Die Grundfehlhaltungen und deren Problematik

Die auf den folgenden Seiten abgebildeten Körperhaltungen stellen reale Körperhaltungen dar, die abfotografiert und nach Vermessung mit der MediMouse® aus Gründen des Persönlichkeitsschutzes abgezeichnet wurden. Die gezeichneten Haltungen und Wirbelsäulen entsprechen exakt der Vorlage und können bei der Autorin eingesehen werden.

1 – Zur Körperhaltung

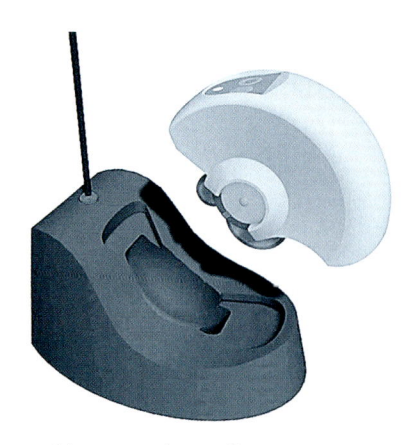

▶ Abb. 1.28 MediMouse®.

Die MediMouse® ist ein elektromechanisches Messgerät, um die Form und die Beweglichkeit der Wirbelsäule zu erfassen (▶ **Abb. 1.28**). Das handliche Gerät wird entlang der Wirbelsäule über den Rücken geführt. Der Messkopf passt sich der Kontur des Rückens an und generiert auf einfache und schnelle Weise zuverlässige Resultate, sowohl über die Form der Wirbelsäule als auch die Beweglichkeit der einzelnen Wirbelsegmente. Diese Resultate unterstützen den Arzt oder Therapeuten, eine schnelle und präzise Diagnose zu stellen. Da die MediMouse® absolut strahlenfrei arbeitet, kann die Messung beliebig oft wiederholt werden, um so den Verlauf der eingeleiteten Maßnahmen festzuhalten und zu dokumentieren.

Der Nachteil der MediMouse®-Messung ist, dass die Messwerte „nur" Durchschnittswerte sind, also die durchschnittliche Fehlhaltung der Bevölkerung zeigen und nicht von anatomisch neutralen Winkeln ausgehen.

Im Training können die Medi-Mouse®-Messungen zwar für das Erkennen, das Verständnis und die Veränderungen von Körperhaltungen eingesetzt werden, jedoch immer mit dem Bewusstsein, dass es noch keine validierten Kriterien für die Analyse der Körperhaltung sowie für die Veränderung der Körperhaltung gibt (Walter 2011). Die Komplexität von Körperhaltung, neutraler Gelenkposition und deren Messbarkeit stellt die Wissenschaft weiterhin vor große Herausforderungen.

> Im Training gehen wir von der individuellen Alltagshaltung aus und nähern uns so gut wie möglich dem anatomisch neutralen Modell an.

1.4.1 Hohl-Rund-Rücken

In dieser Haltung wirkt das Becken als zu stark gekippt und scheint den ausgeprägten Bogen in der LWS zu verursachen (▶ **Abb. 1.29**). Die Bedeutung der großen Beugung in der Brustkyphose darf jedoch nicht unterschätzt werden: Sie verstärkt die Lordose der LWS und fordert als Reaktion, dass der Kopf nach vorne geschoben wird. Üblicherweise sind die Knie eher leicht gebeugt, das Brustbein ist nach hinten oder nach unten gezogen. Dies führt zu einer ausgeprägten Kyphose und nach vorne gezogenen Schultern. Diese Haltung war noch vor 2 Generationen wahrscheinlich üblich, heute finden wir sie nur noch selten.

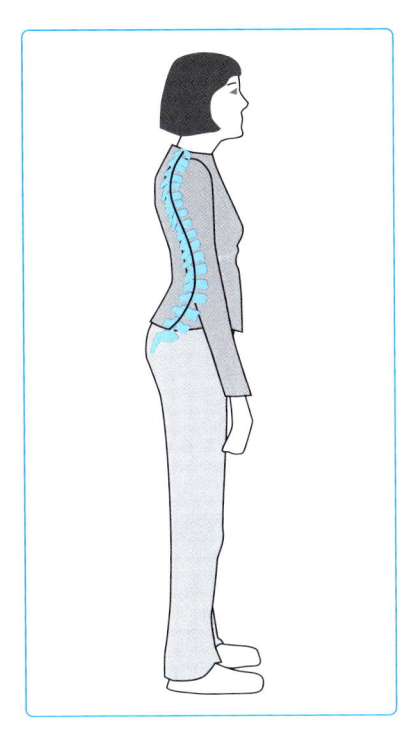

▶ Abb. 1.29 Hohl-Rund-Rückenhaltung mit dargestellter Wirbelsäule, gemessen mit der MediMouse®.

kopf bis zum 4. Halswirbel, der Schulterblattheber, der große und kleine Brustmuskel, der oberste Anteil des geraden Bauchmuskels, die oberen schrägen Bauchmuskeln, die Hüftbeuger (M. iliacus, M. tensor fasciae latae, M. rectus femoris, manchmal der M. iliopsoas), die Adduktoren (vorwiegend die kurzen wie M. pectineus, M. adductor brevis), die Beinbeuger.

Exzentrisch angesteuerte Muskulatur. Rückenstrecker vom 4. Halswirbel entlang der BWS bis zum Übergang LWS, oft aufsteigender Teil des Kapuzenmuskels, die unteren ⅔ des geraden Bauchmuskels, die unteren schrägen Bauchmuskeln eher exzentrisch (M. rectus abdominis, M. obliquus internus).

Belastung. Alle Wirbelgelenke sind durch die horizontalen Verschiebungen belastet. Ist die BWS in ihrer Streckfähigkeit eingeschränkt, kommt es auch zu Einschränkungen der Rotationsfähigkeit, der seitlichen Neigung und der Beweglichkeit im Schultergelenk. Das normale Zusammenspiel der Muskulatur ist gestört.

> Die Atmung und die Organe sind in ihrer Funktion beeinträchtigt.

Haltungskorrektur. Thorax-Streckung, Brustbeinhebung.

In einem ersten Schritt muss die Streckfähigkeit der BWS erarbeitet und dadurch die Längsspannung aufgebaut werden. Das wird den kurzen, ausgeprägten Bogen in der LWS strecken, der Schub auf die Lendenwirbel kann vermindert oder aufgelöst werden.

Personen dieses Haltungstyps haben eine aktive Muskulatur, eher einen hohen Muskeltonus. Das heißt jedoch nicht automatisch, dass die stabilisierenden Systeme richtig arbeiten.

Kraft- und Schnellkrafttraining fällt diesen Menschen meistens leicht. Die Längsspannung jedoch, die den Gelenken eine freie Beweglichkeit ermöglicht, fehlt. Ohne Ausgleichstraining mit Streckungen im LWS- und BWS-Bereich verstärken Sportarten, wie Fußball, Eishockey, Laufen, Skilaufen usw., diese Fehlhaltungen und deren Belastungen.

Konzentrisch angesteuerte Muskulatur. Rückenstrecker vom Hinter-

1 – Zur Körperhaltung

Trainingsempfehlung. Streckung und Stabilisationsübungen sind wichtig, v. a. wenn „Stop-and-Go"-Sportarten ausgeführt werden oder schwere Lasten bewältigt werden müssen.

Dehnungsübungen sind wichtig für freie Bewegung und Atmung. Gedehnt werden sollen die Bereiche Oberschenkel hinten, Oberschenkel vorne (M. rectus femoris und Leiste), Oberschenkel innen, Bauch, Brustkorb vorne und Hals hinten und seitlich.

Im Schulterbereich müssen Außenrotationen und Schulterblattmobilisationen trainiert werden.

> Alle Mobilisationen sowie die Gegenbewegung zur Beugehaltung (▶ S. 168 f.) sind für diesen Haltungstyp sehr wichtig und wertvoll.

1.4.2 Hohl-Rund-Rücken mit Überhang

Diese Haltung entspricht der des Hohl-Rund-Rückens, mit zusätzlicher Belastung, weil der Oberkörper in den Überhang gezogen ist.

Die Belastung der LWS wird durch die schlechte Statik noch vergrößert. In Überhangpositionen ist die Ansteuerung der hinteren Muskelkette immer beeinträchtigt, die Muskulatur kann teilweise nicht angesteuert werden (▶ Abb. 1.30).

Belastung. Wie beim Hohl-Rund-Rücken, jedoch durch den dorsalen Schub der BWS und den ventralen Schub im LWS-Bereich werden die Facettengelenke zusätzlich belastet. Das Atemvolumen und die Atmung ist eingeschränkt, der Transversus arbeitet paradox (▶ S. 77 f.).

Haltungskorrektur. Den Thorax heben, BWS strecken und nach vorne in die Inklination bringen (das Brustbein diagonal nach vorne oben ziehen), sodass alle Körpersegmente wieder übereinander stehen, die Längsspan-

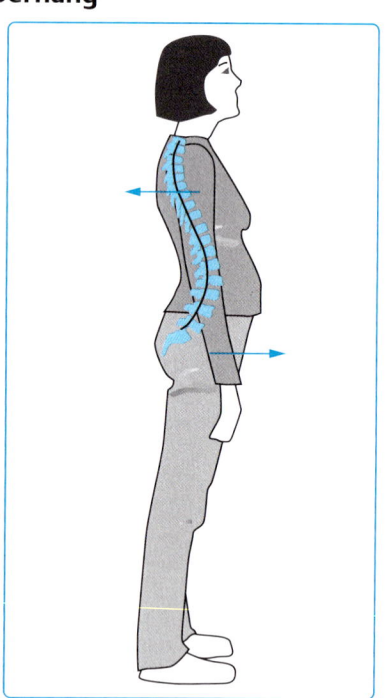

▶ Abb. 1.30 Hohl-Rund-Rückenhaltung mit Überhang und dargestellter Wirbelsäule, gemessen mit der MediMouse®.

nung aufgebaut, die Rückenmuskulatur wieder angesteuert und der Schultergürtel entspannt werden kann.

Trainingsempfehlung. Wie beim Hohl-Rund-Rücken.

Fragen Sie Menschen dieses Haltungstyps nach ihrer Vorstellung von „aufrecht". Häufig meinen sie nämlich, aufrecht sei senkrecht. Eine wichtige Kontrollmöglichkeit für die Statik ist, zu überprüfen, wie das Gewicht auf die Füße verteilt ist.

1.4.3 Flachrücken

Das Becken ist aufgerichtet, was die Lendenlordose (natürlicher, funktioneller Bogen in der LWS) stört bzw. auflöst. Die BWS ist sehr flach und im Übergang zur HWS stark gebogen. Üblicherweise findet man in dieser Haltung überstreckte Knie, der ganze Thorax ist gesenkt, der Kopf nach vorne geschoben (▶ **Abb. 1.31**).

Ist das Becken nach vorne geschoben, geht mit dieser Haltung eine Kapselbelastung des Hüftgelenks einher, weil der Kopf des Hüftgelenks im Stehen nach vorne in die Gelenkkapsel gepresst wird. Findet dies im Einbeinstand statt – das Becken nach vorne und zur Seite geschoben – ist die Belastung für dieses Hüftgelenk noch größer.

Auch wenn die einzelnen Körpersegmente einigermaßen im Lot sind (übereinander stehen), werden die passiven Strukturen offensichtlich belastet; Längsspannung und Muskeltonus, stabilisierende Kräfte fehlen.

Meist ist die gesamte Muskulatur dieses Haltungstyps abgeschwächt, in dem Sinne, dass sie früh ermüden (Haltungsschwäche). Lang anhaltende passive Beugehaltungen, wie z. B. das Sitzen, verstärken zusätzlich diese Fehlhaltung und die daraus entstehenden Abschwächungen, Belastungen und Schäden.

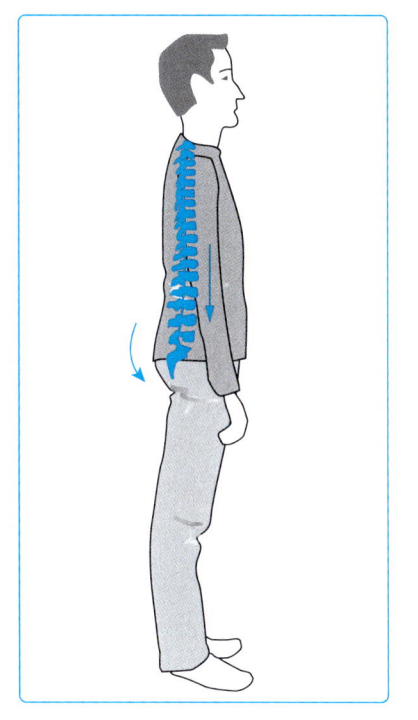

▶ **Abb. 1.31** Flachrückenhaltung mit dargestellter Wirbelsäule, gemessen mit der MediMouse®.

Diesem Haltungstyp fallen Beweglichkeitstraining, tänzerische und musische Bewegungsformen meist leicht; Bewegungskontrolle im ganzen Bewegungsradius ist üblicherweise schlecht. Selten findet man ihn im Bereich Leistungssport.

Konzentrisch angesteuerte Muskulatur. Rückenstrecker vom Schädelrand bis ca. 4. Halswirbel, Bauchmuskel im Zwerchfellbereich, im Gesäß der birnenförmige Muskel (M. piriformis), die rückwärtige Oberschenkelmuskulatur.

Exzentrisch angesteuerte Muskulatur. Der Rückenstrecker im BWS- und LWS-Bereich, M. trapezius (unterer Anteil), Bauchmuskulatur vom Schambein bis zum Magenbereich, die Gesäßmuskeln, die Hüftbeuger (M. iliopsoas).

Belastung. Alle gewichttragenden Gelenke, wie Fuß-, Knie- und Hüftgelenk, sowie die Wirbelsäule. Das normale Zusammenspiel der Muskulatur ist gestört.

Die Atmung und die Organe sind in ihrer Funktion beeinträchtigt. Die Druckbelastung nach unten in Bauch und Becken ist hoch, der Beckenboden ist belastet.

Haltungskorrektur. Thorax- bzw. Brustbeinhebung.

Als wichtigster Schritt muss die Längsspannung aufgebaut werden; anschließend muss gelernt werden, sie zu halten – während des Trainings und im Alltag.

Trainingsempfehlung. Kräftigen der gesamten, speziell der haltungsbestimmenden Muskulatur. Haltungsinformation und Schulung, Aufbau der Längsspannung und der physiologischen Lendenlordose, viel Motivation, sodass während des Trainings die Längsspannung nicht losgelassen wird.

Dehnungen nicht gelenkbelastend ausführen, Längsspannung während der Dehnungen beibehalten, den möglichen Bewegungsradius aktiv kontrollieren.

1.4.4 Flachrücken mit Überhang

Durch den Überhang wird die muskuläre Reaktion vom Flachrücken verstärkt.

Der Schub des Oberkörpers nach hinten und das Nach-Vorne-Schieben oder/und Aufrichten des Beckens ergibt jetzt eine vergrößerte Kyphose in der BWS und einen „Bogen" im Übergang LWS/BWS. Dieser „Bogen" darf nicht als Lordose betrachtet werden, diese „Scheinlordose" entsteht durch den Beckenschub und führt nachweislich zu Schädigungen (▶ Abb. 1.32).

Belastung. Der Flachrücken mit Überhang verstärkt die Belastung auf die ganze Wirbelsäule, die Facettengelenke werden überlastet, die Bandscheiben einseitig belastet. Das Core-System ist gestört, die Multifidi können schlecht oder nicht aktiviert werden, der Transversus arbeitet exzentrisch, der Beckenboden ist belastet, das Zwerchfell in seiner Aktivität eingeschränkt. Die haltungsbestimmende und -erhaltende Streckerkette ist in ihrer Funktion relevant gestört, der Gelenkkopf des Oberschenkels im Hüftgelenk wird nach vorne in die Kapsel gepresst.

Durch die schlechte Statik werden die Belastungen der LWS noch vergrößert. In Überhangpositionen ist die

1.4 Die Grundfehlhaltungen und deren Problematik

Trainingsempfehlung. Wie beim Flachrücken: Kräftigen der gesamten und speziell der haltungsbestimmenden Rückenmuskulatur und – wichtig – Kräftigen der Leistenmuskulatur. Dieser Haltungstyp braucht viel Haltungsinformation und -schulung, um eine neutrale Haltung einnehmen zu können. Diese Teilnehmer brauchen viel Motivation, sodass während des Trainings die Längsspannung nicht losgelassen wird (Haltungs-Ausdauer-Kraft).

Dehnungen dürfen nicht gelenkbelastend ausgeführt werden, die Längsspannung während der Dehnungen beibehalten, den möglichen Bewegungsradius aktiv kontrollieren.

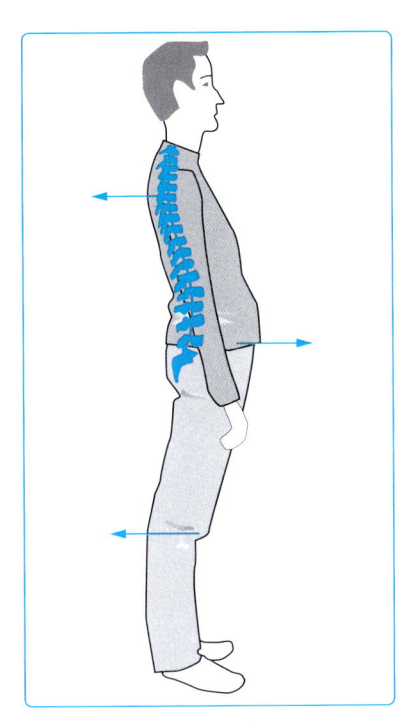

▶ **Abb. 1.32** Flachrückenhaltung mit Überhang und dargestellter Wirbelsäule, gemessen mit der MediMouse®.

> Es ist wichtig, mit Teilnehmern, die sich in eine Überhangposition und in eine flache LWS ziehen, ihre Vorstellung von „aufrecht" und „Hohlkreuz" zu überprüfen. Häufig haben diese Teilnehmer die Vorstellung, aufrecht sei senkrecht, und glauben fälschlicherweise, das Becken müsse aufgerichtet, die Lordose aufgelöst werden, um entlastet zu sein.

Ansteuerung der hinteren Muskelkette immer beeinträchtigt, die Muskulatur kann teilweise nicht angesteuert werden.

Haltungskorrektur. Thorax heben, das Brustbein diagonal nach vorne oben ziehen, sodass alle Körpersegmente wieder übereinander stehen und die Muskelkette des Rückens angesteuert werden kann.

Als wichtigster Schritt gilt auch hier: Längsspannung aufbauen und lernen, sie zu halten – während des Trainings und im Alltag.

Auch versuchen sie die globale Muskelspannung, die sie als Verspannung wahrnehmen, aufzulösen. Sie denken, die Lösung sei Entspannung. Wenn es aber innen „weich" ist, muss es außen halten (globale Dauerkontraktion). Wenn jetzt außen auch noch entspannt wird, wird es schwierig. Erst muss innen Stabilität und funktionelle Spannung aufgebaut werden, dann kann außen entspannt werden.

1.4.5 Normrücken mit Überhang

Ein Überhang ist unabhängig von der Form der LWS und BWS. Er gilt immer als Haltungsinsuffizienz mit wesentlichen Belastungen der passiven Strukturen, v. a. der Facettengelenke. Das horizontale Verschieben der Körpersegmente bzw. des Thorax hinter die Schwerkraftlinie stört die korrekte Ansteuerung der haltungsbestimmenden Rückenmuskulatur (▶ **Abb. 1.33**). Zur Statik beim Überhang ▶ S. 23 ff.

Belastung. Alle Segmente, die muskulär nicht korrekt aktiviert werden können, sind einseitig belastet. Je nach Ausmaß des Überhangs sind das mehr oder weniger Segmente der Wirbelsäule und des Hüftgelenks. Üblicherweise sind es die LWS und das ISG, die am meisten betroffen sind. Steht der Teilnehmer zusätzlich vermehrt auf einem Bein, kommen noch Links-rechts-Belastungen dazu. Der Transversus arbeitet paradox (▶ S. 77 f.), der Beckenboden ist belastet.

Diese Haltung wird häufig als Hohlkreuz bezeichnet, da die Lordose „groß" erscheint. Richtig problematisch ist dies dann, wenn die Korrektur über eine Beckenaufrichtung ausgeführt wird.

Haltungskorrektur. Da eine Belastung durch die schlechte Thoraxplatzierung ausgelöst wird, muss die Haltungskorrektur über den Thorax erfolgen. Der Thorax soll nach oben (Längsspannung) und nach vorne in die Inklination gehoben, das Körpergewicht auf die 3-Punkte-Belastung verteilt werden.

> Eine Korrektur über das Becken ist falsch!

Trainingsempfehlung. Beim Normrücken mit Haltungsinsuffizienz geht es neben den üblichen Trainingsreizen v. a. um Haltungsschulung. Den Teilnehmern soll gezeigt werden, wie sie optimaler Stehen, einen Überhang vermeiden und wie wichtig es ist, eine kontinuierliche Abschwächung der hinteren Muskelkette zu vermeiden.

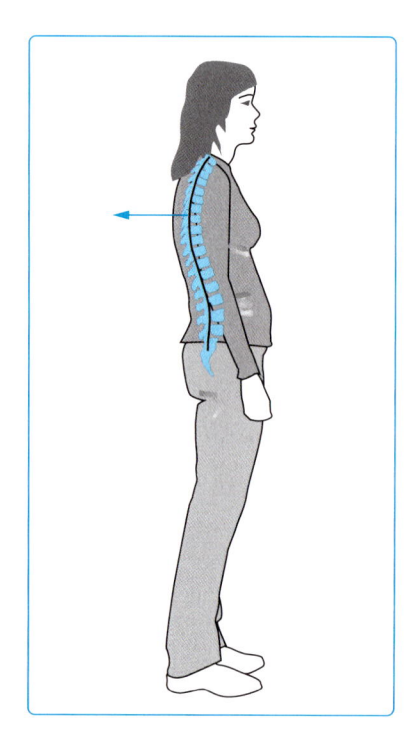

▶ **Abb. 1.33** Normrücken mit Überhang und dargestellter Wirbelsäule, gemessen mit der MediMouse®.

Körperhaltung während der Schwangerschaft und nach der Geburt

In der Schwangerschaft, während das Baby wächst und der Bauch der Mutter größer wird, wird die Schwangere ihren Körperschwerpunkt kontinuierlich neu platzieren und sich mehr und mehr in einen Überhang begeben (▶ **Abb. 1.34**). Dies ist umso unglücklicher, da während der Schwangerschaft über hormonelle Umstellungen Wasser in die Knorpelgewebe eingelagert und die Muskelaktivität reduziert wird.

Teilweise wird diese Haltungsanpassung nach der Geburt wieder rückgängig gemacht, teilweise wird die neue Überhanghaltung zur Gewohnheit.

Das Tragen des Babys auf dem Bauch und später auf einer Seite kann die Überhangposition sogar noch verfestigen, die Belastungen vergrößern und das Fehlhaltungsmuster verstärken (▶ **Abb. 1.35**).

Dies bedeutet: Belastung auf den Beckenboden, das ISG und die LWS führt über kurz oder lang zu Schäden und Schmerz.

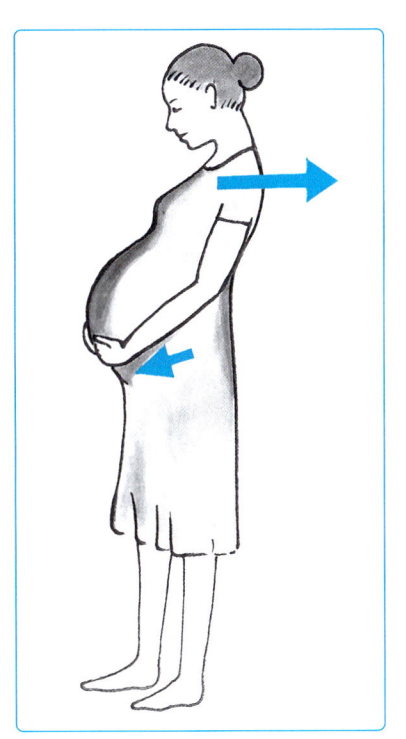

▶ **Abb. 1.34** Schwangere Frau mit angepasster Statik.

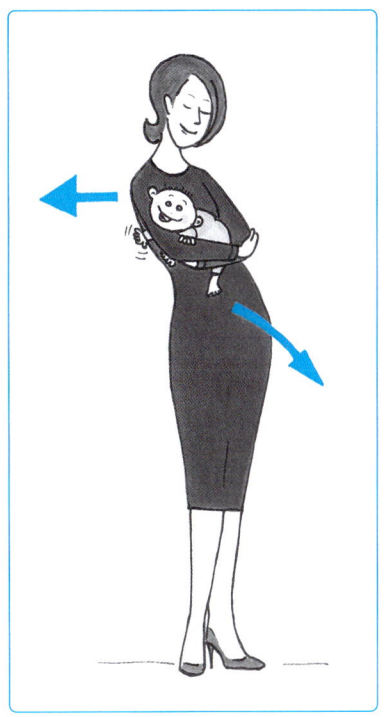

▶ **Abb. 1.35** Frau mit Baby im Überhang.

1 – Zur Körperhaltung

1.4.6 Hohlkreuz

In all den Jahren, in denen ich nun schon unterrichte, ist das Thema Hohlkreuz der absolute Dauerbrenner (▶ **Abb. 1.36**). Der leiseste Bogen der LWS, die zarteste Erhebung eines Gesäßmuskels, alleine schon eine neutrale aufrechte Haltung wird üblicherweise mit Verdacht auf Hohlkreuz betrachtet und mit sofortigem Versuch zu dessen Auflösung quittiert. Immer noch – leider.

Geschieht ein Rettungsversuch dieses scheinbaren „Hohlkreuzes" über das Becken (Becken aufrichten), bringt das die Teilnehmer in eine fürchterliche Körperhaltung. Hässlich anzusehen, unangenehm zu fühlen, belastend und schädigend (Beugehaltung, Überhang).

Das Aufrichten des Beckens, eine Art „Einziehen des Schwanzes bzw. Steißbeins" kostet viel Energie – Lebensenergie.

Ich beobachte jedoch, dass dieses Verhalten vorbei ist bzw. geht. Wenn wir uns die Entwicklung der Kleidung, besonders der Unterwasche anschauen, dann sehen wir enorme Veränderungen. Vom Korsett zur Korsage, zum engen Schlüpfer der 1940er- und 1950er-Jahre in die heutige Zeit, mit String-Tangas und Unterwäsche, die den Körper frei bewegen und atmen lässt.

Es wird sich auch in der Bewegungswelt durchsetzen, dass eine normale Lordose kein Hohlkreuz ist und gepflegt werden muss. Für mich ist die Angst vor dem Hohlkreuz ein Relikt aus den 1920er- und 1930er-Jahren. Es ist Zeit, das scheinbar so riskante Abenteuer „Lordose" zu wagen und in einer neutralen, kraftvollen Beckenposition anzukommen.

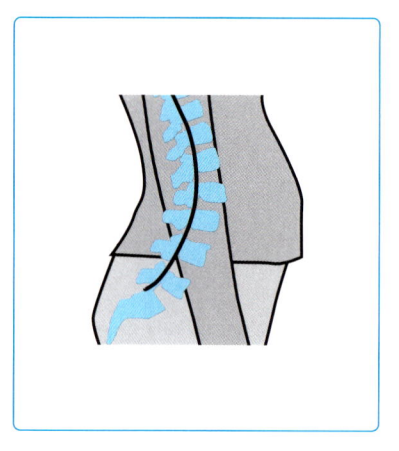

▶ **Abb. 1.36** Wann ist eine Lordose ein Hohlkreuz?

Wann ist eine Lordose zu groß bzw. die LWS belastet?

Auch wenn es keine epidemischen Ausmaße des Hohlkreuzes gibt, gibt es die Fehlhaltung Hohlkreuz bzw. eine LWS-Belastung durch einen unphysiologischen Bogen. Ich unterscheide 3 Situationen:

1. Die Lendenwirbel stehen am Bewegungsende – ganz gleich wie tief der Lordosebogen ist: Wenn die Wirbel am Bewegungsende stehen, sind die passiven Strukturen belastet, die stabilisierende Muskulatur kann nicht richtig arbeiten.
2. Der Transversus arbeitet exzentrisch: Wenn der Transversus exzentrisch arbeitet, der Bauch nach außen geschoben wird, ist die LWS immer belastet, ganz gleich wie groß der Lordosebogen ist.
3. Die Fehlhaltung Überhang: Der Überhang stört die schützende Stabilisation immer, ganz gleich wie groß der Lordosebogen ist.

Die 3 Punkte kommen in Kombination vor (▶ **Abb. 1.36**), tiefe Lordose mit exzentrischem Transversus und Überhang. Es ist keine Frage, dass all diese Varianten belastend sind. Auch hier ist es falsch, die Korrektur vom Becken aus zu initiieren.

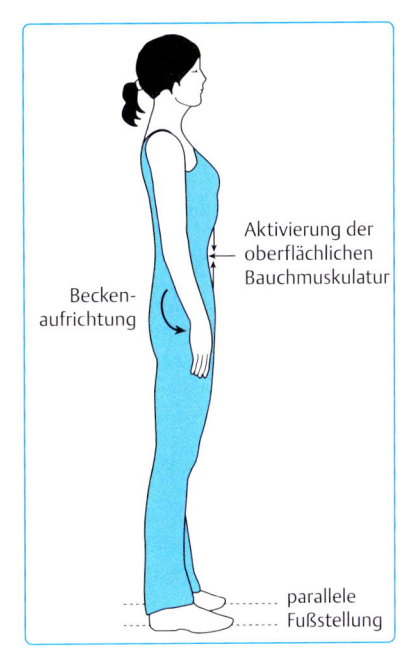

▶ **Abb. 1.37** Das aufgerichtete Becken stört die stabilisierende und die bewegende Muskulatur.

> Das Aufrichten des Beckens, um ein scheinbares Hohlkreuz oder eine Lordose aufzulösen, ist falsch!

Das aufgerichtete Becken als Fehlstrategie

In der Entlordosierung ist die segmentale Stabilisation nicht gesichert. Die Multifidi sind in einer Position, die für Aktivität ungünstig ist (▶ **Abb. 1.37**).

Eine anhaltende Flexion der LWS führt zum Creeping-Effekt (Williams et al. 2000; ▶ **S. 30**). Die Entlastung der Antischwerkraftmuskulatur führt zur Atrophie, reduziert die Mechanorezeptoren (Yahia et al. 1992) und schränkt die motorische Kontrolle der Extensoren-Aktivitäts-Muster ein (Richardson et al. 2009, White et al. 1984). Um den Creeping-Effekt in Flexion und Verletzungen des Bindegewebes und der Wirbelsäule zu vermeiden, sollte in aufrechter Körperhaltung und mit neutralem Becken gearbeitet werden (McGill 2007).

> Ist die Core-Funktion durch eine Entlordosierung gestört, stört dies auch die Funktion des Beckenbodens. Der Beckenboden ist belastet.

Wenn der Transversus paradox arbeitet, dann gibt es eine Belastung des Beckenbodens; wenn noch dazu ge-

1 – Zur Körperhaltung

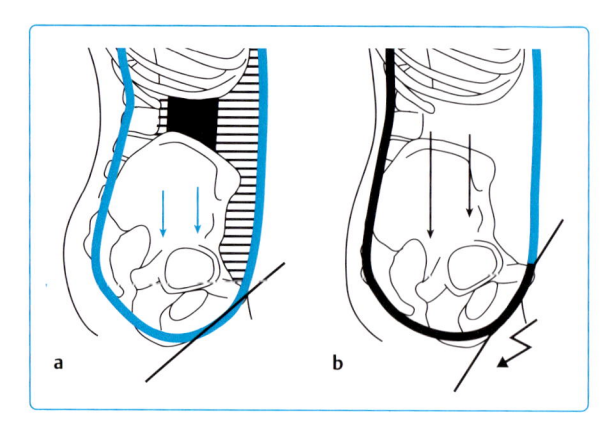

▶ **Abb. 1.38** Ausschnitt des Beckens in neutraler (a) und aufgerichteter (b) Position.

beugt wird, wird die Belastung noch größer (Sapsford 2004).

Für den Beckenboden verstärkt sich die Belastung, weil durch die Beckenaufrichtung dem Beckenboden die knöcherne Unterstützung entzogen wird. Steht das Becken neutral, bilden die Knochen vom Schambein zu den Sitzbeinhöckern ca. einen Winkel von 45° (▶ **Abb. 1.38 a**). Wird das Becken aufgerichtet, stehen diese Knochen steiler und können nur Teile des Gewichts der inneren Organe tragen (▶ **Abb. 1.38 b**). Die Anforderungen an den Beckenboden werden noch größer, als sie sowieso schon sind. Kommt zu einer Entlordosierung noch ein Überhang und/oder Beugung dazu und der Transversus arbeitet paradox, erhöht sich die Beckenbodenbelastung noch mehr (Sapsford u. Hodges 2001).

Neutrale Beckenposition – neutrale Lendenlordose

Es folgt eine Auflistung der Winkel, die zur Beschreibung der LWS geeignet und gebräuchlich sind (Bogduk 2000, S. 79; ▶ **Abb. 1.39**):

1. Winkel zwischen der Sakrumoberfläche und Horizontalebene: allgemein um 50°
2. Winkel zwischen dem Wirbelbogen des 5. Lendenwirbels und der Sakrumoberfläche: allgemein um 16°
3. Winkel zwischen der Oberfläche des 1. Lendenwirbels und dem Sakrum (Lendenlordose): ca. 70°

Die von uns durchgeführten Medi-Mouse®-Messungen haben uns bestätigt, dass die allermeisten scheinbaren Hohlkreuze keine wirklichen Hyperlordosen (übergroße Bögen) sind, sondern eine Körperhaltung im Über-

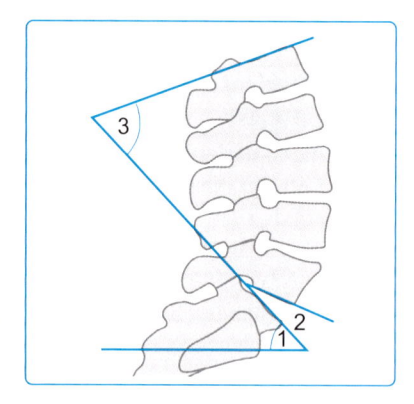

▶ **Abb. 1.39** Unterschiedliche Messverfahren der „Nullposition" der LWS (nach Bogduk 2000, S. 79).

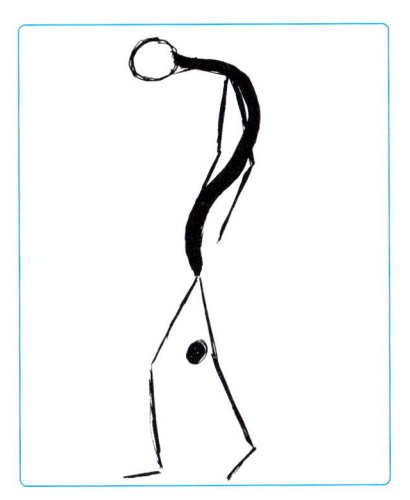

1.4 Die Grundfehlhaltungen und deren Problematik

▶ Abb. 1.40 Ein Überhang ist kein Hohlkreuz (Zeichnung von Hannes Riser aus der Ausbildung „Rückentrainer Basic" der star – school for training and recreation, CH).

hang – teils mit Lordose, teils sogar mit Flachrücken (▶ Abb. 1.40).

Ich bin absolut überzeugt davon, dass es falsch ist – unabhängig vom Ausmaß der Beckenkippung und des Lordosebogens – durch konzentrisches Ansteuern des geraden Bauchmuskels und Aufrichten des Beckens (mit Anspannen des Gesäßes) Einfluss auf die Körperhaltung nehmen zu wollen (▶ Abb. 1.41).

Haltungskorrektur

Eine Haltungskorrektur muss durch Auflösen des Überhangs und Aufbau der Längsspannung erfolgen und in der Bewegung durch korrekte Achsenführung mit differenzierter Bewegungskontrolle der Extremitäten erhalten bleiben (▶ Abb. 1.42).

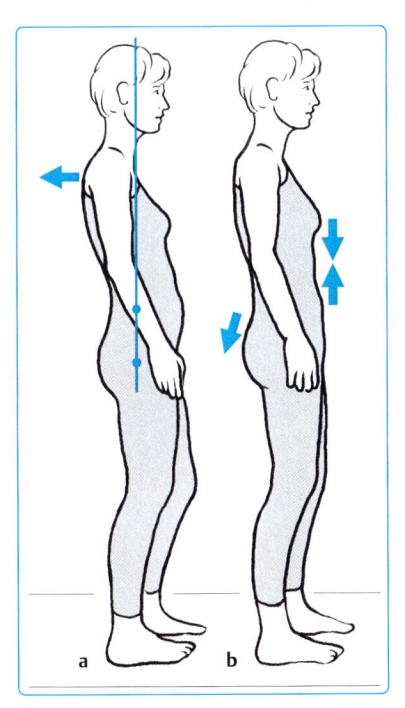

▶ Abb. 1.41 a Alltagshaltung, b falsche Korrektur mit Beckenaufrichtung.

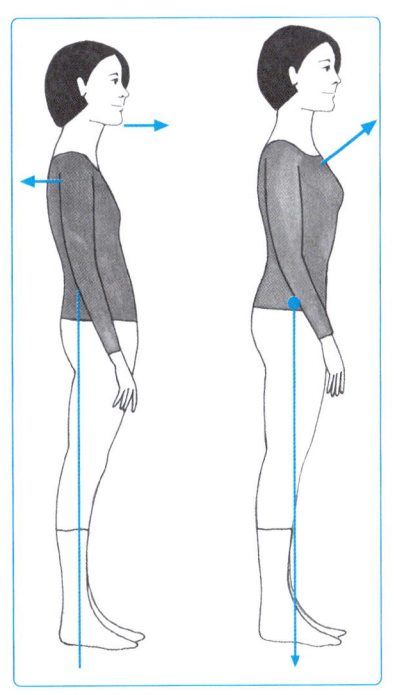

▶ Abb. 1.42 Haltungskorrektur durch Auflösen des Überhangs.

1 – Zur Körperhaltung

1.5
Die Beugehaltung

Viele Fehlhaltungen gehen Richtung Beugung, viele Rückenpathologien fördern die Beugung. Im heutigen Sitzalltag jedoch dürfen wir uns nicht nur mit den Fehlhaltungen im Stehen auseinandersetzen, sondern müssen das stundenlange, monotone Sitzen in die Thematik integrieren.

Waren früher Feldarbeit, Bücken und Tragen sowie Nässe und Kälte für den Rücken die größte Belastung, ist es heute das Sitzen. Noch nie in der Evolution gab es eine Zeit, in der der Mensch jeden Tag während Stunden saß (▶ **Abb. 1.43**). Zusätzlich gibt es viele Trendsportarten, die ebenfalls im Sitzen ausgeübt werden. Monotone Beugung + Schwerkraft + Zeit – dies hat gesundheitliche Konsequenzen auf die globale sowie die lokale Muskulatur und auf alle Systeme (Atmung, Durchblutung, Stoffwechsel usw.).

Brügger hat die globalen Konsequenzen ausgezeichnet beschrieben und mit seinem Zahnradmodell ein unschlagbares Instrument betreffend der weiterlaufenden Bewegungen hinterlassen (▶ **Abb. 1.44**).

Laut Brügger (1996) wird bei Beugung gleichzeitig ein konzentrischer Ansteuerungsreiz auf Innenrotatoren und Adduktoren gesetzt. Das heißt, die weiterlaufenden Bewegung der Beugung ist Innenrotation und Adduktion. Der Autor ergänzt weiter: Außenrotatoren und Abduktoren erhalten einen konzentrischen Ansteuerungsreiz, wenn die Streckmuskulatur konzentrisch angesteuert wird. Die weiterlaufenden Bewegungen bei einer Streckung sind also Außenrotation und Abduktion.

Auf konzentrische oder exzentrische Reize reagieren folglich immer beide Muskelfunktionsgruppen (▶ **Abb. 1.45**). Das heißt, wird eine Beugebewegung angesteuert, ist die Streckung – Außenrotation und Abduktion – gebremst und umgekehrt. Dies entspricht meiner Erfahrung im Training und hat sich als Auswahlkriterium für Kräftigungs- und Dehnungsübungen sehr gut bewährt.

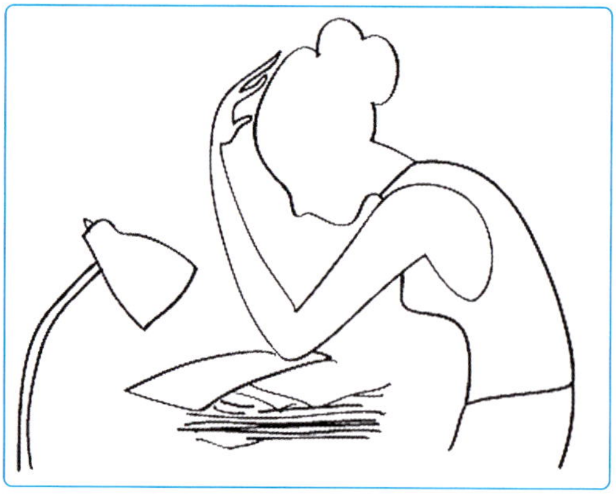

▶ **Abb. 1.43** Führt stundenlanges Sitzen zu verkürzten Rückenstreckmuskeln? Sicher nicht!

1.5 Die Beugehaltung

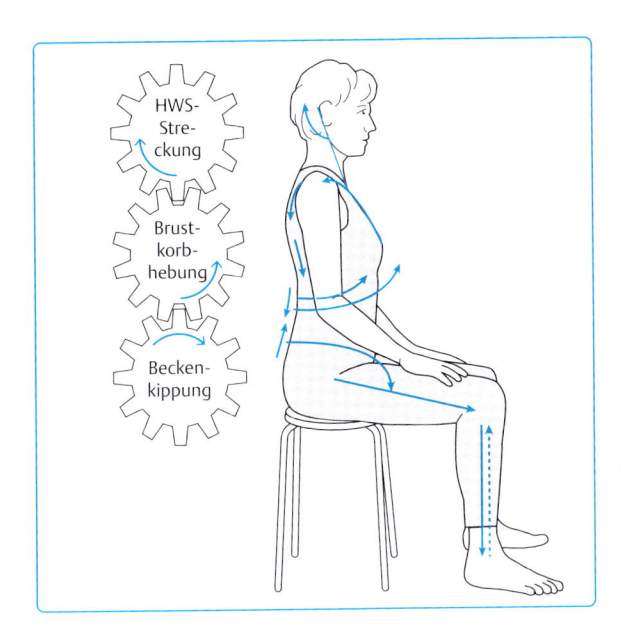

▶ **Abb. 1.44** Zahnradmodell von Brügger (Ziegler W, Vogel M, Hrsg. Dysarthrie. Stuttgart: Thieme; 2010).

Muskelfunktionsgruppen

Überwiegende Ansteuerung der Funktionsgruppen im gebeugten Alltag
↓ ↓
Beuger / Strecker
Innenrotatoren / Außenrotatoren
Adduktoren / Abduktoren
↓ ↓
Ansteuerung konzentrisch / Ansteuerung exzentrisch
⇒ -- ⇐ / ⇐ ---- ⇒
↓ ↓
monoton konzentrisch / monoton exzentrisch
⇒⇒⇒ - ⇐⇐⇐ / ⇐⇐⇐ -- ⇒⇒⇒
↓↓↓↓↓ / ↓↓↓↓↓
konzentrische Kontraktur / exzentrische Kontraktur
⇒⇒⇒ - ⇐⇐⇐ / ⇐⇐⇐ --- ⇒⇒⇒
↓ ↓
ausgleichender Trainingsakzent / ausgleichender Trainingsakzent
↓ ↓
exzentrischer Reiz / konzentrischer Reiz
⇐ --- ⇒ / ⇒ -- ⇐
↓↓↓↓↓ / ↓↓↓↓↓↓

Erhält die Streckfähigkeit – führt zu einer aufrechten Haltung, zu einer physiologischen Lendenlordose mit gehobenem Brustbein
↓ ↓
Gegenbewegung zur Beugehaltung
↓↓↓↓
Spezielle Ansteuerungsübung für diese Ausgleichsbewegungen ist die Gegenbewegung zur Beugehaltung (▶ S. 164 ff.)

▶ **Abb. 1.45** Muskelfunktionsgruppen nach A. Brügger.

1 – Zur Körperhaltung

Der ausgleichende Trainingsakzent ersetzt nicht die eigentlichen Trainingsreize (Kraft, Beweglichkeit), sondern gilt in erster Linie als „neuraler Ausgleichsreiz" zu den Beugeansteuerungen.

Ein „kurzer" Muskel ist nicht automatisch kräftig, ebenso ist ein „langer" Muskel nicht automatisch schwach. Der Längenzustand eines Muskels oder eines Körperbereiches sagt nichts über dessen Kraft- oder Beweglichkeitsfähigkeit aus. So kann es nie die Regel sein, dass „kurze" Muskeln nur gedehnt oder „harte" Muskeln nur entspannt werden. Im Gegenteil: Gerade eine Abschwächung kann zu Muskelhartspann führen und eine „Verkürzung" zu Abschwächung.

1.5.1 Die Beugehaltung im Sitzen

Regelmäßig wird diskutiert, welche Sitzposition denn nun die beste bzw. die am wenigsten belastende sei, und dabei wird auch häufig der Innendruck der Bandscheiben gemessen. Das reicht nicht oder ist gar irrelevant.

Ich denke, man muss eher überprüfen, welche Strukturen **wie** belastet werden. Denn eine Druckerhöhung innerhalb des Gelenks ist grundsätzlich kein Problem, solange der Druck auf die maximal mögliche Auflagefläche abgegeben wird. Problematisch sind Spitzenbelastungen, zu viel Druck auf zu wenig Fläche, das ist das Problem, nicht der Innendruck. Dazu kommt – und das muss sehr ernst genommen werden – das monotone Beugehaltungen bzw. die Dauerdehnung des tiefen Rückenbandes den neuralen „Haltungs-Print" verändert (▶ Abb. 1.46; ▶ S. 30).

Je häufiger und je länger eine Körperhaltung eingenommen wird, desto mehr wird sie zur Norm. Weicht diese weit von neutral ab, führt dies zu Schäden (Richardson et al. 2009).

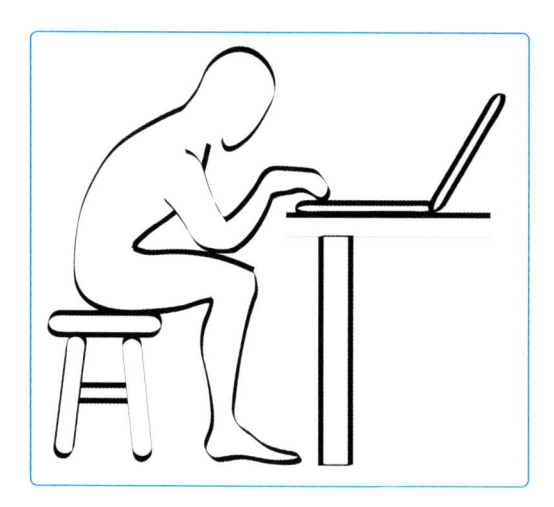

▶ **Abb. 1.46** Sitzen in Beugehaltung.

1.5 Die Beugehaltung

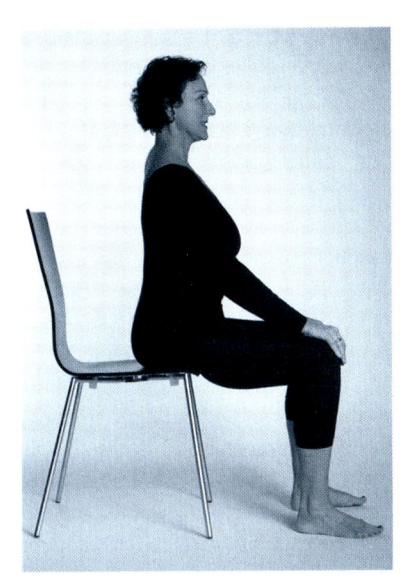

▶ Abb. 1.47 Aufrechte Haltung im Sitzen.

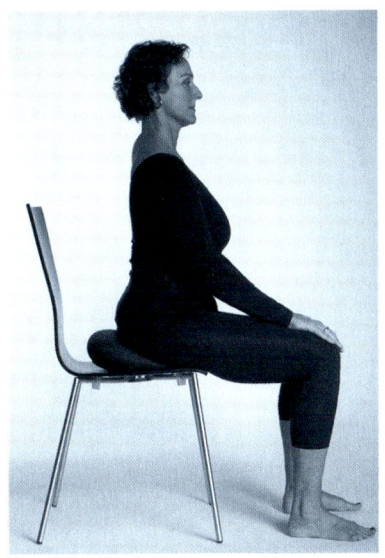

▶ Abb. 1.48 Aufrechte Haltung im Sitzen mit dem Dynair als Keil.

Aufrechte Haltungen im Sitzen (▶ **Abb. 1.47**) sind gleich denen im Stehen. Einfacher ist es jedoch, im Sitzen die neutrale Beckenposition zu finden, weil die Sitzbeinhöcker als wahrnehmbare Referenzpunkte eine Beckeneinstellung relevant erleichtern.

Viele Jahre Rückenschule und Engagement für eine aufrechte Sitzhaltung haben gezeigt, dass es für die meisten Menschen unmöglich ist, über lange Zeit in aufrechter Haltung zu arbeiten.

Die Lösung ist, die Arbeitsbedingungen so optimal wie möglich zu gestalten sowie der Haltung eine Unterstützung zu geben. Dafür empfehle ich ein Dynair-Sitzballkissen oder ein Dynair-Keilballkissen. Beide können abwechselnd folgendermaßen eingesetzt werden:

- Sitzt der Kunde auf dem vorderen Drittel des Dynair, wirkt das Kissen wie ein Keil und schiebt das Becken in eine Kippung, was als weiterlaufende Bewegung eine Streckung zur Folge hat (▶ **Abb. 1.48**).
- Sitzt der Kunde mitten auf dem Kissen, wirkt das Kissen wie ein Ball, die Sitzfläche ist sehr labil, der Rücken muss arbeiten, Durchblutung und Stoffwechsel finden sowohl im Rücken wie im Kopf statt (▶ **Abb. 1.49**). Diese Position soll immer wieder während 15–25 min eingenommen werden. Dabei kann man gut telefonieren, zuhören und die Wirbelsäule mobilisieren (▶ **S. 140 ff.**).

Aktive aufrechte Haltungen sollen immer wieder durch angelehntes Sitzen unterbrochen werden. Dabei kann das Kissen als Lordoseunterstützung eingesetzt werden. Während der Rumpf sich streckt, kann sich der

1 – Zur Körperhaltung

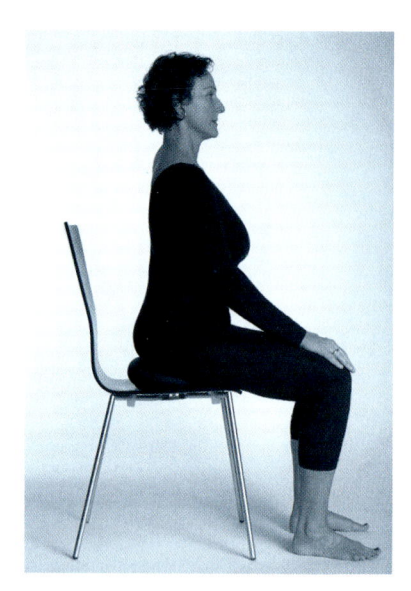

▶ **Abb. 1.49** Aufrechte Haltung im Sitzen mit dem Dynair als Ball.

nachdenken, sinnieren, telefonieren, die Augen schließen und entspannen.

Haltungskorrektur im Sitzen. Bei der Haltungskorrektur muss darauf geachtet werden, dass das Hüftgelenk etwas höher steht als das Knie. Damit das Becken neutral ist, muss es auf oder leicht vor den Sitzbeinhöckern stehen (damit ist nie eine LWS-Endbereichs-Position gemeint), die Inklination von ca. 5–8° führt zur richtigen Ansteuerung der Rückenkette. Der Schultergürtel und der Kopf sollen frei für Bewegung sein.

Zu vermeiden. Steht das Becken hinter den Sitzbeinhöckern, wird die Lordose aufgelöst, können die Mm. mulitfidi im LWS-Bereich nicht arbeiten, und die Streckung des Thorax muss aus den globalen Muskeln der BWS gemacht werden. Dies ist unfunktionell, anstrengend und nie nachhaltig. Es ist falsch!

Rücken entspannen, die Atmung hat wieder Raum und kann natürlich fließen. In dieser Position kann man gut

1.5.2 Die Beugehaltung im Training

Natürlich darf sich der Mensch auch beugen, das ist keine Frage. Die Beugefähigkeit der Wirbelsäule soll mit Mobilisationsbewegungen erhalten bleiben.

Der Schwerpunkt muss jedoch auf die Streckung gelegt werden. Die Streckerkette muss für Körperhaltung und Stabilisation funktionierend und ausdauernd trainiert werden. Das kann in einem zweiten Schritt aus der Beugung stattfinden, allerdings nicht in Richtung Beugung.

Durchblutung und Stoffwechsel. Es gibt Schulen, die Beugeübungen mit einer Aktivierung der Durchblu-

tung begründen. Das ist Unsinn. Der Stoffwechsel und die Durchblutung der Gewebe sind wegen monotoner Beugung und Fehlhaltung gestört und können nicht durch noch mehr Beugung gelöst werden.

Um den Stoffwechsel wirklich zu aktivieren, empfehle ich große Mobilisationsbewegungen in allen Gelenken in alle möglichen Bewegungsrichtungen. Die Bewegungen müssen kontrolliert und so groß wie möglich sein. Der Akzent soll in die Streckung, in die Außenrotation und in die Abduktion ausgeführt werden (▶ S. 140 ff.).

Alltagsbelastung. Ein weiteres Argument dieser alten Lehrmeinung ist, dass der gerade Bauchmuskel (M. rectus abdominis) in Richtung Beugung trainiert werden muss, um Alltagsbelastungen besser gerecht zu werden. Das ist ergreifend naiv. Im Alltag beugt uns die Schwerkraft, diese braucht keine Hilfe vom geraden Bauchmuskel. Soll der M. rectus abdominis „aufgepumpt" werden (Lifestyle), kann dies stabil aus der Extension geschehen. Dies bringt weniger Schaden und funktioniert wunderbar.

2 Koordination

Bewegungsgefühl und Koordination bewirken eine „individuell-sinnvolle, situativ variable Verfügbarkeit" (Hegner et al. 2005, S. 137).

Koordination gilt in der Trainingsliteratur als Grundkomponente des individuellen Trainingszustands. Sie ist die Basis für jede Bewegungsausführung und somit jeden Trainingsreiz. Obwohl die Koordination einen hohen Stellenwert hat, ist sie weder einheitlich definiert noch als allgemein anerkannte Begriffssystematik erfasst. Das ist erstaunlich.

Definitionsansätze. Im Training wird der Begriff Koordination häufig auf die rein physiologischen Aspekte reduziert. Bei diesem physiologischen Ansatz spricht man einerseits von der intermuskulären Koordination, dem Zusammenspiel der antagonistisch arbeitenden Muskulatur mit dem dazugehörigen Synergismus, der Stabilisation und den fördernden und hemmenden Reflexen. Anderseits von der intramuskulären Koordination, dem Zusammenspiel der motorischen Einheiten des Muskels, der Rekrutierung, der Frequenzierung und der Synchronisation der Muskelfasern des an der Bewegung beteiligten Muskels. Basis dieses Zusammenspiels sind sensibel-sensorisch vermittelte Vorgaben.

Hirtz (1988) definiert die unterschiedlichen Aspekte der Koordination folgendermaßen: „Reaktions-, Rhythmus-, Gleichgewichts-, Orientierungs-, Differenzierungs-, Kopplungs-, Umstellungs-, Anpassungs-, Kombinations-, Steuerungs- und Regelungsfähigkeit, Antizipationsfähigkeit und Wendigkeit." Diese Aufzählung macht ersichtlich, welch umfassenden Einfluss Koordination hat.

Folgenden fähigkeitsorientierten Definitionsansatz für Koordination haben Roth und Winter (1998) formuliert: Diese sei eine „verfestigte überdauernde Leistungsvoraussetzung, die fertigkeitsübergreifend einer Vielzahl verschiedenartiger Bewegungsformen zugrunde liegt." Die Autoren haben diesen fähigkeits- zum prozessorientierten Ansatz weiterentwickelt. Der Begriff Koordination wurde über die abrufbaren Bewegungsmöglichkeiten (Bewegungsmuster) durch Kontrolle und Erlernen von Bewegungen ergänzt.

> Das ergibt für mich aus der Sichtweise des Trainings Sinn. Im Training kann es nicht nur um die Fähigkeit gehen, Bewegungen auszuführen, sondern vielmehr darum, wie Bewegung überhaupt gelernt wird, damit sie optimiert, präzisiert und automatisiert werden kann.

Es gibt noch viele weitere Definitionsansätze. Solche, die sich hauptsächlich auf neurophysiologische Aspekte berufen bis hin zu Ansätzen, die den ganzen Menschen mit seinen äußeren Rahmenbedingungen einbeziehen. Für die Sportwissenschaft ist diese Situation unbefriedigend, da sich so Forschung und Nachweis nur schlecht realisieren lassen.

Sensomotorisches Training – Gleichgewichtstraining. In den letzten Jahren wurden unzählige Studien zu den Effekten von sensomotorischem Training durchgeführt – mit positiven Resultaten betreffend der Verbesserung der Reaktion oder des Gleichgewichts. Es gibt Hinweise, dass sensomotorisches Training auch die Kraftfähigkeit und die posturale Stabilität verbessert.

Walter (2011) verweist in seiner Dissertation auf Studienergebnisse von Granacher, der die Auswirkungen von sensomotorischem Training bei älteren Menschen untersucht hat und zu folgendem Schluss kommt: „Sensomotorisches Training bewirkt sowohl Verbesserungen von Parametern des Kraft- als auch des Reflexverhaltens älterer Menschen und ist daher mehr als nur eine Alternative zum Krafttraining" (Granacher 2003, S. 189).

In der Rehabilitation ist Koordinationsverbesserung eine bewährte und wichtige therapeutische Anwendung zur Wiederherstellung des Informationsflusses, der Sensomotorik (Propriozeption) und um Schutzansteuerungen (Verletzung, Operation) nicht zur Gewohnheit, zu motorischen Mustern werden zu lassen.

Stabilisierung des lokalen und globalen Systems. Ein eher neuerer Aspekt der Koordination, der im therapeutischen Bereich intensiv diskutiert wird, ist die Fähigkeit, Gelenke zu stabilisieren. Panjabi (1992) betrachtet das Zusammenspiel der bewegungsausführenden und der stabilisierenden Muskulatur als eine koordinative Fähigkeit.

Dieser Aspekt scheint mir auch im Training (präventiv, funktionell) relevant. Funktioniert das stabilisierende System nicht (▶ S. 70 ff.), hat das Einfluss auf die Bewegung (Kompensation, Beweglichkeitseinschränkungen), auf die Belastung der beteiligten Gelenke sowie auf die Körperhaltung.

Gestörte verfestigte Ansteuerungen (motorische Stereotype) wurden als muskuläre Dysbalancen (Lewit 2006) bezeichnet, mit sog. „verkürzten" wie „abgeschwächten" Muskeln.

Freiwald und Engelhardt (1999) haben später den Begriff neuromuskuläre Dysbalancen geprägt, welcher auf die neurale Ansteuerung des Muskels hinweist (▶ S. 29 ff.). Diese Definition entspricht auch meiner Erfahrung. Deshalb spreche ich nicht mehr von verkürzten oder abgeschwächten Muskeln, sondern von „konzentrisch" oder „exzentrisch" angesteuerten Muskeln, da die sichtbare „Muskellänge" keine Rückschlüsse auf deren Kraftfähigkeit oder Beweglichkeit zulässt (▶ S. 46). Um einen nachhaltigen Effekt auf einseitige Ansteuerungen zu erzielen, muss in erster Linie an den motorischen Stereotypen, der einseitigen zentralnervösen Ansteuerung, gearbeitet werden (Brügger 1996, Freiwald u. Engelhardt 1999, Klee 1995, Wiemann u. Jöllenbeck 1999).

Comerford (2000 a) spricht von „movement dysfunction", also einer Bewegungsdysfunktion. Er beschreibt, dass jede Veränderung der normalen Muskelfunktion zu einer Bewegungsveränderung führt. Die Dysfunktion kann im lokalen oder globalen Muskelsystem stattfinden. Das lokale, stabilisierende System kann im Alltag und in der Bewegung nicht willent-

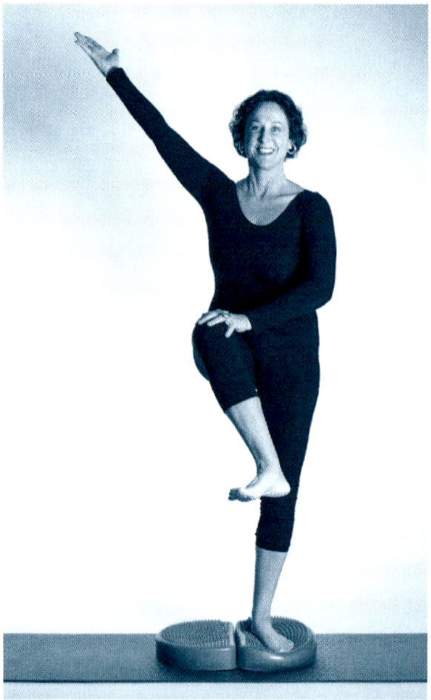

2 – Koordination

▶ **Abb. 2.1** Koordinationsübung auf einer labilen Unterlage wie dem Aero-Step XL.

tungsschulung sowie durch Kraft- und Beweglichkeitstraining verbessert.

Stabile Körperhaltung und kontrollierte Bewegungsausführung im Training. Auch wenn noch wenig entsprechende Forschungsergebnisse vorliegen, wird im Training davon ausgegangen, dass sensomotorisches Training die Grundlage für Koordinationsverbesserung ist und diese verbesserte Koordination eine positive Auswirkung auf die Leistung hat. Bochdansky et al. (2001) konnten zeigen, dass Balancetraining nachweislich zu einer Verbesserung der Muskeleffizienz und der posturalen Stabilität führt.

Stabile Körperhaltung sowie kontrollierte Bewegungsausführung auf labiler bzw. instabiler Unterlage optimieren – nebst der Verbesserung des Nervensystems – zusätzlich die globale gelenkstabilisierende Muskulatur. So kann sensomotorisches Training (Gleichgewichtstraining) als Basis für die Koordination und somit als Leistungsoptimierung betrachtet werden.

Auf ein funktionierendes lokales System haben sensomotorische Trainingsreize bestimmt ebenfalls einen positiven Einfluss. Ist das lokale System gestört, muss davon ausgegangen werden, dass globale Stabilisierungs- und Gleichgewichtsübungen eine solche Störung **nicht** auflösen können.

lich kontrolliert werden, da die Stabilisierung der Bewegungsausführung vorgeschaltet ist (▶ S. 70 ff.).

Beim global stabilisierenden Muskelsystem kann das Defizit entweder koordinativ oder kraft- bzw. beweglichkeitsbedingt sein. Empfohlen wird, erst die koordinativen Fähigkeiten zu optimieren und anschließend die geforderten Kraft- und Beweglichkeitsreize zu setzen (▶ **Abb. 2.1**). Die Funktion der bewegungsausführenden und -kontrollierenden Muskeln wird also durch präzisere Ansteuerung, durch Bewegungs- und Hal-

2.1 Effekte des sensomotorischen Trainings

Verbesserung des Nervensystems
- Strukturveränderung der Nerven und Synapsen
- Verbesserung der afferenten und efferenten Informationsverarbeitung
- schnellere Aktivierung motorischer Einheiten
- Verbesserung der intramuskulären Koordination
- Rekrutierung
- Frequenzierung
- Synchronisation

Verbesserung der intermuskulären Koordination
- Agonisten
- Antagonisten
- Synergisten

Verbesserung des Gelenkschutzes
- segmentale Stabilisation durch willkürliche Low-Load-Ansteuerung
- globale Stabilisation durch Bewegungs- und Haltungskontrolle/sensomotorische Zusatzreize

Verbesserung des Gleichgewichts
- Training des Vestibulärapparats
- Abbau von Unsicherheit und Ängsten

Bewegungslernen
- Schaffung neuer Bewegungsmöglichkeiten

Um die Wirkungsweise des Koordinationstrainings besser zu verstehen, gebe ich hier einen einfachen Überblick über die Anatomie und die Funktion des Nervensystems.

2.2 Das Nervensystem

Folgendes Kapitel konzentriert sich v. a. auf trainingsrelevante Aspekte des Nervensystems. Für weitere Informationen sei an dieser Stelle auf die einschlägige Fachliteratur verwiesen (Hegner et al. 2005, Hotz u. Weineck 1988).

Das Nervensystem dient allgemein der Erfassung, Übermittlung, Verarbeitung, Verknüpfung, Auswertung und Speicherung von Informationen. Es produziert Reaktionen auf äußere wie innere Reize.

2.2.1 Unwillkürliches Nervensystem (vegetatives Nervensystem)

Für unsere Arbeit wichtig sind die beiden antagonistisch wirkenden Anteile des vegetativen Nervensystems: Der Sympathikus dient der Leistungssteigerung in Stress- und Notfallsituationen, der Parasympathikus dem Stoffwechsel, der Regeneration.

2 – Koordination

Das vegetative Nervensystem wirkt vorwiegend auf die glatte Muskulatur, die inneren Organe, das Herz-Kreislaufsystem, den Blutdruck und die Gefäße.

2.2.2 Das willkürliche Nervensystem

Das willkürliche Nervensystem wirkt vorwiegend auf die Skelettmuskulatur ein. Es dient der bewussten Wahrnehmung, der willkürlichen Bewegung und der Nachrichtenverarbeitung.

Über Sinneszellen und sensorische (afferente) Nerven werden Umweltreize (exterozeptive Reize) an das ZNS geleitet. Von dort wird als Antwort ein Befehl über die motorischen (efferenten) Nerven an die Muskeln geschickt. Durch propriozeptive Nervenzellen werden über sensible (afferente) Nervenbahnen Rückmeldungen an das ZNS geleitet.

2.2.3 Das sensomotorische Nervensystem

Das sensomotorische Nervensystem wird unterteilt in das sensible, sensorische Nervensystem und das motorische Nervensystem.

Das sensible, sensorische Nervensystem

Wahrnehmungen von außen (exterozeptive Reize), wie Sehen, Hören, Riechen, Schmecken, werden als sensorische Reize bezeichnet. Sie werden über die Sinnesorgane Augen, Ohren, Nase und Mund aufgenommen.

Wahrnehmungen, die etwas über den inneren Zustand (propriozeptive Reize) aussagen, wie Druck, Temperatur, Schmerz, werden als sensibel bezeichnet. Das sensible, sensorische Nervensystem nimmt Reize auf und sendet diese an das ZNS. Diese zuleitenden Nervenbahnen werden als afferente Nervenbahnen bezeichnet. Im ZNS werden die Reize verarbeitet, anschließend erfolgt eine „motorische" Antwort über die efferenten Nervenbahnen (▶ Abb. 2.2).

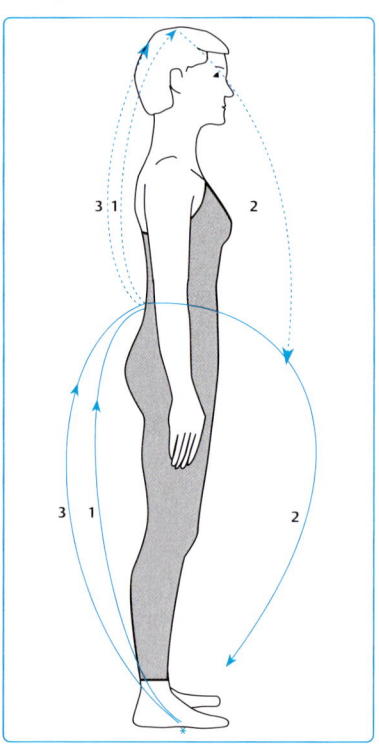

▶ Abb. 2.2 System der Afferenz und Efferenz. * Propriozeptoren, innere Wahrnehmungsorgane; 1 Afferenz – Information Richtung Zentrale, 2 Efferenz – Reaktion oder Bewegungsaufgabe, 3 Reafferenz – Rückmeldung Richtung Zentrale.

Das motorische Nervensystem

Das motorische Nervensystem wird unterteilt in das pyramidal-motorische System und das extrapyramidal-motorische System.

Das pyramidal-motorische System gilt als Willkürmotorik. Über diese Nervenzentren werden die subkortikalen (unbewussten) motorischen Zentren kontrolliert und beeinflusst. In den subkortikalen motorischen Zentren sind Bewegungsmuster gespeichert: die automatischen stereotypen Bewegungsabläufe. Die pyramidalen Impulse modifizieren die stereotype Grobmotorik, sodass präzise feinmotorische Bewegungen entstehen.

Das extrapyramidal-motorische System ist für die Muskelansteuerung der bewegungsbegleitenden Muskulatur für das Gleichgewicht in unterschiedlichen statischen Bedingungen (der sog. Ko-Kontraktion), wahrscheinlich für die Voransteuerung der lokalen Stabilisatoren sowie für die Aufrechterhaltung der Körperhaltung zuständig.

Das motorische System, welches wegführend Befehle vom ZNS zur Muskulatur leitet, wird als efferent bezeichnet.

2.2.4 Neurale Verschaltung

Die einzelnen Unterteilungen des Gehirns, deren Entwicklung und Funktionen können hier nicht aufgeführt werden. Für uns Trainerinnen und Trainer ist interessant und relevant, dass der ganze Körper mit seinen Bewegungen auf dem Rindenfeld des Gehirns Entsprechungen findet (▶ Abb. 2.3). Je präziser, feinmotorischer ein Muskel oder Körperteil eingesetzt wird oder werden kann, desto größer ist die entsprechende Fläche. Das heißt, das Gehirn, die Durchblutung des Gehirns, die synaptischen Verbindungen, die Nervenzellen und somit die Funktion und die Gesundheit des Gehirns lassen sich mit Bewegung positiv beeinflussen.

Einfache und stark verfestigte Bewegungen und Haltungen sowie Reflexe werden nicht im Gehirn verarbeitet, sondern direkt im Rückenmark. Die Feinkoordination sowie das Bewegungslernen müssen über das Gehirn geschaltet werden.

Im Gehirn selbst befinden sich über 100 Milliarden Nervenzellen oder Neuronen. Sie werden überwiegend vor bis kurz nach der Geburt gebildet.

Die Millionen von afferenten und efferenten Nervenbahnen, die durch das Rückenmark ziehen, dienen der Informationsleitung.

Informationsleitung über die Nerven

Die Nervenzelle (Neuron) besteht aus dem Zellkern, dem Zellkörper mit den Nissl-Schollen, welcher für den Stoffwechsel zuständig ist, sowie den Dendriten und dem Axon (▶ Abb. 2.4).

Die Dendriten führen zu anderen Nervenzellen, nehmen dort Erregungsimpulse auf und führen sie als elektrische Signale zurück in den Zellkörper. Der Hauptfortsatz, das Axon oder Neurit, leitet die Erregung weiter, je nach Aufgabe an Muskelfasern

2 – Koordination

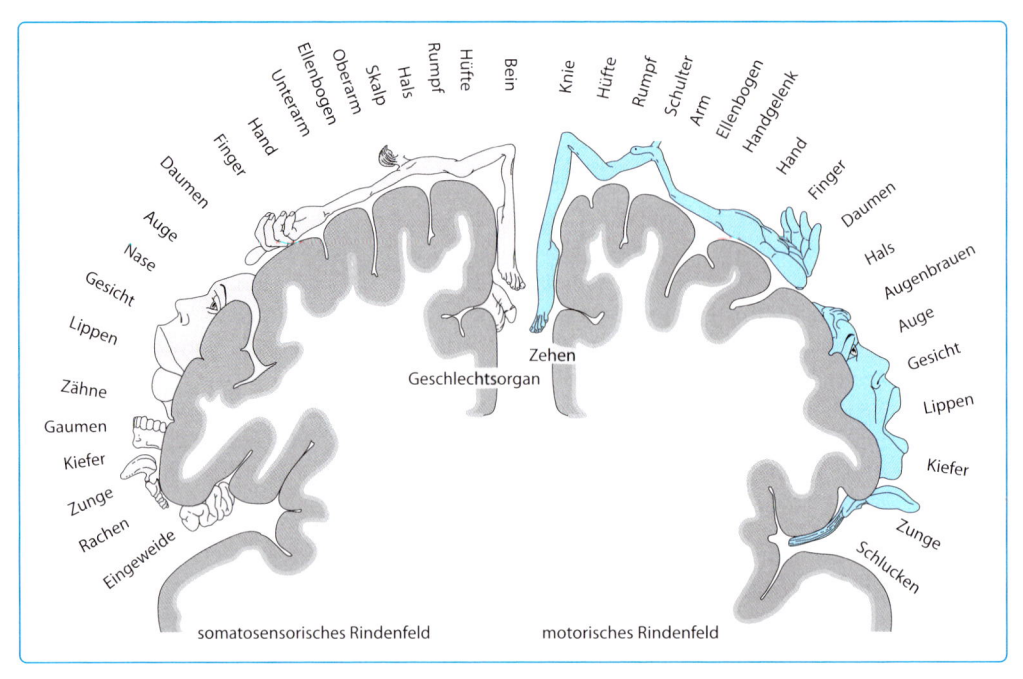

▶ **Abb. 2.3** Kortikale Repräsentation verschiedener Körperregionen im postzentralen somatosensorischen (links) und präzentralen motorischen Kortex (rechts) beim Menschen, schematische Darstellung (nach Penfield et al. 1954; aus Mumenthaler et al. 2002).

oder andere Nervenzellen, und ist somit efferent.

Das Axon wird von einer Isolierschicht umhüllt. Diese sog. Schwann-Zellen (Fett-Eiweiß-Gemisch) wickeln sich um das Axon (Myelinscheide) und beschleunigen so die Informationsleitung. Durch die Einschnürung, den sog. Ranvier-Schnürring, wird das Tempo nochmals erhöht (saltatorische Erregungsleitung).

Die Kontaktstelle einer Nervenzelle, an der die Erregung übertragen wird, bezeichnet man als Synapse. Die Synapse besteht aus den Endknöpfchen (präsynaptischen Neuronen) mit den Neurotransmittern, dem synaptischen Spalt, der mit Liquor (Extrazellulärflüssigkeit) gefüllt ist, und der postsynaptischen Zelle mit ihrer Membran, welche die Rezeptoren für die Transmittersubstanzen enthält.

Ein Axon mit seiner Myelinscheide wird als Nervenfaser bezeichnet. Mehrere Nervenfasern, umhüllt mit Bindegewebe, bilden ein Nervenfaserbündel. Mehrere Nervenfaserbündel, wieder mit Bindegewebe umhüllt, bilden einen Nerv. Die Verschaltung der Motoneuronen erfolgt über das Rückenmark (s. o.).

Veränderungseffekte der Nerven und Synapsen durch Training

Durch Training und speziell durch Koordinationstraining können der Auf-

2.2 Das Nervensystem

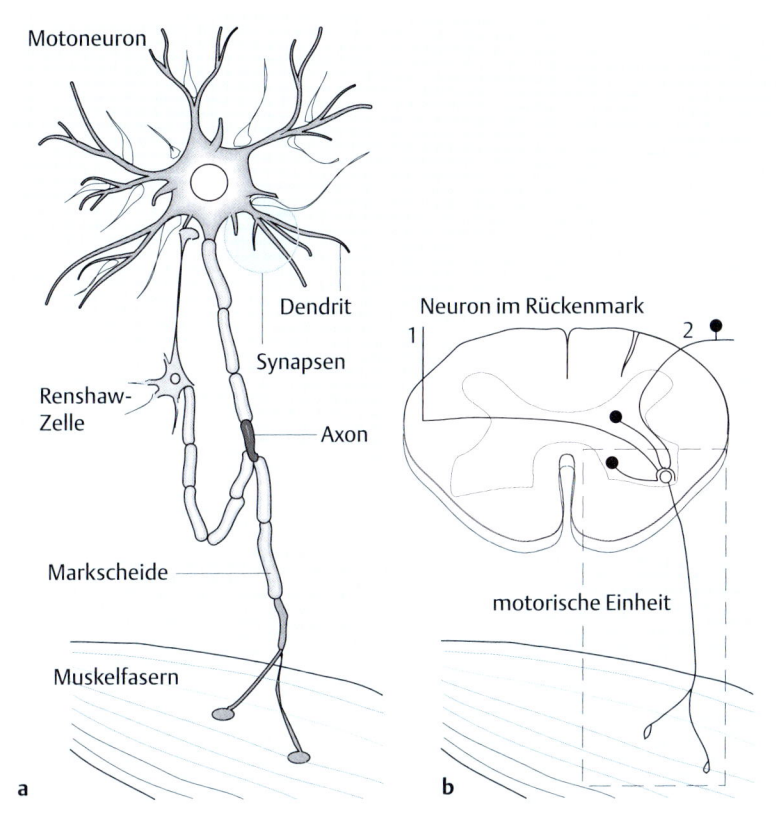

▶ Abb. 2.4 Motorische Einheit (Albrecht u. Meyer 2005, S. 9).
a Am Motoneuron sind viele Synapsen von den zuführenden Informationsquellen zu erkennen, womit die immense Integrationsleistung der Motoneuronen ausgedrückt wird.
b Rückenmarkquerschnitt mit einem Motoneuron im Vorderhorn und seinem Axon zu den innervierten Muskelfasern. Das Motoneuron erhält viele Informationszuflüsse von (1) zentral und (2) peripher.

bau und die Funktion des Nervensystems beeinflusst werden:
- Die Gehirndurchblutung wird angeregt.
- Die Dendriten vervielfachen sich.
- Die Myelinscheiden verbessern sich.
- Die Synapsenfläche wird vergrößert.
- Mehr Endknöpfchen werden gebildet.
- Wenig benutzte Synapsen werden einbezogen (übernommen).
- Die Motoneuronen werden optimiert.
- Die Informationsverarbeitung und -integration wird verbessert.
- Der Abbau durch Nichtgebrauch oder Alterungsprozess wird aufgehalten und sogar umgekehrt.

Je häufiger und je komplexer das Nervensystem gefordert wird, desto optimaler entwickelt es sich. Abwechslungsreiche Reize mit vielen sensiblen und sensorischen Anteilen, die emotional positiv (Freude, Erfolgserlebnis, Wohlbefinden usw.) besetzt sind, bilden das ideale Mittel, um das Gehirn und das Nervensystem leistungsfähiger zu machen und gesund zu erhalten.

> Das sensomotorische Nervensystem ist die Basis der Koordination, der Bewegungsausführung und -verbesserung.

2.3
Wie wird Koordination trainiert?

Lernen und Ausdruck (Umsetzung) wird ständig von vielen Faktoren beeinflusst, innen und außen. So wird es auch beim Koordinationstraining, beim Bewegungslernen, bei der Arbeit an der Körperhaltung nicht möglich sein, folgende Faktoren zu vernachlässigen.

Psyche und Motivation:
1. Psyche:
   - Fühlen – Wie fühle ich mich?
   - Denken – Was denke ich darüber, jetzt und überhaupt?
   - Wahrnehmen – Wie fühle ich mich dabei, wie fühlt es sich an?
2. Eigenmotivation:
   - Was will ich?
   - Was will ich wirklich?
3. Fremdmotivation:
   - Lernklima
   - Kommunikation
   - Lehrerbeziehung

Das limbische System (emotionale Regulation) ist allen anderen Systemen übergeordnet. Je besser das Befinden, die Gefühle in den Lernprozess integriert werden, desto leichter ist es, einen Raum zu kreieren, in dem Neues entstehen kann.

Körperliche Möglichkeiten und limitierende Faktoren. Zugleich müssen weitere Einflüsse in das Lernen, im Sinne von Wunsch und Möglichkeit, einbezogen werden:
1. körperliche Voraussetzung:
   - Talent
   - Körperbau
   - körperlicher Zustand
2. Biochemie:
   - Bereitstellung von Adenosintriphosphat (ATP) als Energiequelle
   - Versorgung mit lebenswichtigen Nährstoffen (z. B. Mengen-/Spurenelemente)
   - ausreichende Deckung des Flüssigkeitsbedarfs (Wasser)
   - Enzymzufuhr
3. Umwelteinflüsse:
   - Temperatur
   - Klima

Aspekte des Koordinationstrainings:
1. Sensomotorik – Propriozeption: Verbesserung der sensomotorischen Informationsverarbeitung
2. Selbstwahrnehmung – Tiefenwahrnehmung
3. Auflösung konditionierter motorischer Bahnungen

4. Bewegungslernen:
   - Erlernen neuer Bewegungsmöglichkeiten, neuer Haltungen
   - Automatisieren der neuen Möglichkeiten

Geradezu ideal eignet sich die Schulung des Gleichgewichts für die Verbesserung der Informationsverarbeitung, als Basis für Koordination (Punkt 1 und 2).

Diese verbesserten sensomotorischen Fähigkeiten stehen für das Erlernen neuer Bewegungen unterstützend zur Verfügung. Neue Bewegungen oder Haltungsveränderungen sollten immer zielgerichtet gelernt werden. Es ist nicht sinnvoll, Ballett zu üben, wenn man ein besserer Fußballspieler werden will.

2.3.1 Sensomotorik – Propriozeption

Voraussetzung für präzise Bewegung und Bewegungslernen ist eine gut funktionierende Bewegungsansteuerung. Ist diese gestört, sei dies wegen schlechter Haltung, monotonen Bewegungen, Schmerz, eines operativen Eingriffs o. Ä., muss an der Ansteuerung gearbeitet werden. In der Physiotherapie bezeichnet man dies als propriozeptives Training, eine anerkannte und bewährte Methode.

Kritiker lehnen diese Bezeichnung ab mit der Begründung, Propriozeptoren könnten nicht trainiert werden. Was ihrer Meinung nach trainiert und verbessert wird, ist die afferente und efferente Informationsverarbeitung. Deshalb bevorzugen sie den Begriff Sensomotorik (neurale Reaktion auf äußere oder innere Wahrnehmung).

Die spezialisierten Wahrnehmungsrezeptoren werden nach folgenden Analysatoren unterschieden:
- sensorische Analysatoren (Exterozeptoren):
  - optischer Analysator: Auge
  - akustischer Analysator: Ohr
  - gustatorischer Analysator: Mund
  - olfaktorischer Analysator: die Nase
- sensible Analysatoren (Propriozeptoren):
  - vestibulärer Analysator: Gleichgewichtssinn im Innenohr
  - taktiler Analysator: Haut
  - kinästhetischer Analysator: Muskel und Bewegung

Obwohl wir aus Erfahrung wissen, dass bei einem Turner, der den typischen Geruch einer Turnhalle riecht, oder bei einem Schwimmer, der etwas Chlor schmeckt, bereits intensive innere Prozesse ablaufen, dürfen wir den gustatorischen und den olfaktorischen Sinn hier für die Sensomotorik und das Bewegungslernen vernachlässigen.

Die anderen Sinne mit den dazugehörigen Rezeptoren sind die körperliche Basis für Haltung und Bewegung. Um eine Bewegung ausführen zu können, muss von einem Punkt (Ich-Gefühl) ausgegangen werden. Dieses Ich-Gefühl, dieses Empfinden des Ganzen, diese Selbstwahrnehmung ist Voraussetzung, um sich im Raum orientieren zu können, damit ein Bewegungsweg ausgeführt und ein Bewegungsziel angesteuert werden kann.

2.3.2 Selbstwahrnehmung – Körperwahrnehmung

Die Körperwahrnehmung beruht auf Sinnlichkeit und auf der Fähigkeit, differenziert und bewusst zu erleben. Die Selbstwahrnehmung beschränkt sich natürlich nicht auf den Körper, sondern ist ein Gesamtgefühl. Hierzu gehört u. a., was man über sich selbst denkt, wie man sich mit sich und seinem Körper fühlt, was für Hinweise man von außen bekommt (Schönheit, Attraktivität, Anerkennung, Ablehnung usw.), worüber man sich hauptsächlich definiert (Körper, Emotion, Intellekt, Wesen usw.) und vieles mehr.

Dass eine gute Beziehung zu sich und seinem Körper die Körperhaltung und das Bewegungslernen positiv beeinflusst, ist selbstverständlich.

Als Wahrnehmungsorgane dienen uns Nervenrezeptoren verbunden mit Erfahrung und Assoziation.

Schulung der Sinne, Verbesserung der einzelnen Analysatoren im Training

Optischer Analysator Augen:
- Beobachten, eigene (Video) und fremde Bewegungsabläufe wiederholt und präzise anschauen.
- Körperhaltungen anschauen, analysieren, vergleichen.

Während der Übungen:
- Mit Bildern arbeiten: „Stell dir vor ..."
- Eigene innere Bilder suchen lassen, diese integrieren.
- Gleichgewichtsübungen mit offenen und geschlossenen Augen einbeziehen.

Akustischer Analysator Ohr:
- Genau hinhören, differenzierter Umgang mit Sprache.

Während der Übungen:
- Mit Geschichten arbeiten: „Ich kenne einen schnellen Sprinter, der ..."
- Die innere Stimme nutzen.
- Übungen mit geschlossenen Augen nur über verbale Hinweise ausführen.
- Das Rhythmus- und Taktgefühl verbessern durch Zählen, Klatschen usw.

Taktiler Analysator Haut:
- bewusste Hautwahrnehmung – Sonne auf der Haut, Luftzug bei Drehungen, Sprüngen, Laufen usw.
- Sinnlichkeit, Zärtlichkeit

Während der Übungen:
- Bei Körperwahrnehmungsübungen intensiv an der Oberflächenwahrnehmung arbeiten, beim Liegen z. B. die Auflagefläche spüren lassen, wie die Haut vom Stoff, von der Luft usw. berührt wird.
- Eine Übung als Trainer taktil unterstützen oder bewusst taktil stören.
- Durch Berührung positive Erlebnisse verstärken („Give me five!").

Kinästhetischer Analysator Tiefensensibilität:
- Bewusst den eigenen Körper und die Haltung spüren.
- Körper- und Haltungsveränderungen bewusst wahrnehmen (Emotion, Schmerz, Müdigkeit usw.).

2.3 Wie wird Koordination trainiert?

- Körperliches Wohlbefinden suchen durch Massage, Dampfbad, Entspannung.
- Wissen aneignen über den Körper, die Gelenke, Muskeln, Organe usw.

Während der Übungen:
- Übungen und Gleichgewichtsübungen mit geschlossenen Augen durchführen.
- Augenbewegungen mit geschlossenen Augen in die Gleichgewichtsübungen einbeziehen.
- Übungen langsam und besonders langsam ausführen.
- Während Übungen innehalten, spüren, korrigieren, spüren.
- Der Bewegung Widerstand entgegensetzen.
- Zusatzgewichte einbeziehen.
- Körperwahrnehmungsübung in die Tiefe leiten, Atmungsbewegung spüren, Herzschlag wahrnehmen usw.

Vestibulärer Analysator Gleichgewichtssinn:
- Sicheres Terrain verlassen.

Während der Übungen:
- Kopf in alle Richtungen bewegen (wichtig!), Kopf auch tiefer als das Herz.
- Auf unterschiedlichen Unterlagen üben (fest, weich, schwingend, Naturboden).
- Balancieren, Unterlagsfläche verkleinern.
- Drehen und Richtungswechsel im Raum

Verbesserung der Informationsverarbeitung – Gleichgewichtstraining

Üblicherweise werden im Sportbereich obige Beispiele ins Techniktraining oder direkt in die Ausführung der Sport- oder Bewegungsart integriert. Es ist jedoch äußerst wertvoll, das Training und die Verbesserung der Sensomotorik als eigenen Trainingsteil zu betrachten. Gleichgewichtsübungen, bei denen die Übungsunterlage bewusst verändert wird, eignen sich dafür am besten. Ich empfehle folgenden Aufbau:

Übungsausführung auf:
1. stabilem Untergrund: normaler Boden
2. weichem Untergrund: Schaum, Matten, zusammengelegte Matten
3. instabilem Untergrund: Teilnehmer steht auf Brett (stabil), welches sich jedoch in verschiedene Richtungen bewegt (instabil).
4. labilem Untergrund: Die Auflagefläche ist labil, mit Luft gefüllt.

In jedem Niveau kann zusätzlich die Auflagefläche verkleinert werden, z. B. durch den Einbeinstand.

Da wir es im Training mit normal gesunden Teilnehmern zu tun haben und das Training im Fitnessbereich sowieso gesundheitsorientiert aufgebaut werden muss, können wir von Anfang an die labile Unterlage ins Training einbeziehen. Deshalb habe ich zusätzlich Übungen mit dem Dynair-A, Aero-Step XL, mit dem großen Ball und mit einem Schwungstab eingebunden. Meiner Erfahrung nach eignen sich diese Geräte im Training ausgezeichnet, weil sie sehr vielseitig eingesetzt werden können.

2.3.3 Auflösung konditionierter motorischer Bahnungen

Lang geübte, oft wiederholte und stark besetzte Bewegungen und Haltungen sind wie ein „Print" subkortikal (unbewusste Ebene) im Gehirn abgelegt, sodass sie unwillkürlich abgerufen und ausgeführt werden können. Diese Gewohnheiten, diese Alltagsmotorik bezeichnet man als Haltungs- und Bewegungsmuster. Auf der einen Seite erleichtern sie unser Leben natürlich enorm, weil dadurch Gehirnkapazität für andere Aufgaben frei wird. Auf der anderen Seite braucht es bewusste Auseinandersetzung, um ungünstige Muster loszuwerden und mit günstigeren zu ersetzen.

Abweichungen der aufrechten Haltung, Bewegungseinschränkungen oder Ausweichbewegungen können auch als Schutz für beteiligte Strukturen dienen, als „Schutzmuster" für Gelenke oder Kapseln. Dann ist es weder möglich noch sinnvoll, diese Muster aufzulösen.

> Ob ein verändertes Ansteuerungsmuster aktuell als Schutz dient oder die Schutzansteuerung zum Gewohnheitsmuster wurde, kann ich als Trainerin nicht bestimmen. Das muss therapeutisch abgeklärt werden.

Auch Schmerz kann sich als Muster verselbstständigen, z. B. kann extremer Stress nervös machen und Verspannungen und Unwohlsein verursachen. Kommen weitere Faktoren, z. B. Wetterveränderungen dazu, kann das Kopfschmerz bis hin zu Migräne auslösen. Diese Schmerzen verstärken die Verspannungen, was zu mehr Schmerz führt usw. Wird ein solcher Ablauf als „Print" abgelegt, kann jedes Unwohlsein Kopfschmerz auslösen. Dann ist es „normal" oder „üblich" auf Nervosität oder Unwohlsein mit Kopfschmerz bis hin zu Migräne zu reagieren.

Ob dieses Verhaltensmuster als psychosomatisch bezeichnet wird oder nicht, ist irrelevant. Kommen gewisse Aspekte zusammen, wird eine „normale" Reaktion ausgelöst – und die tut weh! Genaugenommen ist unser ganz „normaler" Alltag, jede Bewegung eine Ansammlung von „Mustern" und jede Befreiung oder Erweiterung bedeutet Auseinandersetzung, Reflexion und Lernen.

Im Gleichgewichtstraining auf instabilem oder labilem Untergrund kann unmöglich auf motorische Bahnungen zurückgegriffen werden. Der Körper muss neue Wege, neue Verknüpfungen finden.

Werden also spezielle Haltungsübungen oder Kraftübungen mit optimierter Haltungsansteuerung auf instabilem/labilem Untergrund ausgeführt, bedeutet das nicht, dass schon eine präzisere Bewegungsvariante gefunden wurde. Es bedeutet aber, dass sich nicht über das Muster bewegt wird, sondern neue, jedoch noch unspezifische Bewegungsvarianten ausgeführt werden, es bedeutet folglich auch, dass neue Bewegungsvarianten möglich sind.

Reaktive Übungsprogramme bewirken (neben der Tatsache, dass keine motorischen Muster abgerufen werden können) eine Verbesserung der sensomotorischen Informationsverarbeitung sowie eine erhöhte synergistische Muskelaktivität, also eine Verbesserung der Ko-Kontraktion.

Zuerst möchte ich jedoch auf das Bewegungslernen und -lehren einge-hen. Sich neue Bewegungsabläufe und Haltungen aneignen und automatisieren bedingt Bewegungslernen.

2.3.4 Bewegungslernen

Beim Erlernen einer neuen Bewegung oder Körperhaltung sind beide beteiligt, der Trainer oder Lehrer und der/die Teilnehmer.

Wie lernt man Bewegung?

Lernen heißt erkennen, Erkenntnis bringt Einsicht, Einsicht bewirkt Veränderung.

Laut Bandler und Grinder (2007) gibt es 3 sog. Repräsentationssysteme für den persönlichen Ausdruck wie auch für das Lernen – das visuelle, das auditive und das kinästhetische Repräsentationssystem:
1. Der visuelle Typ lernt gut über die Augen: beobachten, schauen, Farben und Formen erkennen, einfach innere Bilder finden und Vorstellungen nutzen.
2. Der auditive Typ lernt gut über Worte, Beschreibungen, präzise Anweisungen und genaue Bezeichnungen, hört innere und äußere Rhythmen, kann eine eigene innere Stimme und Selbstgespräche einsetzen.
3. Der kinästhetische Typ lernt gut über das Spüren, das Körpergefühl, Berührung, Muskelspannung, Druck und Zugkräfte, inneres Befinden, somatische Phänomene (Bauchgefühl); er kann sein Körpergefühl nutzen.

Auch für dieses System gilt: Alle Menschen sind Mischtypen, wobei jedoch ein Typ besonders ausgeprägt oder entwickelt sein kann.

Wenn ein Trainer dies erkennt, kann dieses System – speziell in mentalen Übungen – als besonders starkes Instrument eingesetzt werden. Die geforderte Selbstwahrnehmungsfähigkeit, das Ich-Gefühl setzen wir jetzt voraus.

Phasen des Bewegungslernens

Ja-Feld schaffen. Widerstände verbrauchen unnötige Kraft, des Lernenden wie des Lehrenden.

Das Lernklima muss positiv sein, das Lernen und Korrigieren muss Freude machen, gewollt sein.

Bewusstes Wahrnehmen der „normalen" Bewegung oder Haltung.
Die bis dato ausgeführte Bewegung oder Haltung muss im Detail bewusst wahrgenommen werden (innehalten – spüren – sehen – erkennen). Ist das Innehalten nicht möglich, z. B. während eines Sprungs, kann mental mit der Beschreibung, der Erinnerung oder mit Video gearbeitet werden.

Information und emotionale Besetzung einer neuen Möglichkeit.
Das limbische System, die Emotion ist oberste Instanz.

Es ist wichtig, klare Aussagen zu formulieren, warum etwas nicht optimal ist, wie es optimaler wäre und warum die neue Möglichkeit optimaler wäre. Es geht darum, die neue Bewegung oder Haltung mit Wert zu verbinden, kognitiv und emotional.

Bei einer Haltungskorrektur wäre das z. B. die Erklärung: *Eine physiologische Lendenlordose ist eine natürliche, funktionelle Form, welche die Bandscheiben entlastet und die Voraussetzung schafft, dass die Gesäßmuskulatur gut trainiert werden kann. Eine gut trainierte Gesäßmuskulatur bringt Mehrwert – Schönheit, Schönheit bringt Freude* – ist also emotional positiv besetzt.

Wenn der Lernende in die Lösungssuche für die neue Möglichkeit einbezogen wird, verstärkt dieser Suchprozess die Kraft des „Neuen" sowie das Selbstvertrauen des Lernenden.

Willentliche Ansteuerung der neuen Bewegung. Die Bewegungsausführung muss langsam sein (wenn möglich).

Ausgangspunkt, Zwischenstationen sowie Umkehrpunkt müssen definiert und verstanden sein; immer wieder innehalten – wahrnehmen.

Je schneller das Bewegungstempo, je komplexer eine Situation ist, desto mehr muss auf motorische Muster zurückgegriffen werden.

Überprüfen, den Unterschied erkennen, mit Wert besetzen. Lob bringt mehr als Kritik.

Hier ist das Feedback des Lehrers wichtig: Lob, Anerkennung für die Bewegungsausführung; Analyse der Bewegungsausführung des Lernenden; entweder eine weitere Korrektur einbeziehen oder die Bewegungs- oder Haltungsansteuerung wiederholen.

Willentliche Ausführung wiederholen. „Unterscheiden ist besser, als mechanisches Wiederholen" (Feldenkrais 1968).

Durch das langsame Wiederholen der Bewegung wird der Unterschied neural immer klarer, ein neuer „Print" kann geschaffen werden. Lernen bedeutet, sich des Unterschieds der neuen Bewegung zur alten Bewegung bewusst zu werden, ihn empfinden zu können. Wenn dann die alte Ausführung negativ besetzt ist („nicht optimal") und die neue positiv („Lob – Freude"), wird das alte Muster gehemmt und die neue Ausführung gefördert.

Es ist darauf zu achten, dass nicht nur das Bewegungsziel erreicht wird, sondern auch der Weg dorthin und die unterschiedlichen Zwischenpositionen mit Körperbewusstsein, Wahrnehmung verbunden und verfestigt werden.

Nachspüren. Bewegung innerlich mental wiederholen und festigen: „Durch Vorstellung wird größere Besserung erzielt als durch Handlung" (Feldenkrais 1968).

Das innere Nachspüren ist ein wichtiger Teil, um die Bewegung zu vertiefen – die Bewegung, die Haltung innerlich wiederholen, mit allen Details. Je nach Begabung mit Bildern einen inneren Film ablaufen lassen, mit Worten erzählen, Gefühle, Stimmungen erinnern, den inneren Rhythmus und äußere Geräusche hören oder spüren. Alle Details, die begleitenden Bewegungen, jeden Moment innerlich wieder erfühlen.

Wenn noch genügend Konzentrationskraft da ist, weiterarbeiten, bei Ermüdung aufhören und etwas ganz anderes tun und am nächsten Tag weiterarbeiten.

Die vorgestellte Bewegung der Realität annähern. Der nächste Schritt ist, die vorgestellte Bewegung oder Haltung wieder der realen Anforderung oder den Alltagsanforderungen anzunähern. Vielleicht das Tempo steigern, weitere Bewegungen oder Gewichte einbeziehen, die Übungssequenzen verlängern u. Ä.

Entspannen, gut erholen. Forschungen haben gezeigt, dass Studenten, die nach intensivem Lernen gut geschlafen haben, sich viel besser an das Gelernte erinnern konnten, als diejenigen, die in ihrem Schlaf gestört wurden.

Der Schlaf, die Erholungsphase, gibt dem Unterbewusstsein die Möglichkeit, in Ruhe weiterzuarbeiten, das Gelernte mit dem bereits Vorhandenen zu verknüpfen und integrierende Prozesse stattfinden zu lassen.

Auch über das Bewegungslernen gibt es sehr unterschiedliche, sogar gegensätzliche Auffassungen. Ich bin mir bewusst, dass in der Realität nicht alle Bewegungen (Sprünge, Drehungen, Reaktionen) verlangsamt werden können. In der Vorstellung hingegen schon. Dort kann jede Bewegung, jede Haltung ganz langsam ausgeführt werden – dort ist also genügend Zeit, um wahrzunehmen und zu lernen. Bei diesem mentalen Lernen muss und kann nicht alles kontrolliert werden. Eine innere Instanz, die „Bewegungsintelligenz", kann weitere, präzisere Lösungen finden, kann im Unbewussten weiterarbeiten (Erickson et al. 2006). Anschließend wird in der Vorstellung die Bewegung so lange beschleunigt, bis sie dem realen Tempo entspricht. Ich habe mit dieser Methode gute Erfahrungen gemacht.

Jedes mentale, vorstellende oder ideomotorische Training funktioniert jedoch nur, wenn das Nervensystem die Vorstellung – die Imagination – mit einer realen Erfahrung verknüpfen kann. Selbst wenn Sie während Monaten minutiös einen Salto mental üben, werden Sie beim Versuch, ihn real auszuführen, ziemlich unsanft landen. Es sei denn, Sie konnten bereits einen Salto ausführen und haben die Ausführung mittels Vorstellungsarbeit verbessert.

Sollte sich das neu Erlernte, die Haltung, der Bewegungsablauf nicht gut anfühlen (limbisches System), wird es sich nicht durchsetzen und folglich auch nicht verfestigen. Entweder wird auf das alte Muster zurückgegriffen oder weitere Möglichkeiten werden gesucht. Jede neue Möglichkeit erweitert die Grenzen, verändert den ganzen Menschen.

3 Stabilität des Bewegungsapparats

Das willentliche Ansteuern der teils unwillkürlich arbeitenden, stabilisierenden Muskulatur ist ebenfalls eine koordinative Leistung.

Das Thema Stabilität ist aus folgenden Gründen äußerst interessant:
- im Training aus präventiver Sicht, als Schutz der Wirbelsäule und aller anderen Gelenke vor Fehl- und Überbelastung
- in der Physiotherapie im Zusammenhang mit der ganzen Schmerz- und Rückenschmerzproblematik (Hides at al. 1996, Hodges u. Richardson 1996 u. 1999)

An einer Bewegung sind immer 2 Muskelsysteme (Bergmark 1989) beteiligt, das Muskelsystem zur Stabilisation der Gelenke und das Muskelsystem zur Ausführung der Bewegung. Das bewegungsausführende Muskelsystem wird wiederum unterteilt, und zwar in die bewegende Muskulatur und bewegungskontrollierende Muskulatur.

Arbeiten die bewegende, die bewegungskontrollierende oder die stabilisierende Muskulatur nicht in ihrer normalen Funktion, entstehen Fehlbelastungen für die Gelenke und beteiligten Strukturen, was zu Schmerz und Gelenkinstabilität führen kann.

3.1 Instabilität

Es gibt keine einheitliche Definition für Gelenkinstabilität. Mitte der 1980er-Jahre galt Instabilität noch als mechanisches Problem für das Gelenk am Bewegungsende. Schnell wurde jedoch klar, dass nicht das Wo, sondern das Wie entscheidendes Kriterium ist; d.h., wie sich das Gelenk bzw. die Gelenkflächen auf einwirkende Kräfte (Bewegungen) verhalten, also „große" Verschiebungen der passiven Strukturen im Gelenk am Beginn, im Verlauf oder am Ende einer Bewegung.

Diese Verschiebungen versuchte man als ruckartige Abweichungen innerhalb einer harmonischen Bewegung zu erkennen oder via Röntgenbild aufgrund der biomechanischen Eigenschaften eines Gelenks zu zeigen. Die Ergebnisse waren enttäuschend, da nicht reproduzierbar.

Panjabi (1992, S. 54) definiert Instabilität folgendermaßen: „Klinische Instabilität ist eine signifikante Abnahme der Möglichkeit des stabilisierenden Systems, die neutrale Zone eines Gelenks in ihren physiologischen Bereichen zu halten, sodaß es zu keiner neurologischen Dysfunktion, keiner größeren Deformation

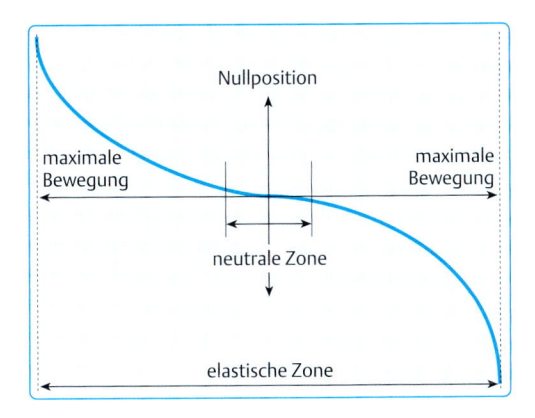

▶ **Abb. 3.1** Neutrale Zone – elastische Zone (nach Panjabi 1992).

und keinen behindernden Schmerzen kommt" (▶ **Abb. 3.1**).

Das bedeutet: Es gibt ein aktives System, eine segmental stabilisierende Muskulatur, deren Aufgabe es ist, die neutrale Zone zu sichern (s. u.). Kann die neutrale Zone nicht gesichert werden, bezeichnet man das heute als klinische Instabilität.

Wann von einer klinischen Instabilität gesprochen werden kann, wie groß die Gefahr von Abnützung ist, wann bereits ein Schaden eingetreten ist usw., sind Fragen und Diagnosen, welche Sportmediziner beantworten müssen. Für uns Trainerinnen und Trainer sind Instabilitäten weder erkenn- noch messbar.

Es kann im Training also nicht um Instabilitäten gehen, sondern darum, die stabilisierenden Systeme zu optimieren und zu pflegen.

3.2 Stabilität

Stabilität ist eine Aktivität, eine teils unwillkürliche Muskelleistung um das Gelenk herum, der Bewegung vorauseilend („feed forward"), die Bewegung begleitend.

Das Gelenk – neutrale und elastische Zone. Panjabi (1992) unterteilt die mögliche Bewegung im Gelenk in eine sog. neutrale Zone und eine elastische Zone. Jedes Gelenk hat in jede mögliche Bewegungsrichtung eine neutrale Zone; ein dem Gelenk entsprechend unterschiedlich großer oder eher kleiner Bewegungsradius, der aus der Nullposition des Gelenks ohne oder mit kleinstem internem Widerstand ausgeführt werden kann.

Die elastische Zone repräsentiert den ganzen Bewegungsumfang. Innerhalb der elastischen Zone wird die Bewegung ausgeführt (globale Mobilisation) und der Bewegung eine bremsende Kraft entgegengesetzt (globale Stabilisation). Je mehr sich die Bewegung dem Bewegungsende nähert, desto größer werden die bremsenden Kräfte.

Muskelfunktionssysteme. Basierend auf der neutralen Zone eines Gelenks wurden 2 unterschiedliche Muskelfunktionssysteme definiert: das lokale und das globale Muskelsystem (Bergmark 1989).

Comerford (2000 a) hat diese Unterscheidung weiterentwickelt und zusätzlich differenziert. Er unterscheidet die globale Muskulatur nochmals in 2 Funktionsgruppen: in global stabilisierende Muskeln und global bewegende Muskeln. Auf diesem System kann gesundheits- wie leistungsorientiertes Training optimal aufgebaut werden.

Gelenkstabilität. An der Gelenkstabilität sind 3 Systeme beteiligt:
1. das passive System – mit den Knochen, der Gelenkkapsel und den dazugehörigen Bändern
2. das Steuerungssystem – die Propriozeptoren, die afferenten und efferenten Nervenbahnen und die zentrale Informationsverarbeitung
3. das aktive System – die Muskulatur

Die Systeme werden durch Faszien miteinander verbunden, diese geben der Muskulatur ihre Form, speichern und übertragen kinetische Energie, leiten Kraft in Muskelketten und -schlingen (▶ Abb. 3.2).

1. Das passive System. Das passive System übernimmt u. a. wichtige propriozeptive, sensorische Aufgaben. Die freien Nervenendigungen sowie die Mechanorezeptoren in den Bändern melden die Gelenkposition im Raum und die darauf einwirkenden Kräfte. Diese Informationen bilden die Basis für die Ansteuerung des aktiven Systems, der Muskulatur.

Je nach Aufbau, trägt die Gelenkform selbst zu einer gewissen Stabilisierung oder Bewegungseinschränkung am Bewegungsende bei.

Die Gelenkkapsel hat zusätzlich einen stabilisierenden Einfluss auf die neutrale Zone.

2. Das Steuerungssystem. Als steuerndes und kontrollierendes System gelten das zentrale und periphere

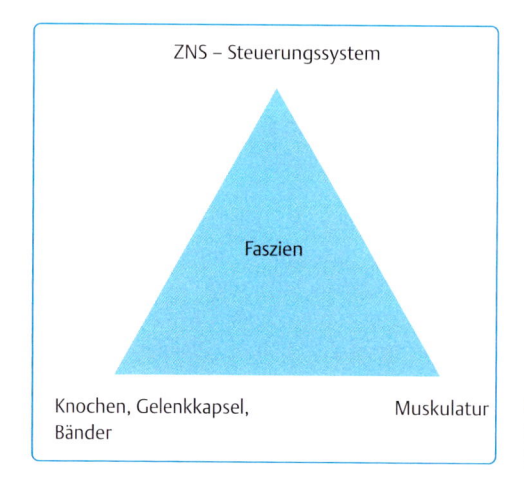

▶ Abb. 3.2 Zusammenspiel aller Systeme für Stabilität (nach Comerford 2000 a, S. 51).

3.3 Messung der Stabilisationsfähigkeit

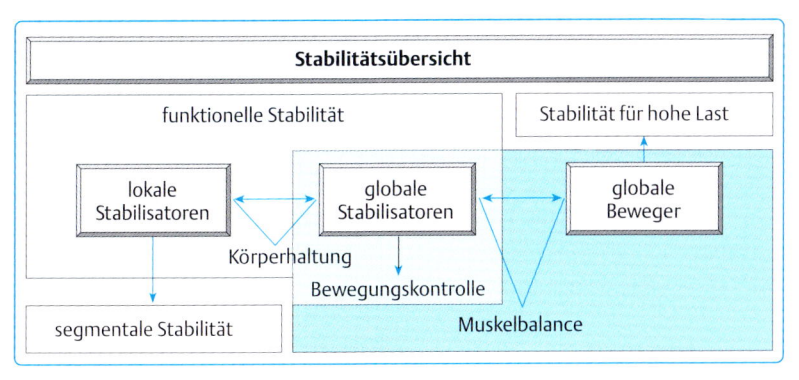

```
                    Stabilitätsübersicht
        funktionelle Stabilität        Stabilität für hohe Last
          lokale      →   globale    ←→    globale
       Stabilisatoren  ←  Stabilisatoren      Beweger
                  Körperhaltung
                       Bewegungskontrolle
          segmentale Stabilität       Muskelbalance
```

▶ **Abb. 3.3** Stabilitätsübersicht (nach Comerford).

Nervensystem mit den dazugehörigen Propriozeptoren.

Durch die zentrale Verarbeitung werden Bewegungen ausgeführt und kontrolliert (Sensomotorik).

3. Das aktive System. Das aktive System, die Muskulatur, wird je nach Eigenschaft in lokale und globale Muskeln unterteilt. Die hier aufgeführte Definition bezieht sich auf Comerford (2000 a). Er unterscheidet lokale Stabilisatoren, globale Stabilisatoren sowie globale Beweger („global mobiliser").

Eine Übersicht über die unterschiedlichen Muskelfunktionen zeigt ▶ **Abb. 3.3**.

3.3 Messung der Stabilisationsfähigkeit

Zur wissenschaftlichen Untersuchung der lokalen Muskeln wurden elektromyografische Messungen und Ultraschall eingesetzt sowie Druckmessgeräte (z. B. Pressure Biofeedback Stabilizer), die minimale Bewegung, sprich Bewegungskontrolle, sichtbar machen.

Im Personal Training wie in der Physiotherapie eignet sich taktile Kontrolle, um zu überprüfen (vorwiegend Transversus), ob die richtige Muskulatur arbeitet. Die globale Stabilisationskompetenz kann mit dem Pressure Biofeedback Stabilizer überprüft werden.

Im Training kann durch Beobachten der muskulären Reaktion sowie durch taktile Kontrolle durch Teilnehmer oder Trainer überprüft werden, ob die richtige Muskulatur willentlich angesteuert und die Aktivität über eine bestimmte Zeit gehalten werden kann.

3 – Stabilität des Bewegungsapparats

3.4 Lokale Stabilisation – Gelenkstabilisation

Die Sicherung der neutralen Zone muss von der lokalen Muskulatur gewährleistet werden. Einer Bewegung oder Belastung geht die Aktivitätserhöhung der lokalen Muskeln voraus. Diese vorgeschaltete Erhöhung der lokalen Muskelaktivität bremst die Bewegung im Gelenk, sichert die neutrale Zone („segmental muscle stiffness" – segmentale muskuläre Festigkeit).

3.4.1 Eigenschaften der lokalen Muskulatur

- Sie liegt nahe am Gelenk.
- Sie ist kurz oder hat hohe Anteile an kurzen Fasern, z. B. M. multifidus.
- Sie ist eingelenkig, z. B. M. vastus medialis.
- Sie hat keine Gegenspieler (Antagonisten).
- Sie arbeitet immer, unabhängig von der Körperposition im Raum oder der Bewegungsrichtung.
- Sie arbeitet tonisch (Slow-Twitch) in tiefer Intensität: 1 – 3 % der maximalen willentlichen Kontraktionsfähigkeit in Ruhestellungen; weniger als 30 % der maximalen willentlichen Kontraktionsfähigkeit reichen aus, um die maximale Stabilisation in den Gelenken zu gewährleisten.
- Sie bewirkt keine Bewegung, sie bremst Bewegung im Segment.
- Sie verändert ihre Länge wenig bis kaum.
- Um die neutrale Zone zu bewahren, muss sie keine Bewegungsradien vollbringen.
- Sie verändert ihr Volumen: Durch die Vergrößerung des Muskelquerschnitts erhöht sich die Drucksituation im Gelenk, was zur Stabilisation beiträgt.
- Ihre Muskelaktivität wird **vor** der Bewegung erhöht – vorangesteuert: Wenn die stabilisierenden Systeme funktionieren, wird ihre Aktivität 50 – 125 ms vor der eigentlichen Bewegung erhöht.
- Sie arbeitet in Funktionseinheiten (Schlingen – Ketten): Um Gelenke zu schützen, arbeitet ein Verbund von lokalen Muskeln in einer Ko-Kontraktion.

3.4.2 Dysfunktion der lokalen Muskeln

Die lokalen Muskeln können nicht im üblichen Sinne abschwächen, reagieren auf Schmerz jedoch mit „Hemmung" (Inhibition) oder Verspätung (Delay), d. h., die Muskelaktivität, die das Gelenk bzw. das Segment stabilisieren soll, setzt zu spät ein – entweder gleichzeitig mit der Bewegung oder noch später, oder die Ansteuerung des lokalen Muskels in gewissen Segmenten ist erschwert oder gehemmt, das intramuskuläre Volumen wird nicht vergrößert („no muscular stiffness") und das Gelenksegment in seiner neutralen Zone nicht stabilisiert.

3.5 Lokale Stabilisation im Rumpf – das Core-System

Die lokale, segmental stabilisierende Muskulatur im Rumpf wird als Core-System bezeichnet (▶ **Abb. 3.4**).

Die Rumpfmuskulatur ist wie eine Zwiebel in 3 Schichten übereinander gelagert. Die tiefste (innerste) Muskelschicht, die Core-Muskulatur, ist der Schlüssel für den Schutz der LWS, des ISG und des Beckenbodens. Funktioniert das Core-System korrekt, sind auch bei hoher Leistung und hohem Innendruck Organe, Beckenboden und Wirbelsäule geschützt.

Ein stabiler Rumpf ermöglicht die optimale Kraftentwicklung und -übertragung der Extremitäten bzw. der kinetischen Ketten (Kibler et al. 2006).

Zum Core-System gehören der M. transversus abdominis (1), die tiefliegenden Mm. multifidi (2), Anteile des Beckenbodens (3) und Anteile des Zwerchfells (4). Diese 4 Muskeln arbeiten in funktioneller Synergie, d. h., wenn einer dieser Muskeln seine Aktivität erhöht, tun die anderen das ebenfalls, sie arbeiten in Ko-Kontraktion (Sapsford u. Hodges 2001).

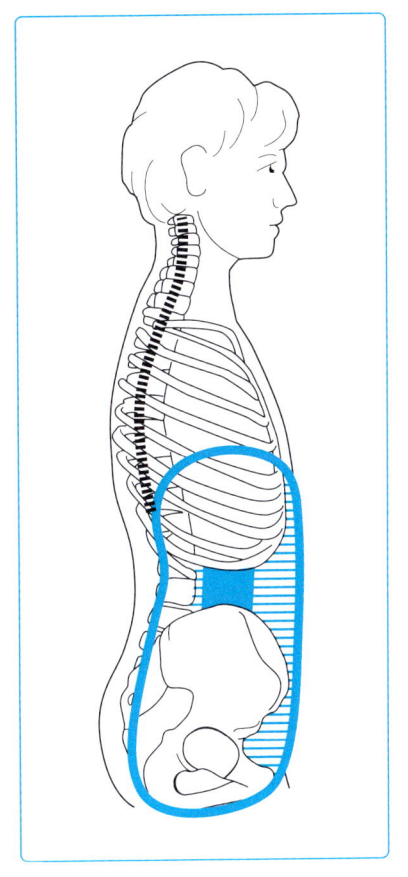

▶ Abb. 3.4 Core-System.

Die Grundaktivität der Core-Muskulatur ist niedrig. Bei Erhöhung des Innendrucks im Rumpf erhöht sich die Aktivität der Core-Muskulatur. Wie genau das funktioniert, ist wissenschaftlich noch nicht ganz geklärt. Es ist jedoch gesichert, dass dies nichts mit der globalen Bauchmuskulatur zu tun hat (Hamilton 2008). In Ruhestellung arbeitet die lokale Muskulatur mit 1 – 3 % ihrer Willkürkraft, bei 25 % bzw. weniger als 30 % ihrer maximalen Willkürkraft entwickelt sie ihre optimale stabilisierende Wirkung.

So ist leicht verständlich, dass es beim Core-System nicht um Kraft-, sondern um Funktionsverbesserung geht.

3.5.1 Dysfunktion des Core-Systems

Von einer Dysfunktion spricht man, wenn ein Delay (Verlust der Voraktivierung) bzw. eine Hemmung in den lokalen Rumpfstabilisatoren diagnostiziert wird. Als klinische Instabilität gilt eine Diagnose, wenn im bildgebenden Verfahren ein Wirbelkörper der LWS einen Weg (Translation) dorsal/ventral von 3 mm zeigt (Kaigle et al. 1998). Üblicherweise haben diese Patienten eine Wahrnehmungsstörung im geschädigten Muskel- und Körperbereich.

Eine Störung des Core-Systems kann über jeden beteiligten Core-Muskel ausgelöst werden. Am häufigsten ist dieser Auslöser Schmerz bzw. Erkrankungen, es können jedoch auch Schwangerschaft und Geburt, dauernde Fehlhaltung oder eine Überlastung sein.

Es gilt immer das Prinzip von Belastung und Belastbarkeit. Was die Gewebe bei der einen Person akzeptieren, wird bei einer anderen Person nicht toleriert.

Im Training denken wir bei Belastungsfehlern üblicherweise an:
- zu hohe Belastung
- zu lange Belastung
- zu monotone Belastung
- zu viel Belastung (bzw. zu wenig Regeneration)
- falsche Belastung

Im Core-System müssen wir zusätzlich an folgende Aspekte denken:
- zu wenig Belastung (Bewegungsmangel, Bettruhe)
- monotones Sitzen
- Fehlhaltungen

Das unterstreicht die Wichtigkeit eines sauberen Trainings- und Belastungsaufbaus. Je mehr Muskeln des Core-Teams gestört sind, desto größer ist die Gefahr einer Dysfunktion (Summation).

Symptome und Auslöser einer Störung/Dysfunktion über die Wirbelsäule und das ISG.

Symptome einer Störung der Wirbelsäule sind Schmerz, neurale Ausstrahlungen und Ausfälle, Haltungsveränderung, Beweglichkeitseinschränkungen, Wahrnehmungsstörungen, Schwierigkeiten, das Becken in neutrale Position zu bringen, sowie Atmungseinschränkungen. Alle Symptome sind zweifelsfrei eine Einschränkung der Lebensqualität. Viele Rückenepisoden lösen sich von selbst, gewisse nicht. Nicht immer braucht es Therapie und Medizin, manchmal reicht eine Verhaltensveränderung.

Mögliche Auslöser einer Störung/Dysfunktion via Wirbelsäule (▶ Abb. 3.5):
- Protrusion – Prolaps einer Bandscheibe
- Abnützung im LWS-Bereich (Arthrose/Arthritis)
- entzündliche (rheumatische) Erkrankungen der Wirbelsäule
- Stenose (Druck auf Nervenwurzel)
- Gleitwirbel
- ISG – Schwangerschaft und Geburt
- Untergewicht
- dauernde Fehlhaltung Beugung (Einschränkung des Atemraumes)
- dauernde Fehlhaltung Entlordosierung
- dauernde Fehlhaltung Überhang

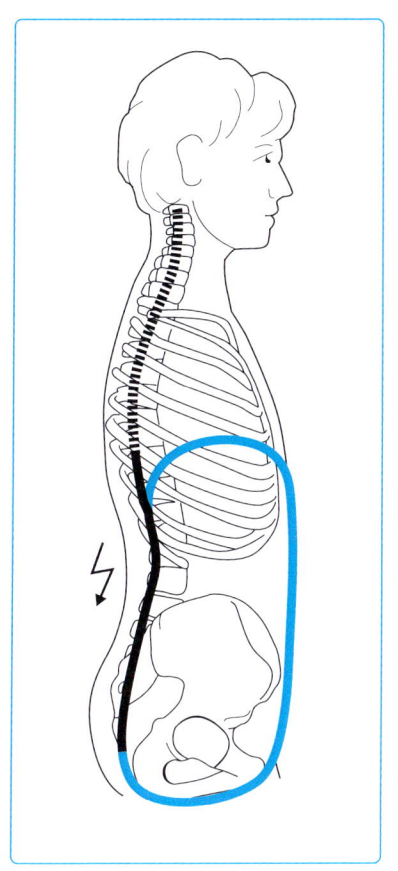

3.5 Lokale Stabilisation im Rumpf – das Core-System

▶ **Abb. 3.5** Dysfunktion via Wirbelsäule. 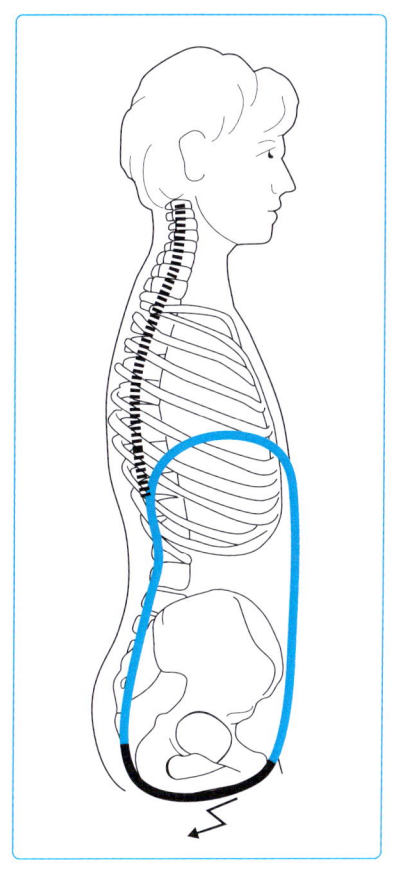 ▶ **Abb. 3.6** Dysfunktion via Beckenboden.

- großer Gewichtsverlust
- Mikrotraumen durch Überlastung (besonders „Stop-and-go"-Sportarten)
- monotones Dauersitzen
- Bettruhe

Symptome und Auslöser einer Störung/Dysfunktion über den Beckenboden

Symptome einer Störung des Beckenbodens sind Inkontinenz, Senkungen, Wahrnehmungsstörungen. Um die Frage zu beantworten, ob Prostataveränderungen bei Männern mit der alltäglichen Beckenbodenbelastung, wie Dauersitzen, Fehlhaltungen, falschen Fitnessübungen, zusammenhängen, fehlen ausreichende Untersuchungen.

Mögliche Auslöser einer Störung/Dysfunktion via Beckenboden (▶ **Abb. 3.6**):

- vaginale Geburt (relevant erhöht bei Zangengeburten, einem Geburtsgewicht über 4000 g)
- Operationen – Narben
- dauernde Fehlhaltung mit aufgerichtetem Becken

- Übergewicht, Übergewicht mit Fehlhaltung aufgerichtetes Becken
- Bindegewebsschwäche (genetisch oder schwangerschaftsbedingt)
- falsche Übungen, falsche Übungsausführung
- Verstopfung – Pressen
- Rauchen – chronische Bronchitis, Asthma

Symptome und Auslöser einer Dysfunktion über den Transversus

Die Fehlhaltung Überhang ist für den Transversus ein großer Störfaktor. Er ändert seine Art zu arbeiten, und so schiebt sich der Bauch nach außen, dies wiederum verändert das natürliche Atmungsmuster. Auch alle Volumeneinschränkungen im Thorax (Beugung der BWS) führen zur Veränderung der Transversus-Aktivität und der Bauchform. Die Organe werden nach unten, der Bauch nach vorne geschoben.

Mögliche Auslöser einer Störung/Dysfunktion via Transversus (▶ Abb. 3.7):

- alle Operationen im Rumpf- und Bauchbereich (Schnitte und Narben)
- Schwangerschaften
- dauernde Fehlhaltung Überhang
- dauernde Fehlhaltung Beckenaufrichtung mit Überhang
- eingeschränkter Thoraxraum durch Kyphose (Osteoporose, Morbus Bechterew)
- großer Bauch mit Überhang
- falsche Übungen

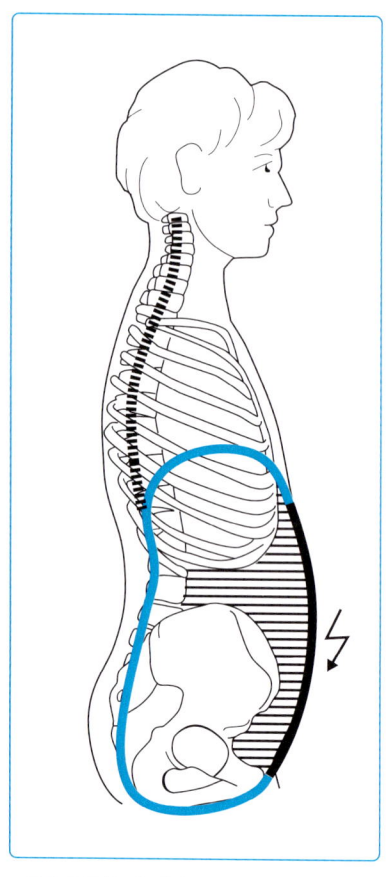

▶ **Abb. 3.7** Dysfunktion via Transversus.

Symptome und Auslöser einer Dysfunktion über das Zwerchfell

Wenig bekannt ist der relevante Einfluss des Zwerchfells auf die Störung des Core-Systems und Rückenschmerz. Ist das Zwerchfell durch Atemwegserkrankungen intensiv mit Atmen beschäftigt, scheint es der stabilisierenden Funktion nicht mehr nachkommen zu können. Auch die Atemraumeinschränkung durch dauernde und/oder große Beugung stört das Zwerchfell und die Stabilisationskapazität.

3.5 Lokale Stabilisation im Rumpf – das Core-System

Eine Studie von Smith et al. (2006) hat gezeigt, dass Atemwegserkrankungen ein größerer Auslöser für Rückenschmerz sind als Übergewicht oder körperliche Aktivität. Da aber gerade diese Personen häufig begleitend eine Beckenbodenschwäche (Druck nach unten) und Übergewicht (weniger sportliche Aktivität) haben, fehlen diesbezüglich weitere Studiendaten. Auch hier gilt: Wenn ein Muskel des Core-Teams nicht richtig arbeiten kann, ist das ganze System gestört.

Auflösung einer Dysfunktion des Core-Systems

Eine Störung der Funktion des Core-Systems heißt nicht, dass das System sich nicht wieder von selbst regenerieren kann. Ob und wann sich das System wieder von selbst reguliert, ist abhängig von der Belastung und Belastbarkeit bzw. davon, wie lange wie viele Störungen wie viel Schaden angerichtet haben. Eine Dysfunktion gehört in medizinische/therapeutische Hände, die hoffentlich das Richtige tun.

Pool-Goudzwaard et al. (1998) fassen anhand einer Studie zusammen, dass in der Therapie, bevor die globale Muskulatur trainiert werden soll, das tiefe stabilisierende System korrekt arbeiten muss.

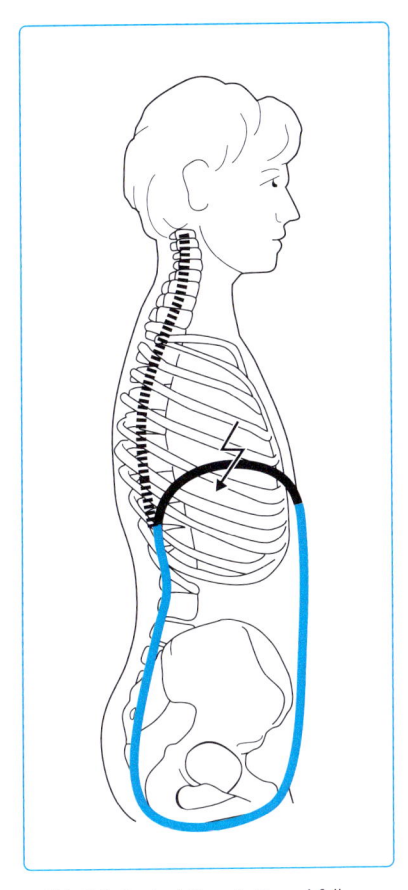

▶ **Abb. 3.8** Dysfunktion via Zwerchfell.

Mögliche Auslöser einer Störung/Dysfunktion via Zwerchfell (▶ **Abb. 3.8**):
- Atemwegserkrankungen (Asthma)
- Einschränkungen des Thorax durch extreme Kyphosierung der BWS (Osteoporose, Morbus Bechterew)

3.5.2 Prävention – Post-Reha

Im Training können wir diesen „Ex-Patienten" nach abgeschlossener Physiotherapie viel Gutes tun, indem wir ganz selbstverständlich die methodische Folge „lokal – global – global" einhalten. So sind die Post-Reha-Kunden bei uns in besten Händen und mit diesem Buch steht Ihnen ein entscheidendes Hilfsmittel zur Verfügung, dies präzise und korrekt zu tun.

Ich bin überzeugt, dass auch präventives Ansteuern wertvoll ist. Es ist einerseits die Körperwahrnehmung, die sich verbessert, andererseits die Fähigkeit, lokale und globale Stabilisation willkürlich zu generieren. Ein starkes funktionierendes Core-System kann Schäden vermeiden oder vermindern. Dabei geht es weder darum, einen einzelnen Muskel isoliert zu trainieren, noch darum, ein Training auf das Core-System zu reduzieren.

Bei der Ansteuerung eines einzelnen Core-Muskels findet immer eine Ko-Kontraktion der anderen Core-Muskeln statt. Das ist anatomisch funktionell und bei der Ansteuerung gewollt. Auch gibt es je nach Höhe der Muskelaktivität eine Übertragung in die globale Muskulatur. Auch das ist normal und gut so.

3.5.3 Funktionsumkehr – paradoxe Transversus-Aktivität

Im Training arbeiten wir nicht mit Dysfunktionen. Was wir Trainer erkennen und bearbeiten können, ist eine paradoxe Transversus-Aktivität. Was ich früher „Funktionsumkehr" nannte, nenne ich heute „paradoxe Transversus-Aktivität". Ich habe mich zu dieser Umbenennung entschlossen, weil es das Wort Funktionsumkehr in der Anatomie bereits gibt. Es steht für einen korrekten Muskelvorgang (z. B. der M. piriformis gilt in der Neutralstellung als Außenrotator; bei einer Beugung von 60–80° im Hüftgelenk macht er eine Funktionsumkehr und wird zum Innenrotator. Das erklärt auch, warum der M. piriformis in außenrotierten Positionen gedehnt werden kann).

Damit dieses Wort also nicht einmal für etwas Korrektes und einmal für etwas Falsches benutzt wird, habe ich einen anderen Begriff gesucht. Mit paradoxer Transversus-Aktivität habe ich mich an den Atemtherapeuten orientiert, die für eine „falsche" Atmung den Begriff paradoxe Atmung nutzen.

Wobei mir wichtig ist, dass wir eine paradoxe Transversus-Aktivität nicht mit einer paradoxen Atmung gleichsetzen.

Paradoxe Atmung

Eine paradoxe Atmung kann folgende Gründe haben:
- Rippenfraktur: Wenn sich eine Hälfte des Thorax bei der Einatmung senkt, ist das ein typisches Anzeichen einer Rippenfraktur.
- Symptom einer Lähmung des versorgenden Nervs (Phrenikuslähmung)
- Zwerchfell-Thorax-Antagonismus als Folge der Ermüdung der Atemmuskulatur: Anstatt dass sich der Thorax weitet, das Zwerchfell exzentrisch arbeitet, wird die Einatmung durch das Pressen der Bauchmuskulatur durchgeführt.
- Wechsel von Zwerchfell- zu thorakaler Atmung: In der Therapie weist diese Atmung auf eine zentralnervöse Störung hin. Im Bewegungskonzept Antara® und in der star Rückenschule lehnen wir diese forcierte Thoraxatmung konsequent ab.
- ein Koordinationsdefizit

Es gibt Bewegungskonzepte, die eine forcierte Thorax-Flanken-Atmung ohne Bauchatmung unterrichten. Das kann nur tun, wer sich der Konsequenzen nicht bewusst ist. Diese Übungen können die natürliche Zwerchfellatmung stören, die Bauchbewegung blockieren und unnatürliche Atmungsmuster zur Gewohnheit werden lassen.

Wird die Atmung von den Trainern richtig angeleitet und die Teilnehmer atmen trotzdem „verkehrt", basiert dies nahezu immer auf einem koordinativen Defizit. Wir können solche Stressfehler im Training häufig beobachten, z. B. beim Walking, wenn die Teilnehmer plötzlich enthusiastisch im Passgang gehen, oder in der Aerobic, wenn Teilnehmer mit Begeisterung nach links tanzen, während die ganze Gruppe nach rechts orientiert ist.

Eine Trainerin bzw. ein Trainer, der all diese Informationen und Zusammenhänge kennt und versteht, kann sich glücklich schätzen. Das nenne ich eine solide Basis.

Paradoxe Transversus-Aktivität

Der Transversus arbeitet dann paradox, wenn er unter Last und/oder beim Ausatmen exzentrisch anstatt konzentrisch arbeitet. Das heißt, bei erhöhter Last (Heben, Tragen, Niesen, Husten, Joggen) und/oder beim Ausatmen schiebt sich die Bauchdecke nach außen, anstatt dass sie durch den Transversus nach innen gezogen wird (▶ **Abb. 3.9**).

Diese „verkehrte" Arbeit des Transversus weist darauf hin, dass auch die übrigen Beteiligten des Core-Systems nicht optimal arbeiten können und das System gestört ist.

Konsequenzen einer paradoxen Transversus-Aktivität:
- Die segmentale Stabilisation ist nicht gesichert (die LWS ist belastet).
- Der Beckenboden ist belastet (je nach Körperposition).
- Der Bauch wird in die falsche Richtung trainiert (falsches motorisches Muster).

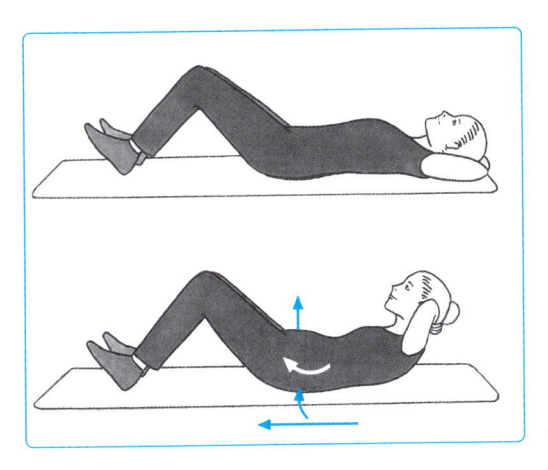

▶ **Abb. 3.9** Paradoxe Transversus-Aktivität.

Auslöser für eine paradoxe Transversus-Aktivität:
- Folge einer Pathologie bzw. Dysfunktion (▶ S. 72 ff.)
- dauernde Fehlhaltung Beugung
- dauernde Fehlhaltung Entlordosierung
- dauernde Fehlhaltung Überhang
- monotones Dauersitzen
- Bettruhe
- Geburt
- Übergewicht, Übergewicht mit Fehlhaltung aufgerichtetes Becken
- großer Gewichtsverlust
- Verstopfung – Pressen
- falsche Ausgangsposition
- falsche Übung
- falsche Übungsausführung
- koordinatives Defizite
- falsche Gewohnheit

Arbeitet der Transversus paradox, dann ergibt sich eine Belastung des Beckenbodens; wenn noch dazu gebeugt wird, wird die Belastung noch größer (Sapsford 2004).

Personen, die trainieren, tun dies meist (auch) mit dem Wunsch, besser auszusehen, einen flacheren Bauch, eine feste schöne Taille zu bekommen. Nicht selten bringen Teilnehmer eine paradoxe Transversus-Aktivität mit (s. o.), obwohl sie keine Beschwerden spüren.

Die üblichste Übung, die zu ihrem Trainingsziel führen soll, sind Crunches. Und ausgerechnet bei dieser Übung werden aus alter Tradition die meisten Fehler gemacht. Crunches werden in Deutschland auch „Bauchpresse" genannt, was bezeichnend ist. In alter traditioneller Ausführung werden die Lendenlordose auf den Boden, der Bauch raus und der Beckenboden nach unten gepresst.

Dies ist für das Core-System sowie für die Bauchform fatal und falsch. In dieser Übung finden wir häufig all die auslösenden Faktoren für eine paradoxe Transversus-Aktivität, eine falsche Ausgangsposition, eine falsche Ausführung (z. B. die Bewegung geht zu hoch) und eine falsche Gewohnheit (man hat die Bauchbewegung gar nie beachtet).

Ich empfehle, Crunches nur wie auf ▶ S. 213 beschrieben auszuführen (sog. starCrunches).

3.5.4 Die Core-Ansteuerung im Training

Laut Studien der führenden Forschergruppe der Queensland Universität in Australien (Hodges u. Richardson 1997) erreicht man die lokalen Muskeln des Core-Systems nur über willkürliche, niedrig intensive Ansteuerungsreize kombiniert mit natürlicher Zwerchfellatmung.

Dies ist im Training unüblich und verlangt vom Trainer Kompetenz und mutige Konsequenz.

Ein Trainer muss einerseits wissen, wie die globale Muskulatur trainiert werden muss, wie er die lokale Muskelfunktion verbessern kann und wann was ausgeführt werden soll.

Dazu kommt, dass wir im Training nie „nur" eine Core-Ansteuerung machen, sondern immer eine globale Muskelermüdung erzielen wollen.

Wichtig ist mir dabei, dass die Reihenfolge beachtet wird: Körperhaltungsaufbau → Core-Ansteuerung → Bewegung (Trainingsreiz für die globalen Stabilisatoren und die globalen Beweger).

Natürlich muss das Core-Reprinting nicht in jedes Training integriert sein. Für ein zeitgemäßes Rücken- bzw. Wirbelsäulentraining sind das Wissen und die Vermittlung der Core-Ansteuerung und das Erarbeiten der neutralen Körperhaltung allerdings unbedingt erforderlich.

3.5.5 Core-Funktion kann nicht auf übliche Weise trainiert werden!

Wissenschaftlich gesichert ist, dass die Core-Funktion nichts mit globaler Bauchmuskulatur zu tun hat (Hamilton 2008).

> Das bedeutet: Der Mechanismus des Core-Systems (▶ Abb. 3.4, ▶ S. 71) kann nicht über globale Bauchmuskulatur beeinflusst werden. Das Core-System braucht „Funktion", nicht Kraft. Die Kraft entwickelt sich über die Funktion.

Die Untersuchungen von Hodges und Richardson (1999) zeigen präzise auf, wie diese Muskulatur willkürlich angesteuert werden muss, damit das System seinen „Urprint" und somit seine korrekte Funktion wiederfindet. Die Übung, durch die wir die Ansteuerung des Core-Systems ins Training integrieren können, nenne ich „Core-Reprinting". Die präzise Anleitung des „Reprintings" finden Sie auf ▶ S. 103 ff., die unterschiedlichen Reprinting-Übungen stehen im Praxisteil vor den klassischen Rückenübungen (▶ S. 201 ff.).

Diese Übungen sind trainingsuntypisch. Die lokalen Muskeln können nur auf niedrige Reize reagieren, folglich müssen sie auch mittels feiner, niedriger Reize willentlich angesteuert werden – im Kontext Training unüblich und für Trainer und Teilnehmer anspruchsvoll.

Nicht vergessen darf man die Tatsachen, dass im Training nur sehr bedingt kontrolliert werden kann, ob bei der willentlichen Ansteuerung die richtigen Muskeln reagieren oder es sich um die Kompensationsaktivität der globalen Muskulatur handelt. Dies hat einerseits damit zu tun, dass Gruppenstunden viele Teilnehmer besuchen, und andererseits, dass sich ein Trainer die Kompetenz, das Core-System zu tasten und zu erkennen, erarbeiten muss.

Eine neutrale Haltung ist die am besten geeignete Ausgangsposition, um mit dem Core-System zu arbeiten. Damit die tiefen Multifidi, der Beckenboden und der Transversus gut arbeiten können, müssen das Becken und die LWS so neutral wie möglich sein (Hamilton 1998, McGill 1991, Richardson et al. 1999, Sapsford et al. 2002, Vleeming et al. 1995). Eine Entlordosierung stört die Multifidi-Aktivität, die Stabilität des ISG, die Aktivierung des Beckenbodens und die natürliche Zwerchfellatmung.

Da die lokalen Stabilisatoren Bewegung im Gelenk verhindern müssen, darf beim willentlichen Ansteuerungsreiz **keine Bewegung** in den beteiligten Gelenksegmenten stattfinden – auch das ist unüblich im Training.

3.6
Globale Stabilisation – Haltungs- und Bewegungskontrolle

Die globalen Stabilisatoren erhalten die Körperhaltung und kontrollieren Bewegung im ganzen Bewegungsradius, und zwar den inneren konzentrischen (Ursprung und Ansatz angenähert) sowie den äußeren exzentrischen Bewegungsweg (Ursprung und Ansatz entfernt). Sie müssen **aktiv** die maximale passive Gelenkannäherung einnehmen können, ebenso wie sie die maximale passive Gelenkentfernung kontrollieren können.

Globale Stabilisatoren im Rumpf:
- M. obliquus internus
- M. obliquus externus
- Mm. multifidi (oberflächlicher Anteil)
- M. spinalis

Aufgaben und Eigenheiten:
- Sie sind eingelenkig.
- Sie verändern ihre Länge konzentrisch und exzentrisch.
- Sie kontrollieren Bewegung.
- Konzentrisch müssen sie die Kraftfähigkeit haben, den ganzen Bewegungsradius auszuführen (mit funktioneller, niedriger Belastung). Exzentrisch müssen sie die ganze passive Beweglichkeitsfähigkeit kontrollieren können.
- Sie kontrollieren in tiefer Muskelaktivität Rotationsbewegungen.
- Sie arbeiten nicht kontinuierlich, sondern nur bei Bedarf.
- Ihre Aktivität ist vom Einfluss der bewegungsausführenden Muskulatur abhängig.
- Sie sind für Feinmotorik zuständig.
- Zusammen mit dem Vestibulärapparat sind sie für das Gleichgewicht zuständig.
- Isometrisch erhalten sie die Körperhaltung.
- Über den Zug an der thorakalen Faszie unterstützen sie die globale Stabilisation.

Dysfunktion/Störung der globalen Stabilisatoren:
- Veränderung der Muskellänge und der Ansteuerung: Die Muskeln werden über ein bestimmtes Bewegungssegment lang, die Ansteuerung und somit die Kraftfähigkeit werden gestört.
- Die Muskeln können den passiven Bewegungsradius nicht aktiv einnehmen.
- Hypermobilität verursacht eine schlechte Kontrolle des Bewegungsendes.
- schlechte Ansteuerung bei niedriger Belastung
- schlechte Rotationskontrolle
- schlechte Haltungsstabilität
- schlechte Gleichgewichtsreaktion

Die globalen Stabilisatoren im Training. Die Muskeln werden über die Körperhaltungsansteuerung und Haltungskontrolle geweckt und gekräftigt. Die Koordinationskompetenz wird über Wahrnehmung, Bewegungslernen und -qualität verfeinert.

Das Gleichgewichtsvermögen wird durch Verkleinerung der Unterstützungsfläche (Einbeinstand) und sensomotorische Zusatzreize (labile und instabile Unterlage, Kopfbewegungen, Augenübungen) verbessert.

3.7
Globale Beweger – Bewegungsausführung

Die Funktion dieser Muskeln ist die Bewegung im ganzen Bewegungsradius, das Ausführen hoher Belastungsanforderungen (Kraft), das Bremsen großer Lasten (Kontrolle) und die Beschleunigung (Schnellkraft).

Die globalen Beweger im Rumpf:
- M. rectus abdominis
- M. erector spinae
- M. quadratus lumborum

Aufgaben und Eigenheiten:
- Durch konzentrische Kontraktion bewegen sie eine hohe Last und bewirken große Bewegungsradien.
- stabiles Abfangen großer Belastungen/Lasten, Kontrolle
- Sie müssen Länge, große Bewegungsradien zulassen; sie beschleunigen Bewegung (besonders Richtung Beugung und Streckung).
- Aktivität ist nicht kontinuierlich, sondern befehlsabhängig.
- viele phasische Muskelanteile, deshalb Reaktion auf hohe Belastungsreize
- Sie sind prädestiniert für eine Querschnittsveränderung.

Dysfunktion/Störung der globalen Beweger:
- Veränderungen von Muskellänge und Anforderungsreaktionen: Die Muskeln neigen entweder zu Verkürzungen und/oder zu Überaktivität in einem bestimmten Bewegungssegment.
- überaktiv in niedriger Belastung, reagiert auf tiefe Belastungsreize
- reagieren auf Schmerz und Pathologie mit Krämpfen (Muskelhartspann)

Das Trainieren dieser Muskulatur ist einfach und üblich. Das Funktionieren der anderen Systeme ist Voraussetzung für eine gesunde hohe Belastungsfähigkeit.

Die globalen Beweger im Training. Es sind überschwellige Reize, große bis maximale Ermüdung, die die globalen Beweger verbessern. Um den Querschnitt zu vergrößern, eine Hypertrophie zu bewirken, muss die Muskulatur maximal ausbelastet werden.

Dies kann in einem Rückentraining erstmals angewendet werden, wenn zuvor die Belastbarkeit und die Stabilisation aufgebaut wurden. Was in einem Rücken- bzw. in einem gesundheitsorientierten Fitnesstraining umgesetzt werden muss, sind die Kraft- und Kraft-Ausdauer-Verbesserung. Dies erreichen wir durch eine große, relevante Ermüdung der globalen Muskulatur.

Die globalen Muskeln müssen Länge zulassen. Das kann mit Dehnungen und exzentrischen Kontraktionen erreicht werden.

3.8
Langzeiteffekte – Rückenschmerz und Rumpfstabilität

80 % aller Menschen sollen einmal in ihrem Leben von Rückenschmerz betroffen sein, davon 2 – 5 % einmal im Jahr, am häufigsten betroffen sind Personen zwischen 55 und 64 Jahren (Hammill et al. 2008). Die Auslöser für Rückenschmerz sind den Autoren zufolge multifaktoriell: Frequenz und Intensität der Episoden, schwache, leicht ermüdende Rückenmuskeln, verkürzte rückwärtige Oberschenkelmuskeln (ischiokrurale Muskulatur), eingeschränkte Beweglichkeit der Wirbelsäule, aufgelöste Lendenlordose (Entlordosierung).

In Untersuchungen zum Thema Rückenschmerz und stabilisierenden Muskelsystemen (Hamilton 1998, Hides et al. 1996, Richardson et al. 1999) konnte eindeutig ein Zusammenhang von Schmerz und der Dysfunktion der stabilisierenden Muskulatur nachgewiesen werden.

In der Langzeitbeobachtung von unterschiedlichen Behandlungsmethoden konnte aufgezeigt werden, dass die Teilnehmer jener Gruppe, die therapeutische Ansteuerungsübungen ausführten, weniger häufig und weniger schwere Rückfälle erlitten. Innerhalb eines Jahres hatten 80 % der Kontrollgruppe einen Schmerzrückfall, im Gegensatz zu 30 % der Teilnehmer der Übungsgruppe. Zudem waren die Rückfälle der Gruppe mit den spezifischen Übungen weniger schwer und weniger häufig als die der Kontrollgruppe (Hides et al. 1996).

O'Sullivan et al. (1997) konnten mit den von Richardson et al. (1999) entwickelten Übungen (selektive Ansteuerung von Beckenboden, Transversus und Multifidi) den Rückenschmerz und die Funktionseinschränkungen der Spondylose- und Spondylolisthesipatienten um 50 % reduzieren. In Langzeituntersuchungen konnte aufgezeigt werden, dass die Behandlungserfolge noch nach 30 Monaten nachweisbar waren, in der Vergleichsgruppe traten weder kurz- noch langfristige Veränderungen ein (O'Sullivan u. Beales 2007).

In einer weiteren Langzeitstudie (Meziat Filho et al. 2009) konnte neben positiven Resultaten auch eine Veränderung der LWS beobachtet werden: Diese hat sich aus der Entlordosierung in die physiologische Lordose regenerieren können. Weitere Studien zeigen, dass sich diese Langzeiteffekte auch bei Beckenboden- und bei Gleitwirbelleiden nachweisen lassen (Hides et al. 2001, Junginger

2008 a u. b, O'Sullivan u. Beales 2007, Stuge et al. 2004).

> Das sind Resultate von hohem therapeutischem Nutzen, ganz abgesehen davon, dass sie ohne intensive Kosten durch High-Tech-Medizin oder komplizierte Kraftmaschinen usw. erreicht werden konnten.

Besonders für Physiotherapeuten in der Rehabilitation, der Therapie von Rückenschmerz und chronischem Rückenschmerz müssen die klinische Testung und die Strategien der Behandlung der lokalen Muskulatur weiterentwickelt werden.

Für das Training sind die bestehenden und die kommenden Erkenntnisse wertvoll, einerseits für präventives Rückentraining, andererseits in der Zusammenarbeit mit den Physiotherapeuten und in der Post-Reha.

3.9 Kann man Faszien trainieren?

3.9.1 Forschung und Trainingsempfehlungen

In der Grundlagenforschung zu Funktion und Aufgaben des Fasziengewebes scheint es im Moment viele neue Erkenntnisse zu geben. Dies ist spannend und wertvoll, denn solche Erkenntnisse sollen dem Menschen und der Gesundheit dienen.

Problematisch dabei sehe ich jedoch die empfohlenen Trainingsreize. Werden solche Empfehlungen dazu noch von Wissenschaftlern aufgestellt bzw. gestützt, dann vermittelt dies den Eindruck, als seien diese Empfehlungen untersucht, als seien positive Wirkungen bewiesen.

Dies ist aber nicht der Fall. Keine der Übungen und Anleitungen oder Behauptungen ist in irgendeiner Art und Weise in Kurz- oder Langzeitstudien bewiesen.

Faszien kann man nicht trainieren. Die Faszien sind untrennbar mit u.a. den Muskelfasern verbunden. Und diese myofasziale Einheit kann nichts ausrichten ohne Sensomotorik, ohne neurale Ansteuerung.

Es ist nicht möglich, ein einzelnes Gewebe zu trainieren: weder die Sehnen, noch die Bänder und auch nicht die Faszien.

Allerdings kann man Kompetenzen trainieren:
- Kraftkompetenz
- Stabilisationskompetenz
- Beweglichkeitskompetenz
- Gleichgewichtskompetenz
- usw.

Jeder Trainingsreiz, der eine Kompetenz verbessert, beeinflusst **alle** Gewebe sowie die neurale Ansteuerung, den Hormonhaushalt usw.

Es ist also falsch, die Faszien von der Muskulatur mit all ihren Anteilen zu trennen. Es vermittelt v.a. jungen und weniger gut ausgebildeten Trainern eine falsche Vorstellung von Bewegung. Jede Bewegung beeinflusst jedes Körpergewebe, auch die Faszien.

Was versteht man unter dem Begriff Faszientraining?

Im Bereich Training (nicht in der Therapie) teilt sich Faszientraining in zwei unterschiedliche Anwendungen auf:
- Rollen über harte Rollen/Bälle
- Übungen

Rollen über harte Rollen

Das Rollen über harte Rollen (Foam Roller) soll entweder ein Training abschließen oder der Hauptteil eines Trainings sein. Dabei werden viele unterschiedliche Tools zum Massieren eingesetzt, um die Faszien „wie einen Schwamm auszupressen". Diese Selbstmassage ist eine Regenerationsform und sollte daher nicht Training heißen. Was wirklich bei diesen Massagen passiert, ist noch nicht geklärt.

Ich kann mir vorstellen, dass so eine Selbstmassage jungen und gut trainierten Sportlern guttut. Es gibt jedoch viele Menschen, denen dieser „Druck" nicht guttut oder sogar schadet, z.B. Menschen mit Venenschwächen und Krampfadern.

Venenschäden sind sehr häufig zu finden. Nach unterschiedlichen Quellen soll ein Drittel aller Erwachsenen Venenschwächen und -schäden aufweisen. Davon haben ca. 30% tiefliegende Krampfadern (meist in den großen Beinvenen) und über 80% Besenreiser (kleine oberflächliche Krampfadern). Venenschwächen entwickeln sich in fortschreitendem Alter zu Venenerkrankungen bzw. zu Krampfadern (Varizen). Symptome wie Schwellungen in den Fußgelenken, schwere Beine, Druckschmerzen in Füßen und Beinen zeigen sich ab ungefähr dem 30. Lebensjahr. Frauen sind 3-mal häufiger betroffen als Männer. Auch bei Kreislaufschwäche, schwachem Bindegewebe, Osteoporose, Lymphschwäche usw. sind Druckreize mit harten Rollen und Bällen nicht zu empfehlen.

Gerne möchte ich hier das Fazit der Studie *Foam-Rolling in sport and therapy – Potential benefits and risks* von Prof. Jürgen Freiwald (Freiwald et al. 2016) zitieren:
- Bisher ist die Evidenz zum Foam Roller sehr begrenzt und von wechselnder Qualität.
- Aus biomechanischer Sichtweise lässt sich das Fasziengewebe nicht alleine durch äußere Faktoren beeinflussen, sondern z.B. auch durch mentale Faktoren und Veränderungen im ZNS.
- Basierend auf der aktuellen Literatur ist das **Fasziendistorsionsmodell** *(FDM)* biologisch nicht plausibel.
- Das **diagnostische Konzept von FDM** hat eine mangelnde Konstruktvalidität und konnte ebenfalls wissenschaftlich nicht bestätigt werden. (Das Fasziendistorsionsmodell betrachtet die Ursachen von Schmerzen und Bewegungseinschränkungen als unterschiedliche Veränderungen von Fasziengewebe).
- Therapeuten halten die Ergebnisse aus der Praxis sowie das Feedback von Patienten oft für einen ausreichenden Beweis für die Wirksamkeit. Studien, die dies überprüfen, kommen zu gegenteiligen Ergebnissen.

Übungen bzw. Bewegungstraining

Viele Übungsempfehlungen sind meiner Ansicht nach unwirksam oder schaden sogar.

Basierend auf der (neuen?) Erkenntnis, dass Faszien auf Reize reagieren, sogar auf vegetative und emotionale Befindlichkeiten, und dass sie Schmerz „senden" können, wird das Fasziengewebe in ein neues Licht gerückt. Das ist völlig in Ordnung. Die Krux dabei sind jedoch die Rückschlüsse, Behauptungen und Empfehlungen für Bewegung und Training.

Dass Schmerz aus der Faszie gesendet werden kann, ist erwiesen. Ob die Faszie (z.B. die thorakolumbale Rückenfaszie) bei Rückenschmerz Ursache oder Symptom sein könnte, ist noch nicht einmal richtig diskutiert. Die Aussage, dass die Faszie Ursache von Rückenschmerz ist, würde bedeuten, dass die Faszie auch der Schlüssel zur Verbesserung ist.

Dass die Faszie eine ursächliche Rolle bei Rückenschmerz spielt, ist eine reine Behauptung. Eine Interpretation, die einzig und allein auf die Erkenntnis baut, dass sich Faszien bei chronischen Rückenpatienten umbauen (strukturell und neural). Die Gegenfrage müsste hier lauten: Warum sollte sich ein Körpergewebe nicht anpassen? Jedes Gewebe passt sich an, vom Muskel bis zum Knochen baut der Körper den ganzen Tag über um. Warum sollte also die Faszie hier eine Ausnahme sein?

Natürlich ist die Faszie keine Ausnahme, sie ist ja ein lebendiges Material. Für mich ist das auch nicht die Frage, sondern m.E. lautet die Frage: Ist die Faszie Ursache oder Folge? Am effektivsten wird dort angesetzt, wo die Ursache liegt.

Wenn wir die Turnover-Rate der Gewebe anschauen, ist es offensichtlich, dass die Faszie sich nicht als Erstes umbaut, bestimmt nicht die große, thorakolumbale Rückenfaszie, die von ihrer Struktur her dick, stabil und zäh wie eine Sehne ist. Somit kann die Faszie in Training und Bewegung nicht der Schlüssel sein.

Wir müssen uns bewusst sein, dass es überhaupt nicht klar ist, wann und wie eine Faszie auf eine Übung reagiert. Es gibt bisher keine Studien dazu, auch keine Nachbeobachtung der empfohlenen Faszienübungen. Es kann sehr gut sein, dass eine Faszie, wenn man an ihr zieht oder reißt, wie in den Faszienübungen empfohlen, sogar mit noch mehr „Schutztonus" und Schmerzmeldung reagiert. Und dabei haben wir noch nicht von den anderen beteiligten Strukturen gesprochen.

Faszien und Rückentraining

Rückenschmerz lässt sich **nicht** auf ein Gewebe reduzieren, auch nicht auf die Faszie. Die Auslöser für akuten und chronischen Rückenschmerz sind vielseitig. Das kann auf der Körperebene beginnen, z.B. durch monotones Sitzen in Beugehaltung, chronische Fehlhaltung, Entlordosierung, Überlastung, Fehlbelastung, Leistungssport, Bewegungsmangel oder genetische Disposition.

Bei Frauen kommen Geburten dazu, eine Extremleistung des Körpers, die im Core-System Schwächen auslösen und zu Instabilitäten führen kann. Auslöser kann jedoch nachgewiesenermaßen auch das psychische/emotionale Befinden sein, z.B. Überforderung, hohe Ansprüche an sich selbst oder Stress.

Die Summe verschiedener Faktoren verschlimmert die Situation, die zu Schmerz führt. Wer Menschen mit Rückenschmerz ernst nimmt, wird mit Übungen differenziert umgehen. Daher gilt es zu beachten: Zahlreiche Faszienübungen (z.B. mit Schwung und Zusatzgewicht in die Beugung schwingen, Wurfbewegungen, außerhalb der Bewegungsachsen Gewichte stemmen) sind für Menschen mit Rückenbeschwerden nicht tolerierbar, sie sind schädigend.

Lassen Sie mich wichtige Punkte zusammenfassen:

- Kann man ein einzelnes Gewebe trainieren? **Nein!**
- Sind Dehnungen neu? **Nein!** Dehnungen sind Teil eines jeden Trainings, teilweise sogar Ziel eines Trainings.
- Gibt es eine neue Übung, die speziell die Faszien trainiert? **Nein!** Es ist falsch, wenn behauptet wird, es bräuchte besondere Übungen zur Faszienoptimierung. Denn jede Bewegung, jede Übung beeinflusst auch das Fasziengewebe.
- Kann man Faszien auch **nicht** trainieren? **Nein!** Jedes Training kombiniert Bewegungen, an denen mehrere Strukturen beteiligt sind. Es gibt keine Bewegung oder Übung, die das Fasziengewebe **nicht** bewegt und beeinflusst.
- Ich versichere Ihnen, dass alle Übungen dieses Buchs auf alle Gewebe wirken, auch auf die Faszien. Es gibt **keine** Übung, die zusätzlich ausgeführt werden müsste, um der Faszie etwas Gutes zu tun.

4 Didaktik

4.1 Kann Haltung überhaupt verändert werden?

Diese Frage wird mir immer wieder gestellt. Ich bin davon überzeugt. Wiederholt habe ich erlebt, wie sich Körperhaltungen nachhaltig verändert haben. Offensichtlich müssen dafür jedoch viele Faktoren berücksichtigt werden. Das heißt: Die Eigenmotivation und die Eigenleistung der Übenden müssen groß sein.

> Selbst die weitere Verschlechterung einer Fehlhaltung zu stoppen, betrachte ich als großen Erfolg.

Bestimmt ist das eigene Körperbild hohe Motivation oder der Auslöser schlechthin, um an seiner Haltung zu arbeiten. Wenn Menschen sich oder ihrem Körper keine Zeit widmen, vielleicht langsam Gewicht zulegen, sich der Schwerkraft und weiteren Kräften beugen, verändert sich der Körper kontinuierlich. Und irgendwann passt das äußere nicht mehr zum inneren Bild. Beim Betrachten eines Fotos, bei einer Spiegelung im Schaufenster zeigt sich plötzlich, wie stark die Vorstellung von der Realität abweicht.

Der negative Regelkreis. Als häufigste Reaktion auf diese Diskrepanz werden diejenigen Körperpartien, welche „nicht stimmen", einfach „verlassen", ignoriert. Daraus entstehen dann immer mehr sog. „blinde Flecken". Man betrachtet sich im Spiegel nur aus bestimmten Winkeln, knöpft die Hose unterm Bauch, wählt andere Kleider und vermeidet Situationen, in denen man mit seinem Körper konfrontiert würde.

Dies ist kein natürlicher Alterungsprozess, sondern bedeutet ein langsames Verlassen des Körpers, was die negative Veränderung wiederum begünstigt. Je mehr man den Körper verlässt, desto weniger bewegt man sich, desto mehr nimmt man zu, desto schlechter fühlt man sich, desto mehr verlässt man sich usw. Ein negativer Verhaltens-Reaktions-Kreis ist im Gange.

Zählt man in dieser Situation alles auf, was getan werden müsste, um den Regelkreis zu durchbrechen (Ernährungs-/Trinkumstellung, Ausdauertraining, Krafttraining, Haltungsschulung usw.), scheint die Umsetzung unmöglich – zu viel, nicht zu bewältigen!

> Wichtig zu wissen ist in dieser Situation: Kleine Änderungen ziehen kontinuierlich weitere Änderungen nach sich.

Der positive Regelkreis. Beginnt jemand beispielsweise zu Walken, also Ausdauertraining in der Fettverbrennungsintensität zu betreiben, wird sich das Trinkverhalten einfach verändern lassen. Durst wird wieder spürbar. Wird dieses Bedürfnis jetzt mit Wasser gedeckt und nicht mit Süßgetränken (auch nicht mit künstlich gesüßten Getränken), ist bereits ein großer Schritt getan. Denn dieses veränderte Trinkverhalten beeinflusst wiederum das Essverhalten. Häufig essen Menschen, weil sie nicht wahrnehmen können, ob sie Hunger oder Durst haben oder vielleicht sogar etwas ganz anderes bräuchten (Anerkennung, Pause, Abwechslung usw.). Wird der Durst aber mit Wasser gestillt, ändert sich die Energieaufnahme. Dies wiederum hat Einfluss auf das Körpergewicht, das in Kombination mit dem Training spürbar und sichtbar den Körper verändert. Diese Motivation macht es einem leicht, das Walking mit ein paar Kraftübungen zu ergänzen, die einen positiven Einfluss auf die Körperhaltung und auf die Körperform haben.

Das Erfolgserlebnis, das kontinuierliche Investieren bringt Energie, Stolz, Wohlbefinden und – kann man die Veränderung wirklich zulassen – auch langfristige Auswirkungen. Ein positives Aktions-Reaktions-Verhalten findet statt.

> Nachhaltige Veränderung beginnt mit einem Schritt und braucht ihre Zeit – je nachdem, wie lange die Reise dauert.

Die größten Fallen, die einen hindern, dran zu bleiben oder sogar veranlassen aufzugeben, sind Ungeduld und überhöhter Perfektionsanspruch. War man erneut zu faul fürs Training, hat sich unvernünftig ernährt usw., und denkt sich dann als Konsequenz: „Jetzt habe ich wieder versagt, es macht keinen Sinn wieder einzusteigen, weil ich es nicht schaffe ... und überhaupt." Es beginnt erneut ein negativer Regelkreis. Besser wäre: Lächeln und wieder einsteigen.

Das Befinden und der Selbstwert dürfen nicht nur über Äußerlichkeiten definiert werden, das führt in eine Sackgasse. Genauso bedenklich ist jedoch auch, wenn der Körper ignoriert wird und dieser Verlust kompensiert werden muss. Der Körper ist ein Gefäß, in diesem wohnen wir ein Leben lang. Stimmt dieses Gefäß, wird das Leben, das Lebendigsein einfacher.

Im Körper wohnen, sich selbst körperlich wahrnehmen, empfinden, innen und außen sensibel und wach sein: Das ist die Basis für Koordination (▶ S. 50 ff.), die Basis, um an der Körperhaltung zu arbeiten, sich zu bewegen und zu trainieren.

4.2
Wie lehrt man Bewegung?

Trainer, Lehrer, Coach, Therapeut – sie alle teilen eine ähnliche Aufgabe, nämlich unterstützend, befähigend zu wirken. Diese Aufgabe ist sehr komplex, da es nicht um Sachvermittlung geht, sondern um eine umfassende Auseinandersetzung, um eine besondere Art von Beziehung zu den Trainierenden.

Fundiertes Fachwissen ist die Basis für eine erfolgreiche Beziehung. Gleichzeitig – und davon bin ich überzeugt – ist die innere Haltung, die Wertehaltung des Trainers oder Lehrers entscheidend für das Lernen, die Lernbereitschaft und die Veränderung des Teilnehmers.

Authentizität und Ehrlichkeit, die Fähigkeit zu kommunizieren, sich einzulassen und sich abzugrenzen, die ganz persönliche private Erfülltheit und Zufriedenheit, die eigene Grundmotivation – all das sind Themen, die jeder Trainer und Lehrer bei sich überprüfen muss, wenn die Beziehung zum Teilnehmer stimmen soll. Die Trainer- und Lehrertätigkeit darf nicht Selbstzweck sein.

Lehren und Lernen braucht Struktur und Zeit.

4.2.1 Kognition

Lernen heißt Veränderung. Aus unserer Beziehungserfahrung wissen wir alle, dass man einen Menschen nicht ändern kann – ändern kann sich nur jeder selbst, aus Eigenmotivation und mit Willensanstrengung.

In der Erwachsenenbildung ist der kognitive Aspekt wichtig. Der Teilnehmer braucht Information, warum er etwas ändern sollte. Er braucht Information, die er mit seinem „Wissen" verknüpfen und vergleichen kann. Das „Neue" muss genügend „Mehrwert" enthalten, damit sich der Aufwand und die Anstrengung des Lernens sowie die Auseinandersetzung mit Ängsten und Widerständen, welche Veränderungen immer begleiten, lohnen.

4.2.2 Emotion

Das „Neue" muss sich gut anfühlen. Wenn die Wahrnehmung des „Neuen", z. B. der neuen Haltung, mit unangenehmen Empfindungen verbunden ist, wird sie sich nicht umsetzen lassen.

4.2.3 Beobachten – Hineinschauen

Der Lehrer muss in den Körper „hineinsehen" können, ein anatomisches Auge haben. Er muss den Ursprung einer Bewegung erkennen können und die Zusammenhänge bzw. die weiterführenden Bewegungsreaktionen verstehen. Kann eine bestimmte Körperhaltung vom Teilnehmer noch nicht eingenommen werden, kann dies ein Problem der Ansteuerung sein oder Verspannungen bzw. Kontrakturen, die sich nicht so leicht auflösen lassen, bremsen die Bewegung. Dies muss ein Trainer erkennen und mitteilen können.

Der Lehrer und Trainer muss nicht nur die Haltung und die Bewegung beobachten sowie das Lernen leiten, sondern auch die Energie des Lernenden (Müdigkeit) und die Emotion (Freude/Widerstände) wahrnehmen und adäquat und befähigend darauf einwirken. Er muss die Großzügigkeit haben, dem Teilnehmer Raum zu lassen für seine eigene Persönlichkeit und gleichzeitig genügend Disziplin und Struktur vorgeben, damit der Lernende sich nicht verliert.

4.2.4 Wahrnehmung

Es reicht nicht aus, als Lehrer zu sehen, dass etwas gut ist. Der Ausführende selbst muss dies wahrnehmen können.

Als klarer Ausgangspunkt muss die „Ist Situation" bewusst wahrgenommen werden können, die Körperhaltung gespürt, vielleicht sogar gesehen werden können (obwohl Körperhaltung nichts Statisches ist).

Dann braucht es eine Vorstellung des Ziels. Die „neue Körperhaltung" muss bekannt sein, sodass die Ansteuerung innen gesucht werden kann.

Oft ist es sinnvoll, den Weg von der „alten" zur „neuen" Körperhaltung mehrmals zu wiederholen, um auch diesen Weg bewusst zu machen und den Unterschied von Position 1 zu Position 2 noch klarer wahrnehmen zu können. Nicht bei der Haltung, aber bei den Bewegungsabläufen können Zwischenstationen den Weg klarer und fassbarer machen.

4.2.5 Methodik

Der Lehrer muss den Lernprozess durch Vorzeigen oder verbale Hinführung oder taktile Unterstützung initiieren und begleiten.

Vorzeigen. Zum Vorzeigen gehören 2 Aspekte: einerseits die Vorbildfunktion des Trainers, anderseits die Bewegungsqualität des Trainers.

Gerade in der Körperhaltung hat der Trainer unschätzbaren Einfluss auf die Körperhaltung der Teilnehmer. Die Haltung, die unterrichtet wird, muss auch gelebt werden, sonst ist der Trainer nicht glaubwürdig. Zeigt der Lehrer eine Bewegung vor, muss die Qualität dieser Bewegung dem entsprechen, was er vom Teilnehmer erwartet.

Solange der Trainer Körperhaltungen und Bewegungsabläufe selbst vorzeigen kann, ist dies äußerst wertvoll. Während der Ausführung kann dem Teilnehmer die Aufgabe gestellt werden, zu erzählen, was er sieht. Diese Rückmeldungen weisen auf innere Bilder oder emotionale Besetzungen hin, die für den Teilnehmer fördernd oder bremsend sein können, und sind somit wichtiges „Lernmaterial".

Ist der Trainer in seiner eigenen Körperhaltung oder Bewegungsausführung limitiert, muss er dies anerkennen und mit verbalen und taktilen Fähigkeiten ausgleichen.

Verbale Unterstützung. Wichtig ist hier v. a., dass die Bedeutung der Begriffe klar ist und die Begriffe präzise verwendet werden. In der Kommunikation muss der Teilnehmer rückfragen und beschreiben dürfen, die Übung für sich vielleicht sogar selber verbal anleiten.

Taktile Unterstützung. Eine taktile Unterstützung oder Führung kann sehr hilfreich sein, wenn sie im Kontakt und mit Achtsamkeit ausgeführt wird. Die Qualität der taktilen Unterstützung entscheidet, ob diese zu empfehlen ist oder eher stört. Der Teilnehmer muss grundsätzlich die

Erlaubnis für Berührung geben und wissen, dass er sich abgrenzen darf und muss, wenn eine Berührung unangenehm ist.

4.2.6 Zeit

Der Teilnehmer braucht Zeit, um die unterschiedlichen Positionen wahrnehmen zu können. Die Reihenfolge „Ausgangslage – Zwischenstationen – Ziel" muss verstanden sein, damit eine eigene innere, neurale Lösung gefunden werden kann. Es geht ja nicht um „Wissen", sondern um die Fähigkeit, auszuführen, zu „können".

Der Teilnehmer braucht Zeit, bis die gefundene Lösung (Körperhaltung) bewusst empfunden und anschließend überprüft werden kann.

> Vorbereitungsübungen oder ähnliche Bewegungen erweitern zwar das Bewegungsrepertoire, sind aber für den Lernprozess meist störend.

4.2.7 Korrekturen

Korrekturen müssen so schnell wie möglich angebracht werden. Damit wird verhindert, dass der Teilnehmer Falsches verinnerlicht und wieder umlernen muss. Es ist sinnvoll, ca. 20 min für intensives Lernen aufzuwenden, sodass die neuralen Verschaltungen vom Kurzzeit- ins Langzeitgedächtnis übertragen werden können.

Korrekturen müssen auf das Wesentliche beschränkt werden. Eine Korrektur bedeutet – nebst dem Aufzeigen des Fehlers – immer auch Lob für das bereits Erlernte sowie für den Lernprozess.

4.2.8 Wiederholungen

Geduld bringt Konsolidierung.

Üben ist die Bedingung dafür, dass das „Neue" gespeichert und abrufbar wird. Es herrschen unterschiedlichste Annahmen und Aussagen über die Anzahl von Wiederholungen (die Angaben reichen von 1000 bis 40 000), die es angeblich bräuchte, um eine Bewegung zu „programmieren". Moshé Feldenkrais sagt dazu, dass es von der Wahrnehmung, vom komplexen und bewussten Empfinden abhängt, wie schnell etwas Neues gelernt werden kann – also von der Qualität der Lernsituation und nicht von einer bestimmten Anzahl Wiederholungen.

Wiederholungen sollen unmittelbar nach dem erfolgreichen Lernen ausgeführt werden, sodass die neuen neuralen Verschaltungen noch abrufbar sind und verfestigt werden können.

Bei Müdigkeit sollten Pausen eingeschaltet oder der Lernprozess abgebrochen werden. Dann bietet es sich an, etwas ganz anderes tun.

Bevor im nächsten Training geübt und wiederholt wird, muss das Gelernte überprüft und vielleicht korrigiert werden.

4.2.9 Mentales Lernen

Das Lernen über die Vorstellung, das Körpergefühl oder die Erinnerung kommt immer nach dem realen Bewegungslernen (▶ Abb. 4.1 und ▶ Abb. 4.2). Dann erst kann das Erlebte vertieft und verfeinert werden. Mentales Lernen kann über das bewusste Denken und Wahrnehmen geschehen oder über unbewusste, sich selbst organisierende Aspekte (Mechanismen). Beides ist wertvoll.

> Das bewusste Arbeiten an einer Bewegung und Haltung darf in seiner Anstrengung nicht unterschätzt werden. Ich empfehle nicht, diese Methode nach ermüdendem Lernen anzuwenden.

Überlässt man das Weiterlernen unbewussten, innerpsychischen Prozessen, können diese wunderbar in eine Entspannungsübung eingebettet werden, sodass der Teilnehmer sich gleichzeitig erholen und regenerieren kann. Diese Art Lernprozess kann und soll nicht kontrolliert werden.

Trainer, Lehrer, Educator, Coach zu sein, ist ein wunderbarer Beruf, wenn man sich auf den Prozess des Lehrens wirklich einlässt.

Die Basis für jeden Trainer ist sein eigenes Wissen, seine eigene Ausbildung und kontinuierliche Fortbildung sowie seine Fähigkeit, all dies anzuwenden. Wer das „Lernen" nicht mit Freude und Engagement macht, wer lernen nicht wirklich lebt, sollte nicht lehren.

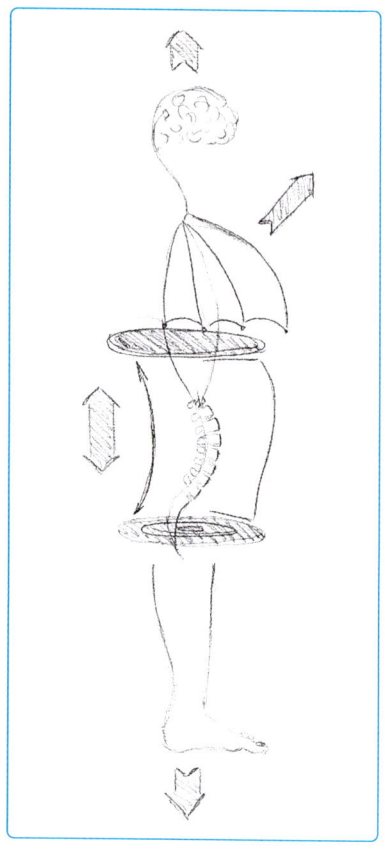

▶ **Abb. 4.1** Visualisation (Zeichnung von Sabine Blum aus dem Kurs „Rückentraining Basic" der star education, CH).

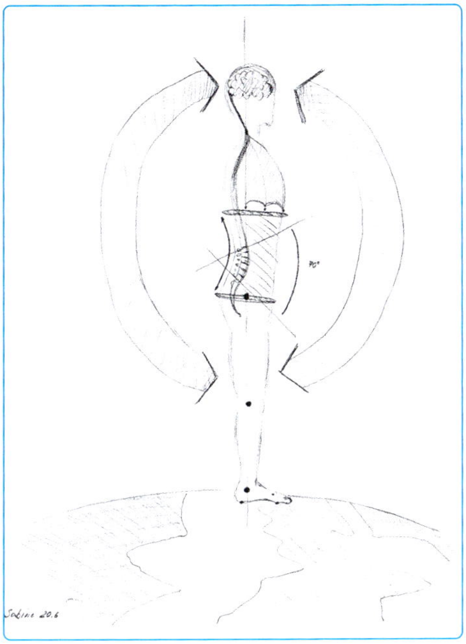

▶ Abb. 4.2 Reaktives Bewegungslernen (Zeichnung von Sabine Blum aus dem Kurs „Rückentraining Basic" der star education, CH).

4.3

Haltungskorrektur im Training

Im Training haben wir die Aufgabe, einen Adaptationsreiz, einen Anpassungsreiz, zu setzen. Dies kann ein Ausdauer-, Kraft- oder Beweglichkeitsreiz sein, und dazu gehört auch, mit gewissen Intensitäten, Tempi, Widerständen und Wiederholungen zu arbeiten. Die Zeit, Haltungshinweise zu geben, Haltung zu spüren und Haltungsansteuerung zu korrigieren, ist kurz im Gegensatz zu einem therapeutischen Setting.

Da die Haltung aber eine relevante Basis für „gesunde Belastung" und Effizienz ist, muss ihr ein wichtiger Stellenwert eingeräumt werden. Dazu gehören im Training die folgenden Aspekte.

Information, wie es richtig ist. Je nachdem, wie lange und in welchem Ausmaß der Körper bereits in Fehlhaltung und Bewegungseinschränkung ist, desto aufwendiger und differenzierter ist der Prozess, die natürliche Reaktion der Aufrichtung, die jeder Mensch als Kind als „Aufrichtreflex" erlebt hat (▶ S. 4), wieder zu aktivieren, „auszugraben".

Damit dies nicht in „endloses Üben" ausartet, müssen wir mit der Kognition, dem Denken arbeiten. Wir müssen die Teilnehmer informieren, wie eine aufrechte Haltung funktioniert, Abweichungen bewusst machen, Gegenbewegungen dazu ausführen und während des Trainings die „neuere" Haltung immer wieder

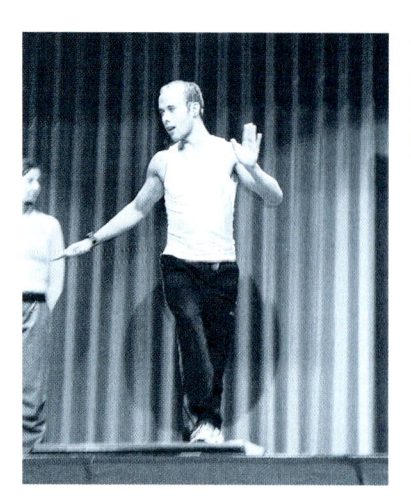

▶ **Abb. 4.3** Aerobic in aufrechter Körperhaltung mit weiterlaufender funktioneller Armbewegung (Cyrill Lüthy, star education, CH).

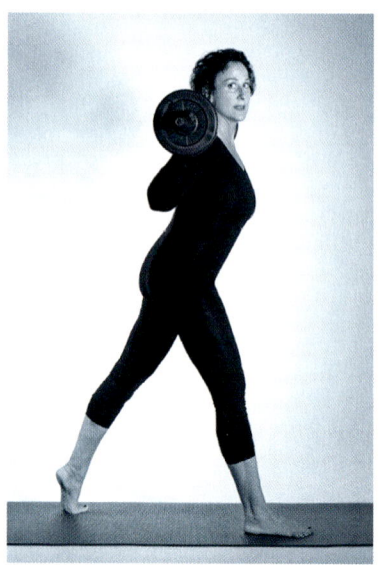

▶ **Abb. 4.4** Lunge barfuß für bessere Fußkontrolle und -ansteuerung.

anweisen, sodass sie sich mit der Zeit automatisieren kann.

Bei den Haltungsinformationen gehen wir genauso vor wie bei den Übungs- und Choreografieanleitungen. Wir gehen vom eigenen Körper aus und orientieren uns im Raum (▶ **Abb. 4.3**).

Bei der Haltung ist die wichtigste Richtung die „Oben-unten-Achse". Der Fußkontakt zum Boden muss physiologisch und sicher sein. Es braucht diesen guten Bodenkontakt, um die „Längsspannung" so aufzubauen, dass der Körper statisch richtig im Raum steht.

Präzise Korrektur. Nur im Fitness- und im Personal Training können wir als Trainer taktil, mit Berührung arbeiten. Im Group-Training müssen die häufigsten Anweisungen verbal gegeben oder visuell vom Trainer deutlich gezeigt werden.

Da unsere Trainingszeit meist knapp ist, müssen diese Hinweise kurz und verständlich sein und geläufige Ausdrücke richtig verwendet werden.

Das Lernen über Beobachten, Schauen und Nachahmen ist in der Bewegung sehr wichtig. Das heißt, der Trainer, die Trainerin haben für Haltung und Bewegungsqualität immer eine Vorbildfunktion.

Im Group-Training, v. a. bei den verschiedenen Ausdauertrainings, hat es sich nicht bewährt, die Körperhaltung von den Füßen aus nach oben zu korrigieren. Die Zeit dafür fehlt schlicht. Im Kraft- oder Kraftausdauertraining hingegen hat sich diese Methode als eine Möglichkeit gut bewährt (▶ **Abb. 4.4**).

Kontinuierliche Unterstützung. Haltungshinweise müssen während des ganzen Trainings immer wieder gegeben werden. Während ruhigerer

Trainingsteile, z. B. bei Kraftübungen oder beim Nachdehnen, können die Haltungshinweise als Fragen formuliert werden: „Ist das Brustbein noch gehoben?", „Können Sie die Rumpfspannung noch spüren?", „Denken Sie noch daran, die Längsrichtung zu verstärken?"

Das bringt die Aufmerksamkeit der Teilnehmer in ihren Körper hinein, die Bewegungs- und die Selbstwahrnehmung werden dadurch verbessert.

Übungen, um eine aufrechte Haltung überhaupt einnehmen zu können. Je länger eine Fehlhaltung schon besteht, desto intensiver ist die motorische Bahnung, das neurologische Muster. Eine Körperhaltung, die aus Bequemlichkeit oder als Ausweich- oder Schutzbewegung eingenommen wurde, wird zur Gewohnheit, zur Normalität.

Bewegung ist eine der Möglichkeiten, diese festgefahrenen Gewohnheiten zu beeinflussen. Wertvoll sind diese Bewegungen, wenn sie im ganzen Bewegungsradius ausgeführt werden, der Akzent jedoch ganz deutlich in die eingeschränkte Richtung gesetzt wird.

Dieser Akzent, hier z. B. der Außenrotation, kann unterschiedlich ausgeführt werden (▶ **Abb. 4.5**):
- Die Bewegung in die Zielrichtung (Außenrotation) wird langsamer ausgeführt (Innenrotation 1 Takt, Außenrotation 3 Takte).
- Die Position am Bewegungsende wird einen Moment gehalten.
- Am Bewegungsende werden verstärkende Reize gesetzt.
- Das Bewegungsende wird gehalten, anschließend werden fortlaufende Bewegungen ausgeführt.

Diese und weitere Möglichkeiten lassen sich auch choreografisch gut umsetzen.

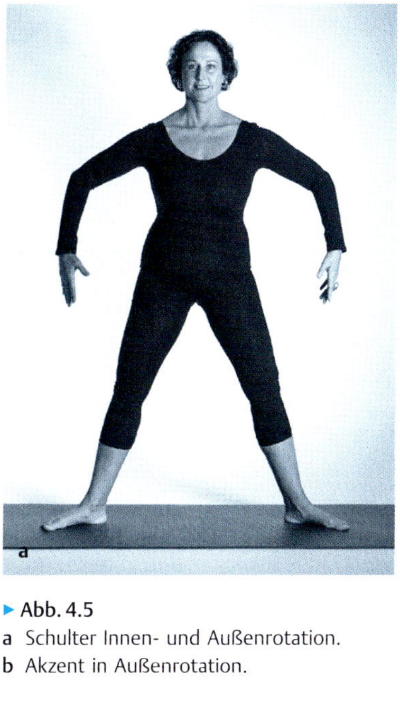

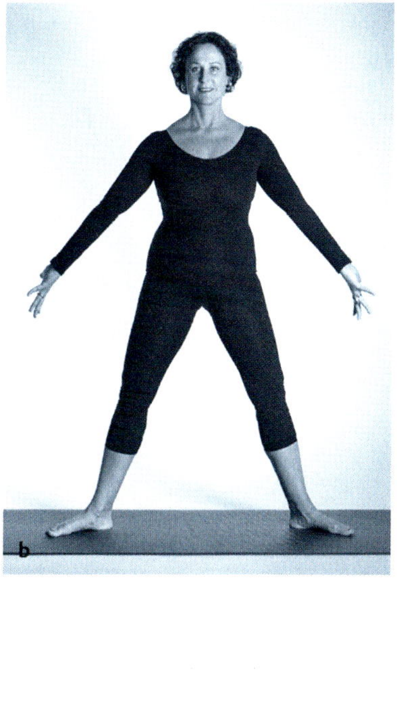

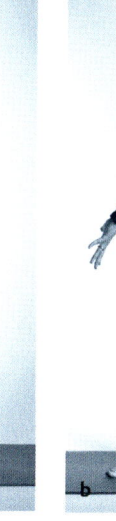

▶ Abb. 4.5
a Schulter Innen- und Außenrotation.
b Akzent in Außenrotation.

4.3.1 Unsinnige Ansätze der Haltungskorrektur

Haltungskorrektur über das Becken

Nach meiner Erfahrung ist es unmöglich, eine organisierte Längsspannung durch Verändern der Beckenposition zu erreichen. Beckenpositionen sind v. a. im Stehen und in der Bewegung schwierig zu spüren und zu definieren: In dieser Position haben wir keine Orientierungspunkte, im Gegensatz zum Sitzen. Zugleich ist das Becken stark emotional besetzt und teilweise mit unsinnigen Bildern verbunden, was die Haltungsveränderung erschwert (▶ S. 41).

Beckenkorrekturen, die nicht sinnvoll sind, zeigen die ▶ Abb. 4.6, ▶ Abb. 4.7 und ▶ Abb. 4.8.

Das Becken soll frei beweglich sein und stabil auf Bewegungsaufträge reagieren können. Mit Core-Ansteuerung kann das Becken und der Rumpf in der Bewegung in eine „Arbeitsspannung" gebracht werden. Diese Aktivierung muss die Längsspannung verstärken.

Haltungskorrektur über den Kopf

Ebenso rate ich davon ab, Haltungskorrekturen vom Kopf aus zu initiieren bzw. am Kopf zu ziehen. Solche Anleitungen bewirken, dass Rippen und Thorax von den Halsmuskeln (Mm. scaleni) nach oben gezogen

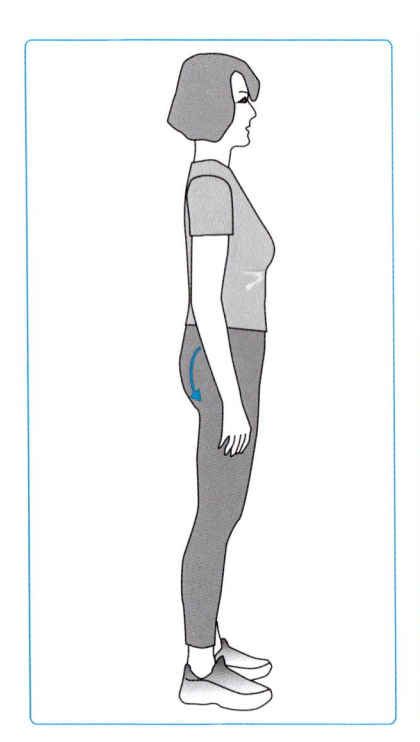

▶ **Abb. 4.6** Das Becken mit Glutäus-Spannung aufrichten – alte Schule.

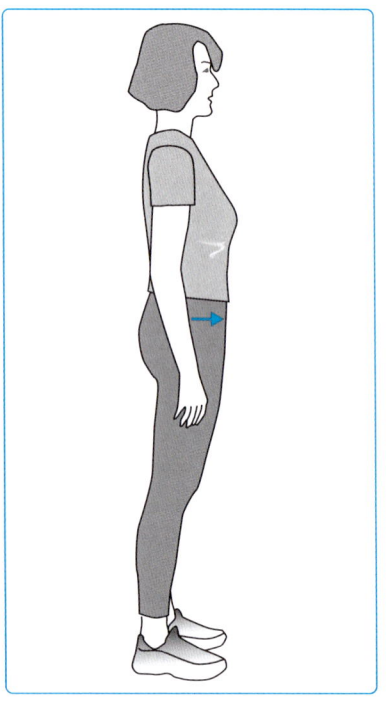

▶ **Abb. 4.7** Das Becken nach vorne in die Leiste schieben – ISG- und LWS-Belastung.

4.3 Haltungskorrektur im Training

Zwerchfells bzw. die natürliche Zwerchfellatmung.

Zeichen dafür, dass sich eine Kopfkorrektur negativ auswirkt, sind ein Doppelkinn (Schub nach hinten) und eine verspannte Halsmuskulatur.

Das Hals-Kopf-Segment nutze ich, um zu beobachten und zu prüfen, ob der Haltungsauftrag umgesetzt werden kann. Je fortgeschrittener ein Teilnehmer ist oder je weniger verfestigte Fehlhaltungsmuster (Kontrakturen) ein Teilnehmer hat, desto deutlicher zeigt mir das die reaktive Bewegung des Kopfes.

Kann der Thorax wirklich gehoben werden, dann wird sich die HWS strecken, Atlas und Okziput bekommen Raum, es entstehen weder Doppelkinn noch Schub, sondern eine Drehbewegung des Kopfes.

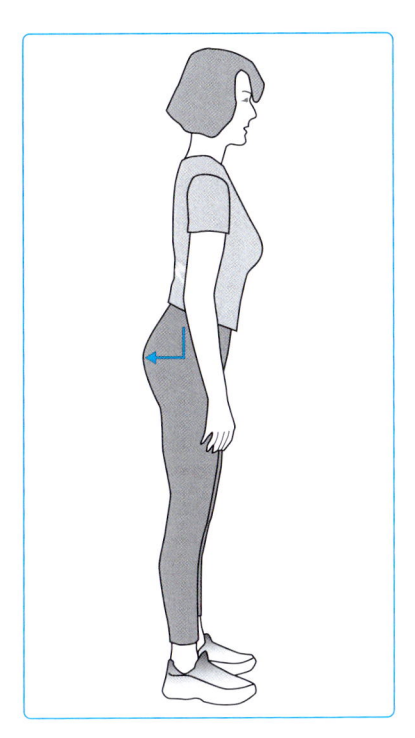

▶ **Abb. 4.8** Neuere Strategie über seltsame Bilder wie „Entenpo".

Diese Kontrollstrategie ist mein Geheimnis, ich gebe sie den Trainierenden nicht preis, sonst würde die Bewegung aus der Bemühung heraus, alles richtig zu machen, verfälscht.

werden. Da die Mm. scaleni für diese Aufgabe nicht gedacht sind, führt das zu Verspannungen und Bewegungseinschränkungen im Halsbereich und beeinträchtigt die Funktion des

4.3.2 Der Schlüssel – der Thorax

Jede Veränderung eines Körpersegments bewirkt eine Neuorganisation des ganzen Körpers. Es ist jedoch ganz wichtig, im Training mit dem effizientesten Körpersegment zu arbeiten, und dies ist der Brustkorb, der Thorax.

Korrekturen über den Thorax sind in den ▶ Abb. 4.9, ▶ Abb. 4.10 und ▶ Abb. 4.11 dargestellt.

4 – Didaktik

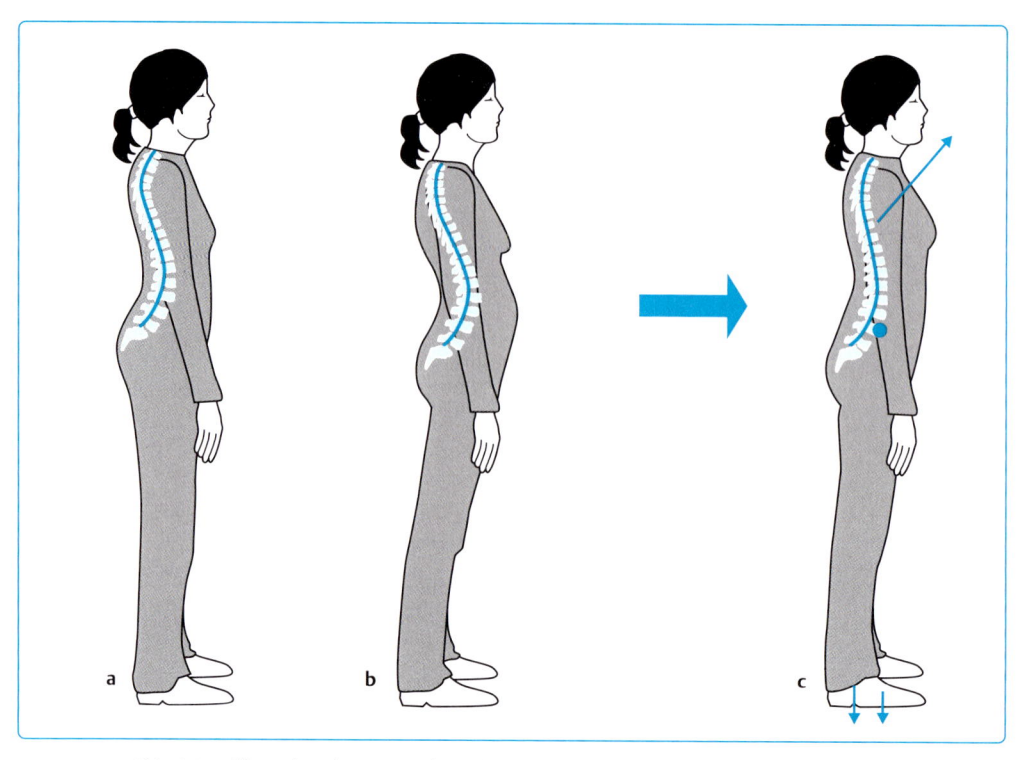

▶ **Abb. 4.9** Hohl-Rund-Rücken – Korrektur über den Thorax und den Aufbau der Körperlängsspannung.
a Hohl-Rund-Rücken.
b Hohl-Rund-Rücken mit Überhang.
c Korrektur des Hohl-Rund-Rückens.

Haltungskorrekturen werden immer vom Thorax und vom Brustbein aus initiiert. Als Reaktion auf diese Bewegung können die anderen Körpersegmente, wie Becken und Knie sowie Schultern, Hals und Kopf, ihre optimale Position einnehmen.

Das Brustbein heben heißt, es diagonal nach vorne oben zu ziehen (und nicht nach vorne zu schieben oder nach oben zu ziehen).

Weitere Hinweise – Ansteuerungsbilder:
- Die Krone des Kopfes Richtung Himmel ziehen.
- lange Taille – langer Bauch – langer Rücken

4.3 Haltungskorrektur im Training

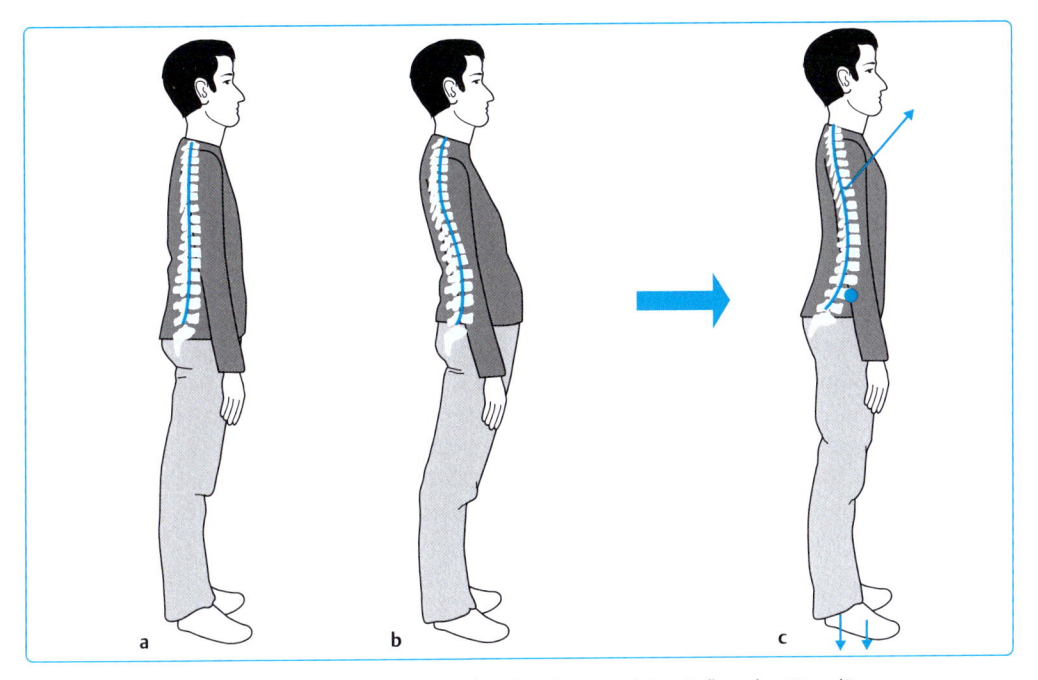

▶ **Abb. 4.10** Flachrücken – Korrektur über den Thorax und den Aufbau der Körperlängsspannung.
a Flachrücken, **b** Flachrücken mit Überhang, **c** Korrektur des Flachrückens.

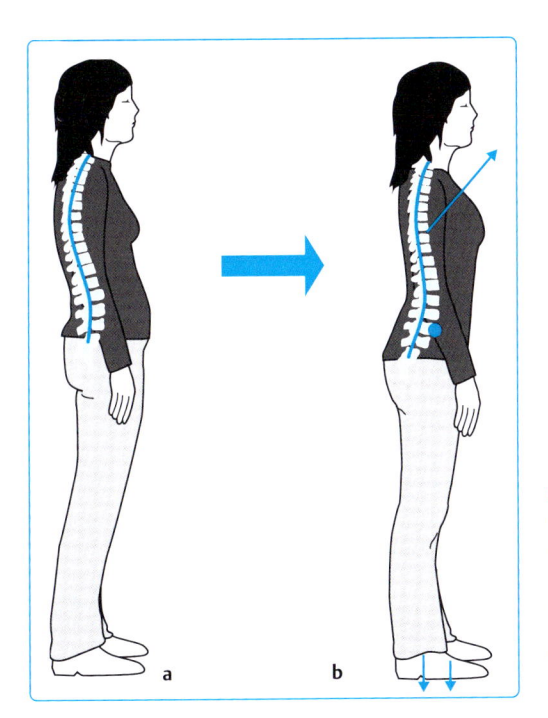

▶ **Abb. 4.11** Normlordose mit Überhang – Korrektur über den Aufbau der Körperlängsspannung.
a Normlordose mit Überhang.
b Korrektur der Normlordose mit Überhang.

4 – Didaktik

Fehlerquellen
- Thorax nach vorne schieben und/oder Schultern zurück ziehen (▶ **Abb. 4.12**)
- Brustbein nach oben ziehen (▶ **Abb. 4.13**)
- Rippenschub mit blockierter Bauchatmung (▶ **Abb. 4.14**)

Überkorrektur

In der Praxis erlebe ich oft, wie Teilnehmer, sobald sie Haltungsveränderungen zulassen, als nächsten Schritt in eine Überkorrektur gehen, weil sie derart begeistert sind von diesem neuen Körpergefühl. Der Thorax wird dann entweder zu hoch hinaufgezogen oder zusätzlich nach vorne geschoben. Das führt wieder zu einer Drucksituation in der Wirbelsäule (Übergang LWS – BWS) und verkleinert das Atemvolumen in den Rückenrippen.

Laut Hamilton (2008) ist das direkte Auslösen von Schmerz oder von einer Dysfunktion der lokalen Stabilisatoren durch eine Überkorrektur des Thorax schwierig zu beweisen. Hamilton verweist in diesem Zusammenhang auf eine Studie von Jackson et al. (2001), die nach Dauerdehnung eine verminderte Reflexaktivität in den Multifidi gemessen haben.

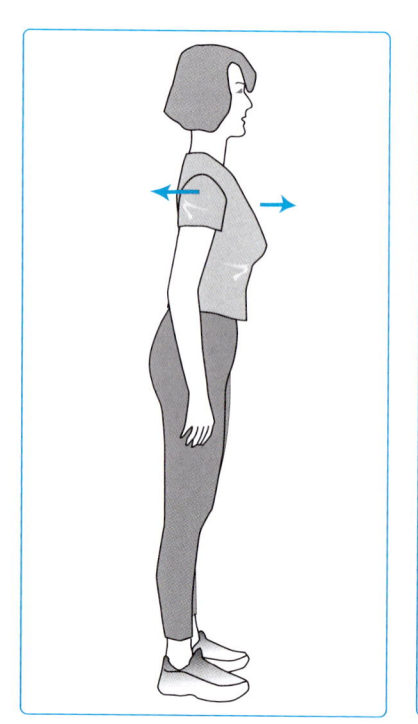

▶ **Abb. 4.12** Fehlkorrektur Thoraxschub und/oder Zurückziehen der Schulter: Das Schieben der Körpersegmente verhindert eine saubere Längsspannung und eine korrekte Kopfposition.

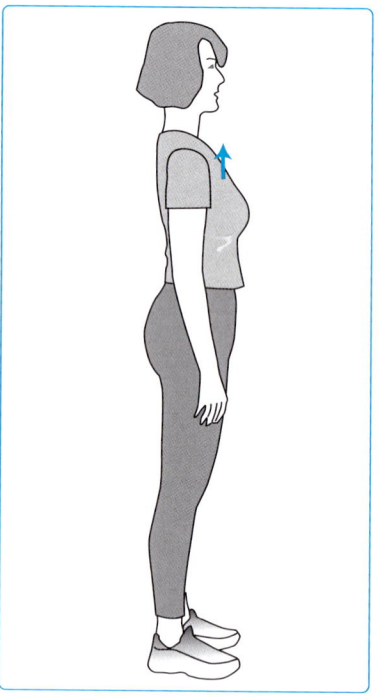

▶ **Abb. 4.13** Fehlkorrektur Brustbein nach oben gehoben: Die Bewegung nach oben bringt den Thorax in den Überhang und das Körpergewicht auf die Fersen.

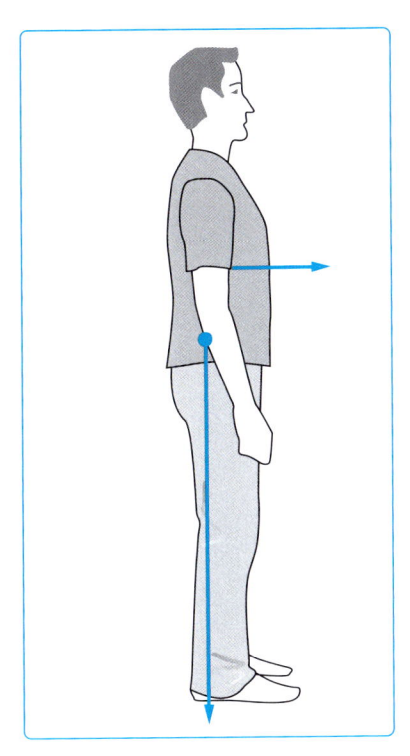

▶ **Abb. 4.14** Senkrechte Haltung, das Körpergewicht liegt v. a. auf der Ferse.

Ganz neu und für mich äußerst bedenklich ist eine Haltungskorrektur über das Becken in Richtung Kippung. Es gibt Ausbildungsorganisationen, in denen die Haltungskorrektur wie folgt aussieht: Das Becken wird zwar nicht mehr aufgerichtet und die Lordose nicht mehr aufgelöst, was ja korrekt wäre. Als Gegenreaktion oder als Überkorrektur soll jedoch das Becken jetzt in eine leichte Kippung gebracht werden. Dies ist ebenfalls – wie die Beckenaufrichtung – eine Abweichung aus der neutralen Position; die weiterlaufende Bewegung führt zu einem Thoraxschub nach vorne, wodurch eine funktionelle Ausgangsposition und die zentrale Stabilisation nicht mehr möglich sind (▶ **Abb. 4.15**).

Es wäre sehr schade, wenn Trainer diese unnötige Überkorrektur, welche berechtigte Kritik einbringen würde, anweisen.

Häufig passiert eine solche Überkorrektur Trainerinnen und Trainern, wenn sie die aufrechte Haltung extrem gut zeigen wollen.

4 – Didaktik

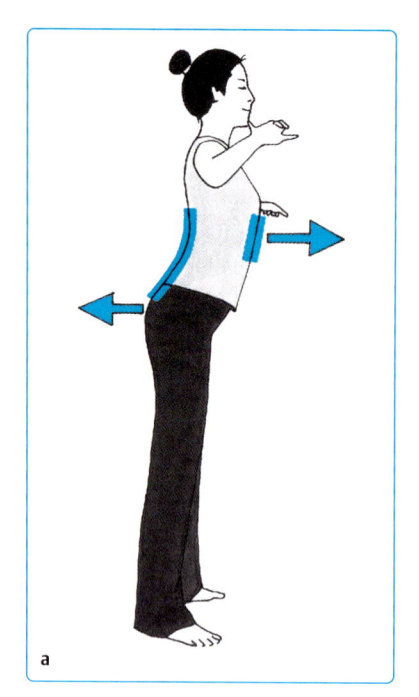

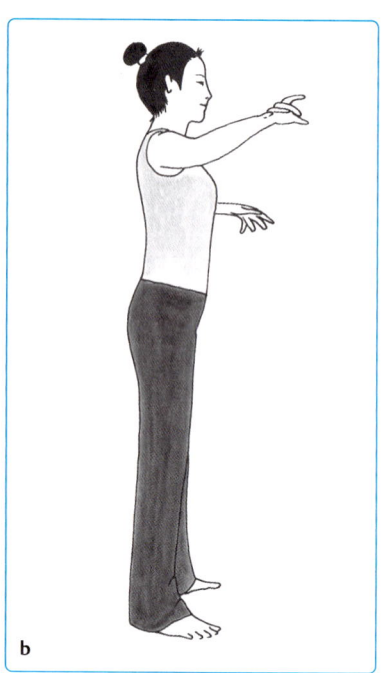

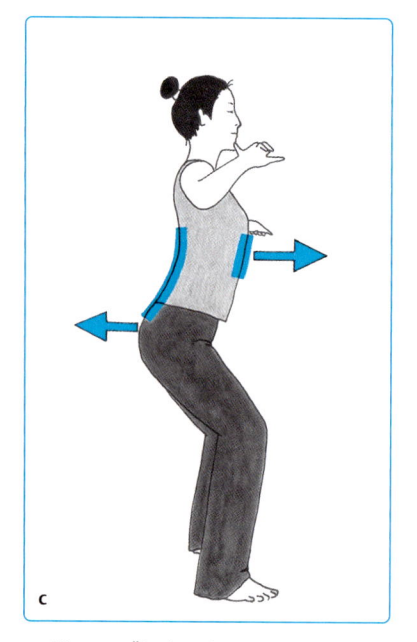

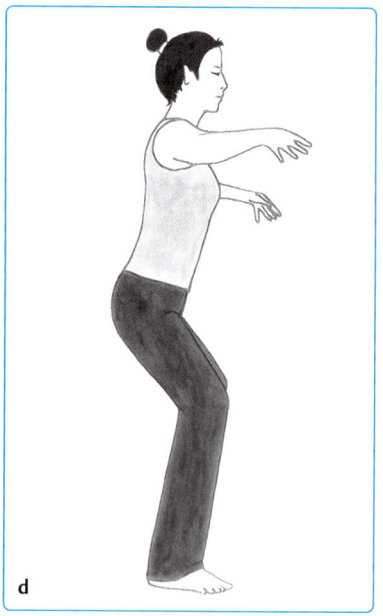

▶ **Abb. 4.15** Überkorrektur und neutrale Ausführung.
a Überkorrektur im Stand.
b Neutrale Ausführung im Stand.
c Überkorrektur in der Hocke.
d Neutrale Ausführung in der Hocke.

5 Methodik

Für Rückentraining (präventiv wie Post-Reha), Grundlagen- und Ergänzungstraining im Sport sowie für gesundheitsorientiertes Fitnesstraining ist es von unschätzbarem Wert, die unterschiedlichen Muskeln für ihre eigentliche Funktion und in ihrer eigentlichen Funktion zu trainieren:
- die lokale Muskulatur hinsichtlich Gelenkstabilisation
- die globalen Stabilisatoren in punkto Bewegungs- und Haltungskontrolle
- die globalen Beweger in Bezug auf Kraft und Schnellkraft

Was muss der Teilnehmer der Rückenrunde können:
- Aufbau der Körperhaltung in allen Übungspositionen und im Alltag
- Ansteuern der Core-Stabilisation
- Kontrolle der LWS und der Körperhaltung
- Verbesserung der globalen Kraft und Kraftausdauer

Aufbau der Körperhaltung in allen Übungspositionen:
Der Kunde muss sich so nah wie möglich an die aufrechte Haltung annähern, schmerzfrei und nach individuellem Typus (▶ S. 128 ff.).

5.1 Core-Reprint

Damit die Teilnehmer die tiefen stabilisierenden Muskeln finden und spüren, braucht es Ruhe und präzise Anleitung.

Die Teilnehmer sollen:
1. die Ausgangsposition mit neutralem Becken und neutraler Lendenlordose einnehmen.
2. die Aufmerksamkeit in den gewählten Körperbereich bringen (Beckenboden oder Transversus oder Multifidi).
3. die gewählte Muskulatur bei einer Ausatmung langsam und sanft anspannen („low load").
4. die Kontraktion 10 – 15 s oder 3 – 4 langsame Atemzüge halten, gleichzeitig weiteratmen, der Bauch muss sich bewegen.
5. die Kontraktion langsam loslassen.

Es werden 2 – 4 Wiederholungen ausgeführt.

Taktil sind die Muskelaktivität und die Körperpositionen zu kontrollieren.

Der Trainer soll:
- vorausschauende, fehlervermeidende Hinweise geben.
- Bewegung oder Ausweichbewegungen beobachten und mitteilen.
- darauf achten, dass die Teilnehmer weiter natürlich bis in den Bauch atmen, ohne den Bauch nach außen zu schieben.
- nicht den Atemrhythmus vorgeben.
- zur Entspannung Mobilisationen durchführen lassen.

5 – Methodik

Weil nicht jeder Teilnehmer aus der gleichen Ausgangsposition guten Zugang zu den Muskeln hat, sollten verschiedene Such-/Übungspositionen eingenommen werden. Meine Empfehlung ist, dass pro Trainingseinheit in 3 unterschiedlichen Ausgangspositionen die Core-Reprint-Übung ausgeführt wird.

> Diese Core-Reprint-Übung geht im Praxisteil immer den klassischen Übungen voraus.

In der aufrechten Haltung muss die Core-Ansteuerung geübt werden, denn das Core-System muss im Stehen, Gehen und Sitzen funktionieren (▶ **Abb. 5.1**).

Die Rückenlage eignet sich, weil im Liegen die globale Muskulatur gut entspannt werden kann (▶ **Abb. 5.2**).

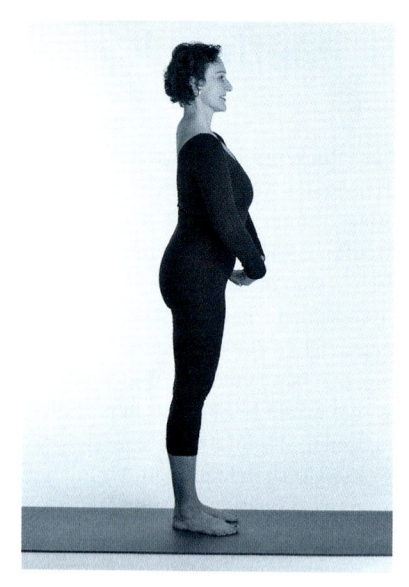

▶ **Abb. 5.1** Core-Ansteuerung im Stehen.

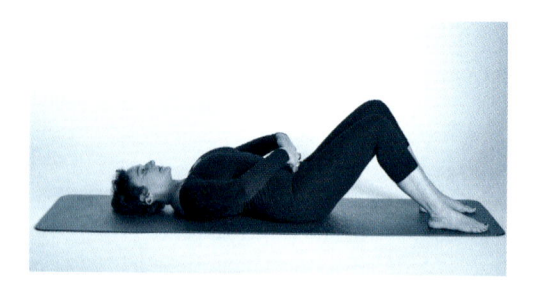

▶ **Abb. 5.2** Core-Ansteuerung im Liegen.

5.1 Core-Reprint

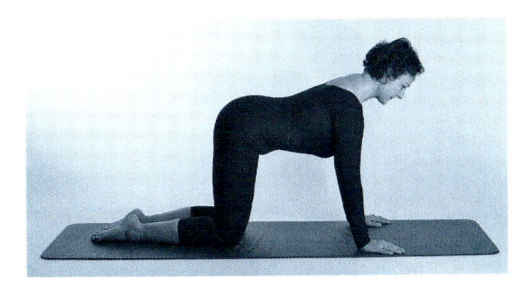

▶ **Abb. 5.3** Core-Ansteuerung im 4-Füßler.

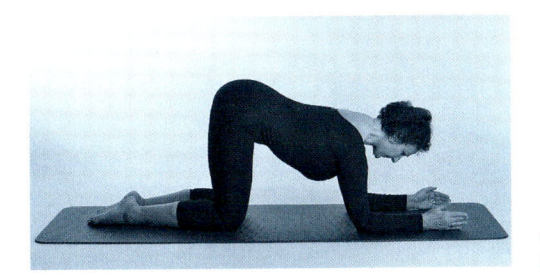

▶ **Abb. 5.4** Core-Ansteuerung im Unterarmstand.

Der 4-Füßler (▶ **Abb. 5.3**) und der Unterarmstand (▶ **Abb. 5.4**) eignen sich für die Core-Ansteuerung, weil die Bewegung und die Last des Bauches die Transversus-Leistung erleichtern.

Der Kniestand (▶ **Abb. 5.5**) eignet sich für die Core-Ansteuerung in Kombination mit der Übung „Neigung ohne Beugung" (▶ S. 159 ff.).

In der Bauchlage kann der Transversus durch die Auflagefläche am Boden gut wahrgenommen werden (▶ **Abb. 5.6**).

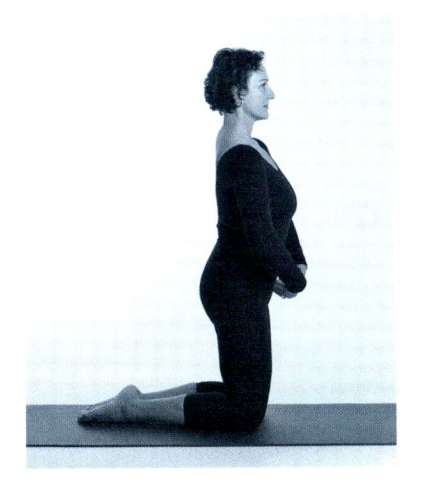

▶ **Abb. 5.5** Core-Ansteuerung im Kniestand.

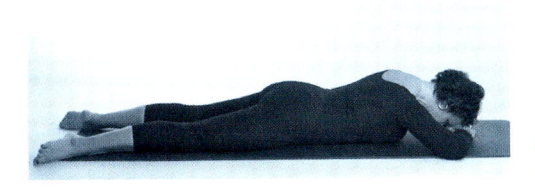

▶ **Abb. 5.6** Core-Ansteuerung in Bauchlage.

5 – Methodik

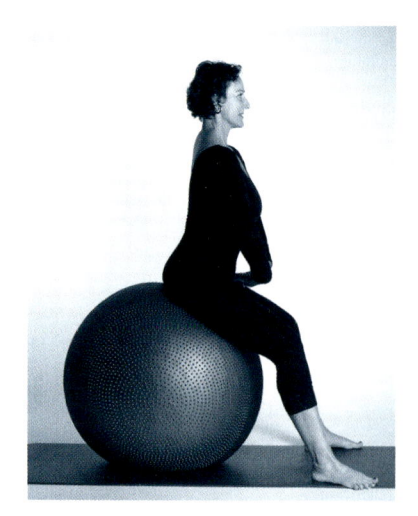

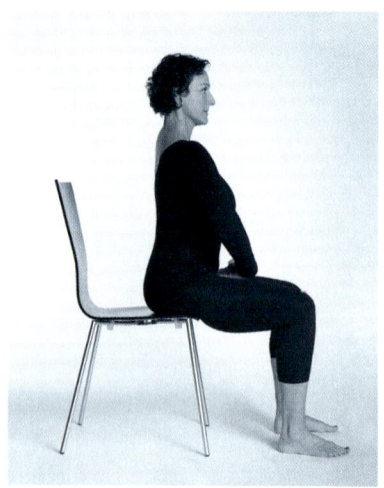

▶ **Abb. 5.7** Core-Reprint mit Ball.

▶ **Abb. 5.8** Core-Reprint im Sitzen.

Der Ball (▶ **Abb. 5.7**) eignet sich für die Core-Reprint-Übung in Kombination mit der Übung „Klötzchenspiel" (▶ S. 159 ff.) und vielen weiteren Stabilisationsübungen.

Die Core-Reprint-Übung im Sitzen eignet sich, um die Core-Übung in den Alltag zu integrieren (▶ **Abb. 5.8**).

5.1.1 Ansteuerung des Beckenbodens

Die Beckenbodenmuskulatur wird in einer neutralen Beckenposition (physiologische Lendenlordose mit gehobenem Brustbein) optimal angesteuert. Es sollen weder das Gesäß noch der gerade Bauchmuskel arbeiten. Auch hier ist es wichtig, dass der Ansteuerungsreiz fein ist. Eine gute Vorstellung ist, die mittlere Körperöffnung, den Vaginalausgang ganz eng zu machen und nach innen zu ziehen, die Männer machen den Dammbereich ganz eng und ziehen dann den Damm nach innen. Die Aktivität sollte nicht im Anusbereich, sondern flächig, im ganzen Beckenboden wahrgenommen werden können.

Der Beckenboden darf nicht über längere Zeit in hoher Intensität gehalten werden, das stört die natürliche Beckenbodenaktivität. Er darf jedoch immer mal wieder nachgefasst werden.

Kontrolle. Als Hausaufgabe kann diese Kontraktion mit der Bewegung nach innen in den Beckenraum überprüft werden, da v. a. unerfahrene Beckenbodenspanner während der Kontraktion nach außen pressen. Als Hausaufgabe sollen die Fingerspitzen auf den Dammbereich gelegt werden, um beobachten zu können, ob sich der Beckenboden nach innen oder nach außen bewegt.

5.1.2 Suchen und Finden des Transversus

Hierzu lässt man in unterschiedlichen Körperpositionen die Fingerspitzen oberhalb des Schambeines in den Bauch sinken, um dann die Beckenbodenmuskulatur anzuspannen und zu warten, bis unter den Fingerspitzen eine „Festigkeit" spürbar wird. Von dieser „Festigkeit" aus werden großflächig die Bauchdecken langsam und sanft nach innen gezogen, die Muskelspannung gehalten und gleichzeitig weitergeatmet, 10–15 s oder 3–4 Atemzüge, dann entspannen.

Zu vermeiden ist eine schnelle oder intensive Aktivierung des Transversus. Wenn im Bauch keine Atmungsbewegung mehr sichtbar ist, bedeutet das, dass die Obliquen arbeiten, was in dieser Übung falsch ist.

> Wichtig: Während der ganzen Übung muss die Atmung natürlich fließen können, und die Längsspannung im Körper darf nicht aufgegeben werden.

Mögliche Fehler. Bei folgenden Veränderungen der Körperposition und -haltung handelt es sich um Ausweichbewegungen bzw. globale Muskelaktivität, dann arbeitet die falsche Muskulatur:
- Bewegung im Becken (Aufrichtung wie Kippung)
- Verkürzung der Brustbein-Schambein-Linie
- Nach-außen-Pressen des Bauches
- Zusammenziehen der Rippen
- Nach-vorne-Schieben des Brustkorbes
- Heben oder Aufdehnen des Brustkorbes
- Nach-außen-Pressen des Beckenbodens (nicht sichtbar)
- Unterbrechung der Atmung

Haben die Teilnehmer die Übungen gelernt, wäre es großartig, wenn sie diese in ihren Alltag einbeziehen, kleine Alltagsrituale daraus machten, z. B. immer wieder innehalten, die Körperhaltung bewusst wahrnehmen, sich aufrichten, dann die tiefe Muskulatur fein ansteuern, halten, weiteratmen und wieder loslassen.

Wird die willkürliche Ansteuerung richtig ausgeführt, „erinnert" sich das System an seine eigentliche Funktion und kann wieder unwillkürlich vorangesteuert arbeiten.

In jeder Ausgangsposition, in aufrechter Haltung soll der (Rücken-)Kunde die Core-Muskulatur willkürlich „low load" ansteuern können (wie oben beschrieben), um anschließend mit der Bewegungskontrolle und den Übungen weiterzuarbeiten (▶ S. 174 ff.).

Die Core-Aktivität, die durch eine gute Körperhaltung teilweise von selbst geschieht, kann als „Erinnerung" während der Übung immer mal wieder willkürlich angesteuert, der Beckenboden nachgefasst, der Transversus überprüft werden.

5.1.3 Kontrolle der Lendenwirbelsäule

Der nächste Schritt ist die Kontrolle von LWS und Becken während Bewegungen – zuerst in der Flexions-/Extensionsebene, dann auch Richtung Rotation und Seitneigung (▶ S. 178 ff.).

5.2 Verbesserung der globalen Muskulatur

5.2.1 Globale Stabilisatoren

Stabile Körperhaltung muss jetzt in Bewegung gebracht werden. Jetzt werden Körperhaltungs-Ausdauer-Kraft, Core-Ausdauer-Kraft und das Gleichgewicht trainiert. Sensomotorische Zusatzreize werden empfohlen:

- Das Gefühl für Körperposition und -haltung wird verbessert.
- Die Fähigkeit, die Haltung isometrisch zu kontrollieren, wird erarbeitet und verbessert.
- Die Fähigkeit, bestimmte Körpersegmente isoliert zu bewegen, wird erarbeitet und verbessert.
- Die Tiefenwahrnehmung des Körpers wird aufgebaut und verbessert.
- Die Koordinationsfähigkeit wird durch differenzierte isolierte Muskelansteuerung erarbeitet und verbessert.

5.2.2 Globale Beweger

Die globalen Beweger müssen gekräftigt und deren Beweglichkeit erhalten bzw. verbessert werden. Die Bewegungen und Übungen mit oder ohne Zusatzlast sollen haltungs- und alltagsorientiert sein.

Die Teilnehmer müssen in jedem Training ihre globale Muskulatur wirklich ermüden. Als Basis für hohe Belastung gilt: Je sicherer die Teilnehmer ihre Körperhaltung und Bewegung kontrollieren können, desto freier, schneller und größer können Bewegungen sein.

5.2.3 Unterschied von lokalem Stabilitäts- zu Krafttraining

Die lokale Muskulatur kann nur mit willkürlichen Low-Load-Ansteuerungen aktiviert werden, im Gegensatz zum Krafttraining, bei dem mit unterschiedlich hohen Belastungen und Bewegungstempi geeignete Reize gesetzt werden.

5.2.4 Kann man Stabilität und Kraft gleichzeitig trainieren?

Ja, in folgender methodischer Reihe: Haltungsaufbau, Core-Reprint, Bewegungskontrolle, Haltungsausdauer, Kraftverbesserung. Das schwächste Glied in der Kette bestimmt den Trainingsschwerpunkt und die -intensität.

5.3 Methodisch-didaktische Hinweise für funktionelles Stabilitätstraining mit Haltungsschwerpunkten

5.3.1 Funktionelles Training

Funktionell wird auf unterschiedlichste Art und Weise definiert. In diesem Buch wird eine Übung als „funktionell" betrachtet, wenn sie die aufrechte Haltung in der Schwerkraft fördert sowie alltags- und teils sportartspezifische Belastungen reduziert. Dazu gehört, dass die Muskulatur umfassende Trainingsreize ihrer eigentlichen Funktion entsprechend erhält.

5.3.2 Geschlossene Kette – offene Kette – kinetische Kette

Im Alltag wird die Muskulatur abwechselnd immer wieder in geschlossener und offener Kette beansprucht, wie z. B. beim Gehen: Die Muskulatur des Beines, das den Boden berührt (Standbein), arbeitet in geschlossener Kette, die Muskulatur des Beines, das in der Luft ist (Spielbein), in offener Kette. Gearbeitet wird immer in Ketten, in sog. kinetischen Ketten. Aus funktioneller Sicht ist es deshalb sinnvoll, die Muskulatur in Ketten zu trainieren.

5.3.3 Training eines isolierten Muskels

Die Zusammenarbeit in Ketten bedeutet jedoch nicht, dass jeder Muskel seine Funktion in gerechtem Anteil übernimmt. Gerade durch die Zusammenarbeit können Abschwächung oder Dysfunktion gut kompensiert werden. In diesem Fall ist es vernünftig, den abgeschwächten Muskel gezielt oder isoliert zu trainieren.

Um dies zu tun, muss der entsprechende Muskel präzise angesteuert, müssen die Muskelfasern rekrutiert werden können. Ideal ist also wiederum ein Koordinationstraining, eine willentliche Ansteuerung, die der Kraftverbesserung vorausgeht.

Wie sinnvoll das Trainieren eines isolierten Muskels sein kann, zeigt sich in der Rehabilitation. Durch Verletzungen und während der Heilungsphase kommt es immer zu einseitigen (Schutz-)Ansteuerungen und Aktivitätshemmungen, die nach der Heilung wieder aufgelöst werden sollten.

Auch körperformende Beweggründe führen zu isoliertem Aufbau einzelner Muskeln.

Die Frage, die für mich dabei aber offen bleibt, ist jene nach dem Transfer, nach dem Übertragen dieser isolierten Leistung in die kinetische Kette sowie in die Alltags- und Sportfunktion – dieser Vorgang passiert nicht automatisch. Auch müssen wir annehmen, dass ein übermäßig „isoliertes" Training, wie jedes einseitige Training, zu gelenkbelastenden Funktionsdysbalancen führt.

5.3.4 Trainingspriorität in einer Rückenstunde

- Erlernen der aufrechten Haltung
- Core-Reprint
- Neigung ohne Beugung
- langsames und dynamisch stabiles Ausführen der Bewegung
- Variieren des Bewegungstempos
- Verbessern der Kraft
- Vergrößern der Bewegungsradien mit Dehnungen:
  - kontrollierte Bewegungen im neuen Bewegungsradius
  - Variieren des Bewegungstempos
  - Verbessern der Kraft

5.3.5 Schnellere Trainingsfortschritte durch sensomotorische Zusatzreize

Um schnellere Trainingsfortschritte zu erzielen, empfiehlt es sich, die Koordination und das Gleichgewicht zu schulen und zu verbessern.

Um die Muskeleffizienz und das Körpergleichgewicht zu verbessern, können sensomotorische Reize ohne und mit Hilfsmittel gesetzt werden, indem man die Unterstützungsfläche verkleinert (durch Hochzehenstand oder Einbeinstand), wenn möglich barfuß: z. B. durch Augen- und schnelle Kopfbewegungen, durch das Schließen der Augen (Wegfall der visuellen Kontrolle) und durch den Einsatz von unterschiedlichen instabilen oder labilen Unterlagen.

Für das Bewegungskonzept Antara®, für eine optimale Wirbelsäulenpositionierung in Training und Therapie habe ich zusammen mit Togu das Dynair-A entwickelt (s. u.). Weitere Trainingsgeräte, die ich gerne nutze und empfehle, sind der große Ball, der Pendelball, der Aero-Step XL, Kurzhanteln, Stonies, Scheiben, der Gymstick und der Schwungstab für BWS, HWS und Schulter.

5.4 Trainingsgeräte

5.4.1 Das Dynair-A

Das Dynair-A, ein luftgefülltes 3er-Kissen (▶ Abb. 5.9), wurde von mir und Togu speziell für das Antara®-Konzept und für physiotherapeutische Anwendungen konzipiert. Durch die 3 Kissen kann der Kopf auf der Körperlängsachse liegen. So erhält die ganze Wirbelsäule (inklusive der HWS) feine, funktionelle Stabilisations- und Rotationsreize. Das ist in dieser Art einmalig.

Zusätzlich kann das Dynair-A gefaltet werden:

- Liegt der Thorax auf dem Doppelkissen, so vergrößert sich der mögliche Bewegungsweg in der Wirbelsäule (ideal für starCrunches, ▶ S. 213). Mit dem Dynair-A kann beim Bauchtraining aus einer BWS-Streckung heraus gearbeitet werden. Dies ermöglicht Bauchkräftigungsübungen in einem großen Bewegungsradius ohne extreme Beugung.
- Liegt das Becken auf dem Doppelkissen, dann vergrößert sich der mögliche Bewegungsweg im Hüftgelenk (ideal für die Stabilisation und Kraft im Hüftgelenk und im Becken).

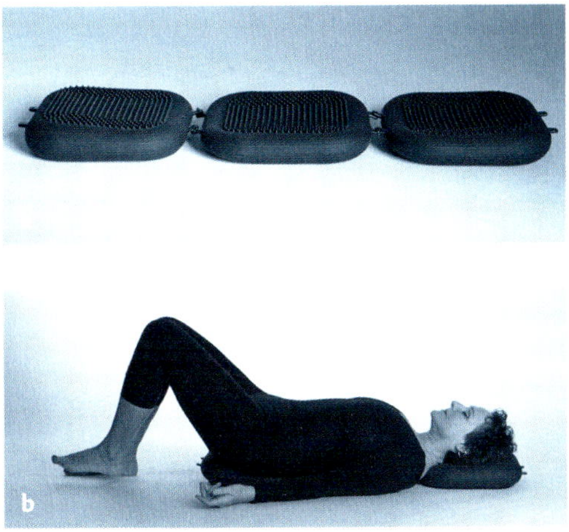

▶ Abb. 5.9 a, b Dynair-A.

5.4.2 Der große Ball, der Pendelball

Der große Ball muss eigentlich nicht mehr beschrieben werden, er ist zurecht ein Klassiker und einfach nur empfehlenswert. Zu beachten ist, dass bei sitzenden Übungen das Hüftgelenk höher steht als das Kniegelenk.

Der Pendelball ist eine neue Entwicklung von Togu. Seine ovale Form verhindert ein Wegrollen und erleichtert Übungen im Liegen. Für die sitzenden Positionen kann der Pendelball aufgestellt werden und garantiert so eine gute Sitzhöhe (▶ Abb. 5.10).

Der Pendelball ist erhältlich in der Actisan®-Linie, die sich durch eine lang anhaltende antimikrobielle Wirkung des Kunststoffes auszeichnet und den hohen Hygieneanforderungen in Krankenhäusern, Physiotherapiepraxen und guten Fitnesscentern entspricht.

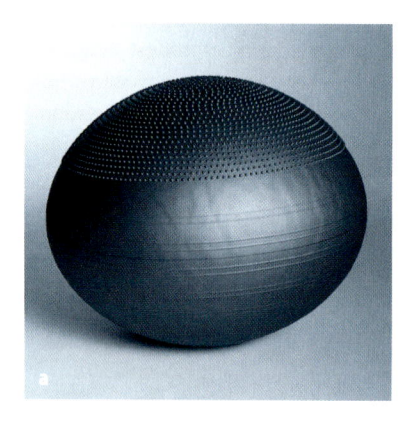

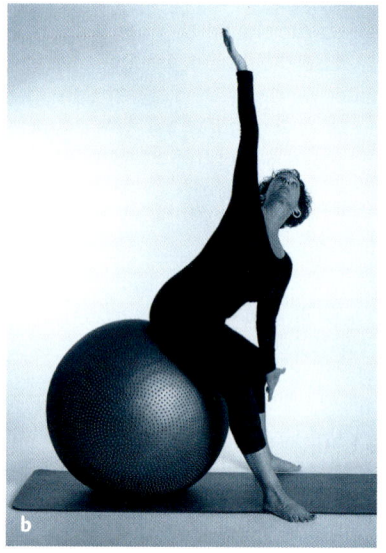

▶ Abb. 5.10 a, b Pendelball.

5.4.3 Aero-Step XL

Der Vorteil des Aero-Step XL liegt in seiner Vielseitigkeit; man kann stehend, sitzend, liegend oder kniend fast sämtliche bekannten Übungen auf ihm ausführen oder voransteuern (▶ Abb. 5.11).

Im Liegen auf dem Bauch kann aktiv in neutral gearbeitet werden, ohne dass der Körper gleich in die Extension gehen muss, und in der Rückenlage kann wunderbar aus der Extension gearbeitet werden.

5.4 Trainingsgeräte

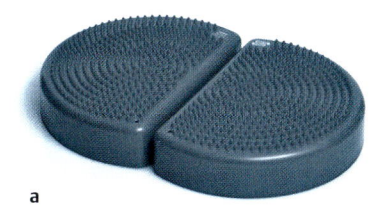

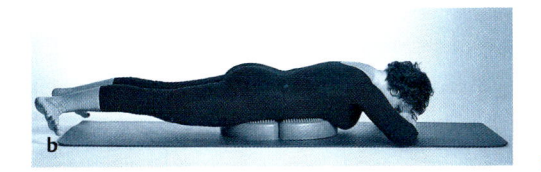

▸ Abb. 5.11 a, b Aero-Step XL.

5.4.4 Gewichte – Kurzhanteln, Scheiben, Stonies, Med-Bälle

Um die globale Muskulatur gut in die Kraft- und Haltungsverbesserung zu integrieren, kann mit allen vorhandenen Zusatzgewichten gearbeitet werden (▸ Abb. 5.12).

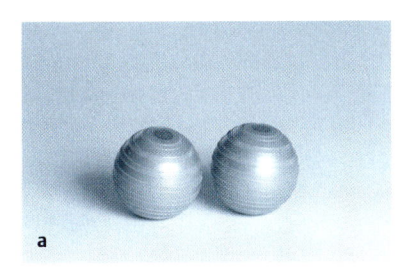

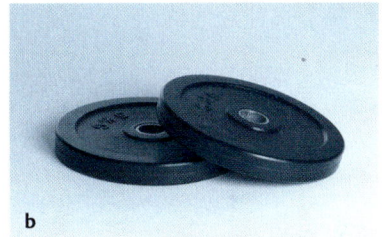

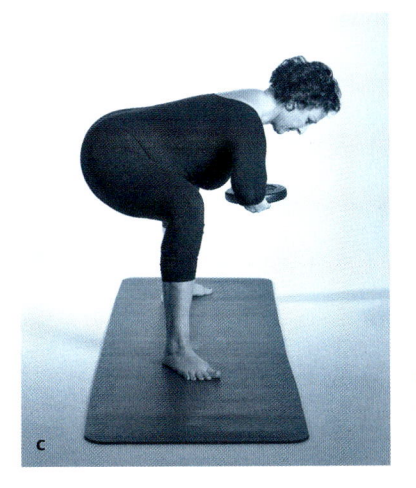

▸ Abb. 5.12 Einsatz von Gewichten.
a Stonies.
b Scheiben.
c Übung mit Scheibe.

5.4.5 Ballkissen – Keil-Ballkissen

Das Ball- oder Keil-Ballkissen ist ein „Muss" für die Unterstützung der Dauersitzer. Zu erwarten, dass unsere Kunden über Stunden neutral sitzen können, ist eine Illusion. Wird das Becken durch ein Sitzkissen in die neutrale Position geschoben, dann ist die Streckung im Thorax einfach, das Brustbein hebt sich wie von selbst (▶ **Abb. 5.13**).

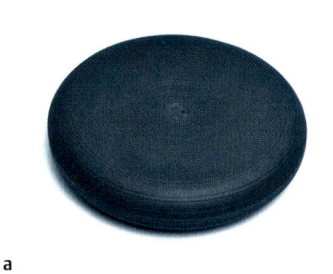

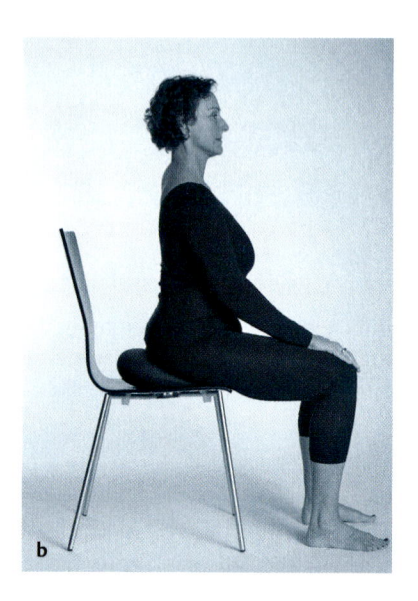

▶ **Abb. 5.13 a, b** Ballkissen.

5.4.6 Schwungstab

Einen Schwungstab setzen wir für die Rotationskontrolle des Rumpfes, für Haltungsausdauer und für die Verbesserung der Muskulatur im Schultergürtel ein (▶ **Abb. 5.14**). Mit dem Einsatz eines Schwungstabes werden die globalen Stabilisatoren verbessert.

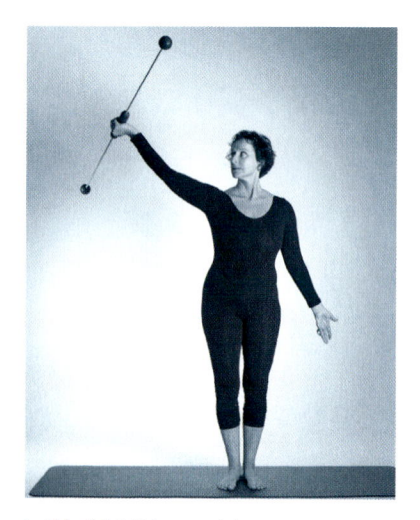

▶ **Abb. 5.14** Schwungstab.

5.4.7 Nacken-Kopf-Unterstützung

Besonders im Rückentraining muss unbedingt darauf geachtet werden, dass der Kopf in Verlängerung der Körperlängsachse liegt und nicht nach hinten fällt. Am einfachsten lässt sich dies mit einem Relax-Nex erreichen (▶ **Abb. 5.15**).

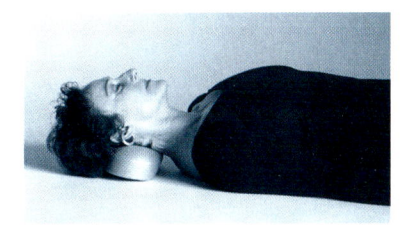

▶ **Abb. 5.15** Relax-Nex.

5.4.8 Kabelzug

Das Training am Kabelzug hat den Vorteil, 3-dimensional zu sein und viele funktionelle Muskelketten zu beanspruchen. Dabei ist dieses Training von der Bewegungsausführung her jedoch etwas einfacher als jenes mit freien Gewichten, weil die Kabel die Bewegungsrichtungen steuern.

5.4.9 Freie Gewichte – Langhantel

Um einen wirksamen Trainingsreiz auf die globale Muskulatur zu setzen, eignet sich der Einsatz von Langhanteln (▶ **Abb. 5.16**). Voraussetzung ist, dass die Teilnehmer nicht nur in der Körperhaltung und im Core-System bereits über Kraftausdauer verfügen, sondern auch, dass sie ihre Wirbelsäule in der Neigung gut kontrollieren können. Das Training mit freien Gewichten ist anspruchsvoller als das Training an Geräten, durch die zusätzliche synergistische Arbeit aller beteiligten Muskeln ist der Trainingseffekt jedoch umfassender, funktioneller.

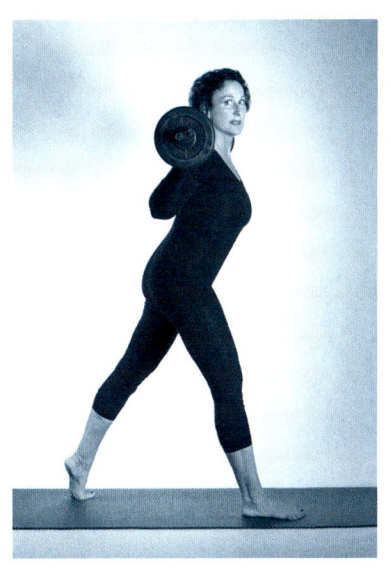

▶ **Abb. 5.16** Langhantel.

5.4.10 Einsatz von labilen Unterlagen

Erlernt werden Bewegungen und Haltungen immer auf stabilem Untergrund. Vertieft, verbessert und optimiert werden können sie auf labilem oder instabilem Untergrund. Der Trainingsreiz auf labiler Unterlage bewirkt zuerst eine neurale Ermüdung und kann somit immer nur ein Teil (ca. 30 %) der Übungsdauer sein. Der Teilnehmer muss immer auch global gut ermüdet werden.

5.4.11 Zeitlicher Einsatz von labil-dynamischen Trainingsgeräten

Die Anzahl der Bewegungswiederholungen sowie die Frage, wie lange mit dem Aero-Step XL oder auf einer instabilen Unterlage trainiert wird, sind vom Trainingszustand der Teilnehmer abhängig.

Allgemeine Zeitempfehlung:
- Bei stehenden Übungssequenzen soll als Einstieg ein Haltungsaufbau und eine Gleichgewichtsübung einer Trainingssequenz vorausgehen.
- In der Aufbauphase soll eine Standsequenz 10 bis maximal 15 min dauern; bei Senioren: in der Aufbauphase 5 – 10 min, anschließend 10 – 15 min.
- Die Sequenzen auf der labilen/instabilen Unterlage sollen sich mit gleich langen Übungswiederholungen auf stabilem Untergrund abwechseln.
- Die Teilnehmer müssen darauf aufmerksam gemacht werden, dass sie bei Ermüdung die Übung jederzeit unterbrechen und auf stabilem Untergrund beenden können.
- Die Teilnehmer müssen darüber informiert werden, dass sich leichte Übelkeit oder leichter Schwindel einstellen können und dies Zeichen einer Überreizung ist (zu lange Sequenz, zu lange Gesamtzeit).
- Bei Anzeichen von Ermüdung, Zittern, großen Ausweichbewegungen sowie einer Verschlechterung des Gleichgewichts sollen die Wiederholungen auf stabilem Untergrund abgeschlossen werden.

5.5 Trainingsaufbau und -grundlagen

5.5.1 Bewegungstempo

Um eine Bewegung zu lernen, muss sie langsam gemacht werden. Es empfiehlt sich, die ersten Wiederholungen wirklich langsam auszuführen, sodass der Teilnehmer eine „neurale Lösung" finden kann:
- Bei einer Musik von ca. 125 BPM würden einem Weg 4 Schläge entsprechen oder ohne Musik ca. 3 – 4 s.
- Die Choreografien sollen abwechslungsreich, jedoch nicht kompliziert sein.

Beispiel für einen choreografischen Aufbau:
- 2 Wiederholungen super slow = jeder Weg 4 Takte
- 4 Wiederholungen slow = jeder Weg 2 Takte
- 8 Wiederholungen Singles = jeder Weg 1 Takt
- 8 Wiederholungen Babys = kleine Pumpbewegungen (Endkontraktionen)
- 2 Wiederholungen slow = jeder Weg 2 Takte

Alles zusammen ergibt 2 Musikbögen à 32 Takte oder 30 s.

5.5.2 Mehr präzise Stabilisation

Das Besondere dieses Buches ist, dass die stabilisierenden Systeme – die lokalen bzw. segmentalen sowie die globalen Stabilisatoren – willentlich und präzise in die Übungen einbezogen werden. Die segmentalen Stabilisatoren werden mit der Core-Reprint-Übung aktiviert. Diese Aktivität soll anschließend, während der gesamten Übungsdauer immer wieder überprüft und ggf. nachgefasst werden. Die Stabilisation, lokal und global, soll der Körper so bald wie möglich automatisch, selbstregulativ übernehmen. Willkürlich unterstützt wird er dabei über kontinuierliche Körperhaltungskontrolle, über Transversus-Kontrolle und über das Nachfassen des Beckenbodens.

Wichtig: Das Nachfassen von Transversus und Beckenboden soll niedrig intensiv sein.

Vorsicht: Im Training wird die Core-Muskulatur gerne in zu hoher Intensität aktiviert, was dazu führt, dass die globale statt der lokalen Muskulatur reagiert.

Empfohlener Übungsaufbau:
- Einnehmen einer neutralen Körperhaltung in der Ausgangslage
- Ansteuern/Aktivieren der lokalen Stabilisatoren
- Ausführen der Bewegung

5.5.3 Übungsdauer

Bei Kraftausdauer sprechen wir von aerober Energiebereitstellung der globalen Muskulatur. Es wird eine Spannungsdauer von 45 – 150 s, teils sogar bis 180 s, bis zur Ermüdung empfohlen.

Für ein submaximales Krafttraining beträgt die empfohlene Spannungsdauer bis zur großen (fast totalen) Ermüdung 25 – 60 s – dies immer unter der Bedingung korrekter Übungsausführung und Atmung.

Diese Empfehlung bezieht sich auf die globale Muskulatur, und dabei ist mir die Körperhaltungsausdauer am wichtigsten.

Bei der lokalen Muskulatur geht es nicht um eine Zeitempfehlung, da diese **immer** aerob in niedriger Intensität arbeitet. Innerhalb der oben genannten Zeit können die Wiederholungen und Choreografien umgesetzt werden.

5.5.4 Wiederholung

- Die Übungen dürfen so oft wiederholt und in unterschiedlichen Geschwindigkeiten ausgeführt werden, bis eine Ermüdung eintritt.
- Pro Muskelgruppe können 1 – 3 Sets oder 1 – 3 unterschiedliche Übungen ausgeführt werden.
- Als Steigerung kann der Bewegungsweg halbiert oder gedrittelt werden.
- Als zusätzliche Variante können am Bewegungsende Endkontraktionen ausgeführt werden.
- Um die Durchblutung anzuregen, sollen nach den Endkontraktionen 1 – 2 Wiederholungen in mittlerem Bewegungstempo im ganzen Bewegungsradius ausgeführt werden.
- Mobilisationen zwischen den Sets und nach der Übung fördern die Durchblutung und den Stoffwechsel der ermüdeten Muskulatur, bewirken Regeneration.

5.5.5 Atmung

Ein funktionierendes Core-System bedeutet natürliche Zwerchfellatmung. Die Zwerchfellatmung darf im Training nicht gestört werden. Dies heißt für die Praxis:
- Die Atmungsbewegung muss bis in den Bauch fließen.
- In den Core-Übungen wird die Aktivierung der Core-Muskulatur mit der Ausatmung koordiniert.

- Erhöhung der Last wird mit der Ausatmung kombiniert.
- Der Kunde wählt sein eigenes Atemtempo.
- Die Atmung darf in bestimmten Übungen für kurze Zeit forciert eingesetzt werden (z. B. um unter Last die Transversus-Bewegung zu verstärken).
- Um das Atemvolumen und die Atemmuskulatur zu verbessern,

5.5 Trainingsaufbau und -grundlagen

darf die Atmung vergrößert ausgeführt werden (in neutraler Position oder Streckung).

Zu vermeiden:
- Pressatmung: Pressatmung ist eine Fehlstrategie und weist auf eine Überforderung hin.
- Atmungsgeräusche bei der Core-Reprint-Übung
- forcierte Obliquen-Aktivität bei der Low-Load-Ansteuerung

- Anhalten der Atmung
- Rausschieben des Bauches bei der Einatmung (erhöhte Beckenbodenbelastung)
- blockierte Bauchatmung
- forcierte Flankenatmung
- vorgegebene Atmungsrhythmen über mehrere oder viele Atemzüge
- vorgegebenes Atemtempo

5.5.6 Trainingshäufigkeit

- Um das Core-System zurück in Funktion sowie den Bauch in vitale Bewegung zu bringen, soll die Core-Muskulatur mehrmals am Tag während 2 – 3 min angesteuert werden. Für die Core-Reprint-Übungen benötigt man etwa 2 – 3 min (▶ S. 203 ff.).

- Im Alltag müssen die Körperhaltung bzw. die Sitzgewohnheiten optimiert werden.
- Ein star Rückentraining einmal in der Woche bewirkt nachhaltig Gutes.

5.5.7 Entspannung

Die Fähigkeit, zu entspannen, scheint bei Rückenkunden ganz besonders wichtig zu sein. Entspannung, Körperwahrnehmung ohne Leistungsanspruch und Regeneration sind für das Wohlbefinden und für den Umgang in schwierigen Zeiten (Verspannung, Schmerz, Erschöpfung) von großem Wert. Empfohlen wird eine Entspannungsübung am Schluss der Stunde als Ausklingen und als „Brücke" in die Erholungsbereitschaft. Eine solche „Entspannungsinsel" kann und soll in den Alltag integriert werden, als ein Innehalten, Durchatmen, am besten in einer entspannten gestreckten Körperposition (▶ S. 136 ff.).

5.5.8 Fehler

Übungen müssen abgebrochen werden, wenn folgende Fehler auftreten:
- Die Körperposition ist nicht korrekt.
- Die Bewegung ist nicht korrekt.

- Der Bewegung geht eine Pressatmung voraus.
- Während der Übung wird die Atmung angehalten.
- Der Transversus arbeitet paradox.

5 – Methodik

5.5.9 Gute Technik

Eine gute Trainingstechnik bedeutet, dass die Bewegungen mit dynamisch stabiler Körperhaltung, mit natürlich fließender Atmung, kontrolliert und harmonisch ausgeführt werden.

5.5.10 Trainingsqualität eines Rückentrainings

- Die gewählten Übungen müssen den in diesem Buch aufgezeigten Kriterien entsprechen.
- Die methodische Folge ist „lokal – global – global".
- Die Übungen müssen die Körperhaltung optimieren.
- Das Training soll motivieren, Spaß machen.
- Die Teilnehmer sollen das Training mit einem Gefühl von „Erfolg und Befriedigung" verlassen.

5.5.11 Gute Methodik

Der Trainer muss:
- die Teilnehmer wie ein Coach begleiten, klare kurze Anweisungen geben.
- eine deutliche Körpersprache sprechen, eine vorbildliche Körperhaltung haben.
- die Teilnehmer aufmerksam beobachten und angemessen korrigieren.
- angemessene Forderungen und Steigerungen stellen.
- die Teilnehmer ermutigen, motivieren.
- Fortschritte bewusst machen, loben.
- Feedback verlangen und dieses ernst nehmen.

5.5.12 Nachhaltigkeit

Während des Trainings sollen immer wieder Hinweise für den Transfer in den Alltag gegeben werden, sei dies bezogen auf die Körperhaltung, korrektes Sitzen, Ausgleichsbewegungen, „Entspannungsinseln" sowie Übungen für die Core-Ansteuerung, die zu Hause durchgeführt werden können.

5.5.13 Beweglichkeit

Für eine aufrechte Körperhaltung und eine freie funktionelle Bewegung ist eine Grundbeweglichkeit unverzichtbar. Diese muss gepflegt, erhalten und teilweise wiederhergestellt werden. Das Thema Beweglichkeit differenziert aufzuzeigen, würde den Rahmen dieses Buches sprengen, gerne verweise ich an dieser Stelle auf das Lehrbuch *Stretching und Beweglichkeit* (Albrecht u. Meyer 2005).

5.5.14 Vorbildfunktion der Trainerin bzw. des Trainers

Eine der wichtigsten Motivationen für eine aufrechte Körperhaltung und einen guten, differenzierten Trainingsaufbau sind die Trainerin bzw. der Trainer selbst.

Das eigene Trainingsverhalten und die Freude an eher atypischen Aufbaubewegungen übertragen sich automatisch auf die Teilnehmer.

Der Trainer muss nicht nur die Bewegungen gut vorzeigen, sondern sich auch vor und nach dem Training in einer natürlichen aufrechten Körperhaltung präsentieren, selbst eine aufrechte Haltung leben.

5.6
Spezielle Trainingseinheiten

5.6.1 Haltungsschwerpunkte im Personal Training und in der Trainingseinführung im Kraftbereich

Der Vorteil der Eins-zu-Eins-Arbeit ist die Möglichkeit, die individuelle Haltung analysieren zu können und die Übungen ganz gezielt darauf auszurichten. Taktile Korrektur hilft dem Trainierenden enorm, den Körper wie die Bewegung besser zu spüren und somit schneller zu lernen.

Die Übungen im Praxisteil eignen sich ausgezeichnet als Vorbereitung sowie als Voransteuerung vor den Trainingsreizen an Geräten, am Kabelzug oder mit den freien Gewichten.

Der Aufbau der Körperhaltung und die Ansteuerung der Core-Muskulatur gelten auch für das Gerätetraining, den Kabelzug und die freien Gewichte.

5.6.2 Lektionsaufbau einer Rückenstunde

Haltungssensibilisierung. Nach der Begrüßung können kurze und prägnante Haltungsinformationen gegeben und bestimmte Begriffe erklärt werden, sodass sich das Verständnis und das Know-How der Teilnehmer für die Haltung vertiefen können. Das Training wird mit dem Aufbau der Körperhaltung begonnen.

Warm-up und Mobilisation. Das Warm-up und die Mobilisationen finden in einem angenehmen Tempo (120–130 BPM) statt, so können die Bewegungen stressfrei ausgeführt und Hinweise über Haltungskontrolle sowie Achsenführung umgesetzt werden.

Core-Stabilität. Die lokalen Stabilisatoren können immer wieder gesucht und angesteuert werden, einerseits im voraus als Core-Reprint-Übung oder direkt im Übungsaufbau einer Kraftübung.

Kraft oder Ausdauer. Im Kraft-Ausdauer-Teil wird der Schwerpunkt auf die dynamische Haltungs- und Bewegungskontrolle gelegt. Es empfiehlt sich, einzelne Körpersegmente für eine gewisse Zeit vertieft zu bearbeiten, z. B. die Wochen der Füße, der Fußwahrnehmung, der 3-Punkte-Belastung oder die Wochen des Beckens, der neutralen Beckenstellung im Alltag, der Muskulatur der Hüftgelenke und des Beckens.

Cool-down. Das Cool-down wird empfohlen, um die Durchblutung und den Stoffwechsel der ermüdeten Muskulatur zu aktivieren. Einfach nach dem Kraftteil, vor dem Dehnen, ein paar Mobilisationen einflechten oder nach dem Ausdauerteil die Choreografie nochmals langsam durchführen lassen, mit bewusster Längsspannung und genussvoller Bewegungsführung.

Nachdehnen. Das Nachdehnen wird genutzt, um speziell diejenigen Körperpartien zu dehnen, die im Alltag überwiegend konzentrisch angesteuert sind: die Beuger, die Innenrotatoren und die Adduktoren.

Das Nachdehnen eignet sich wunderbar, um eine Körperwahrnehmungsübung anzuschließen.

Entspannung – Körperwahrnehmung. Eine kleine Insel der Ruhe und Entspannung – Körperwahrnehmung ist für Rückenkunden sehr wichtig, weil sich die Sensorik aufgrund von Schmerz, Schutz- und Fehlhaltung häufig verändert hat und wieder aufgebaut werden muss.

Gegenbewegung zur Beugehaltung. Die Lektion wird mit einer aktiven Streckung abgeschlossen (▶ S. 168 ff.).

5.6.3 Curriculum für Rückenkurse im Bereich Group-Training

Ich durfte in den letzten Jahren die Rückentrainer von Askö Österreich aus- bzw. weiterbilden. Innerhalb dieses Prozesses habe ich gelernt, dass ein Aufbau bzw. eine Struktur für einen Rückenkurs wichtig ist, besonders, wenn ein Fitnesszentrum bzw. eine -kette, ein Verein oder Verband ein einheitliches Rückentraining anbieten wollen. Es folgt das Curriculum, das ich zusammen mit Raimund Niederer erarbeitet habe (▶ Tab. 5.1).

Um Dehnungen sinnvoll und präzise anzuwenden, empfehle ich das Buch *Stretching und Beweglichkeit* (Albrecht u. Meyer 2005).

▶ Tab. 5.1 Curriculum Rückenkurs.

	Theorie – Gespräch	Aufwärmen	Lernziele – Schwerpunkt	Dehnung – Entspannung
1	Vorstellung des Kursleiters Kursablauf aufrechte Haltung	Mobilisation: • Wirbelsäule • Schulter • Hals	• aufrechter Stand • Mobilisation Wirbelsäule • Kennenlernen und Aktivierung des Core-Systems • Gegenbewegung zur Beugehaltung	Dehnung: • Oberschenkel vorne • Halsbereich
2	Wiederholung aufrechte Haltung Aufzeigen Core-System	Mobilisationen: • Wirbelsäule • Schulter • HWS • BWS • Hüftgelenke	• Wiederholungen • Core-Ansteuerung in der Rückenlage + Fersendips • Position 4-Füßler	zusätzlich zu oben: • Oberschenkelrückseite • Oberschenkelinnenseite
3	Bewegungskontrolle Wirbelsäule und Becken „Neigung ohne Beugung"	Mobilisationen wie oben Gewichtsverlagerung links/rechts in aufrechter Haltung und in Neigung	• Vertiefung aufrechter Stand • Core-Reprint • Neigung ohne Beugung • Antara®-Squats	zusätzlich zu oben: • Brustkorbdehnung
4	Vertiefung aufrechte Haltung Core-System – Transversus – Atmung	Mobilisationen	• Stand mit Squats, schmal/breit • Core im 4-Füßler • Core + längere Hebel	zusätzlich zu oben: • Gesäß

Fortsetzung ▶

▶ Tab. 5.1 Fortsetzung

	Theorie – Gespräch	Aufwärmen	Lernziele – Schwerpunkt	Dehnung – Entspannung
5	Vertiefung Core – Beckenboden	Mobilisation höheres Tempo	• Training Stand, Gegenbewegung, Rückenlage zusätzlich: – Bauchlage – Beckenlift	Entspannungsreise
6	Vertiefung Core – M. multifidi	Mobilisationen	• Training Stand • Core in Rückenlage zusätzlich: – Kniestand – Unterarmstütz	Sumo + Wade
7–11	Atmung Fragen beantworten	Mobilisationen	Stand und Rückenlage immer weitere ausgewählte Übungen in angemessen hoher Intensität	5 Pflichtdehnbereiche + freie Wahl Entspannungsreise
12	Core als Hausaufgabe Fragen Danke Ausblick	Mobilisationen	richtiger Aufbau und Umsetzung der Grundübungen	Technik der 5 Pflichtdehnbereiche

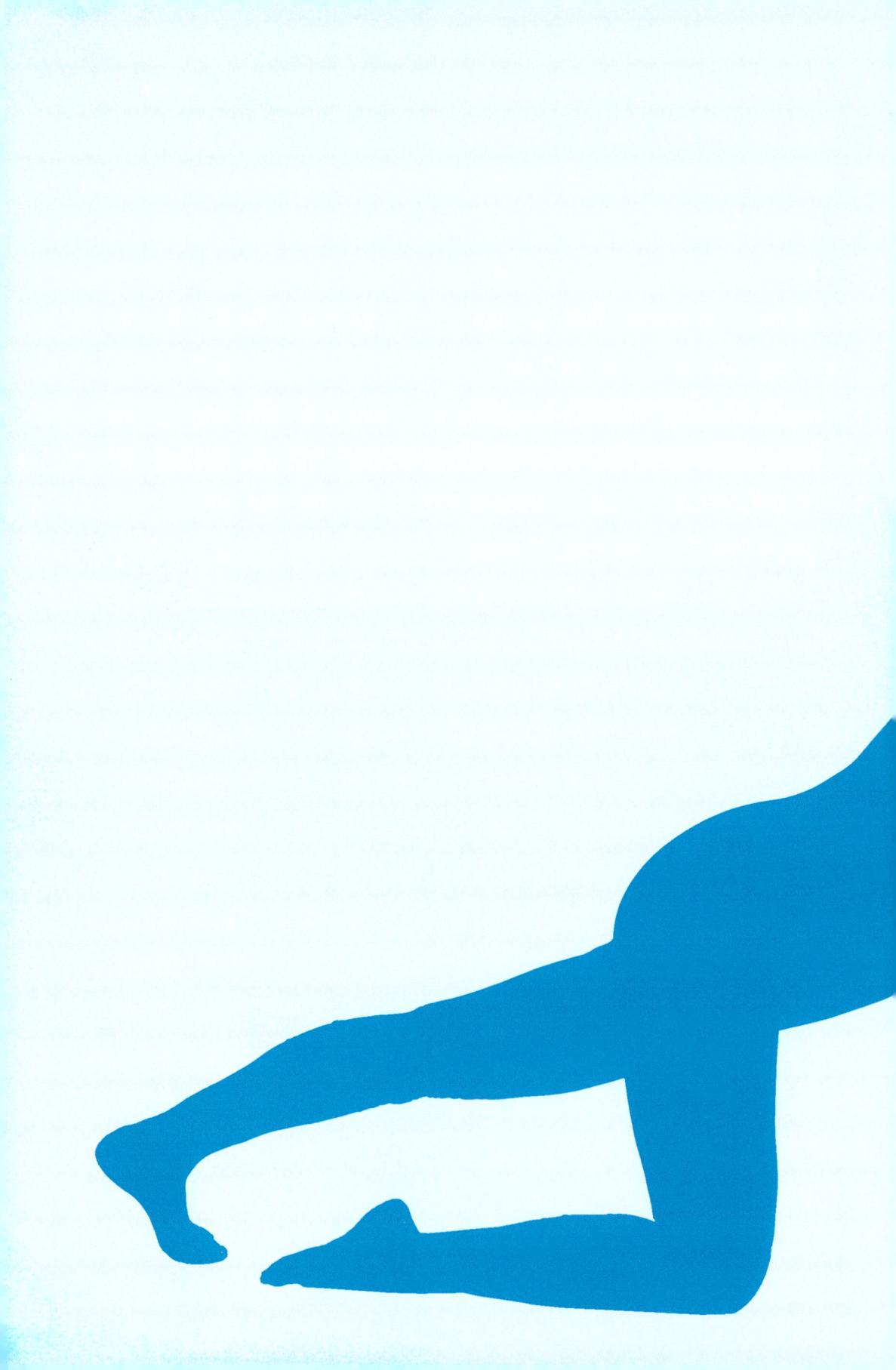

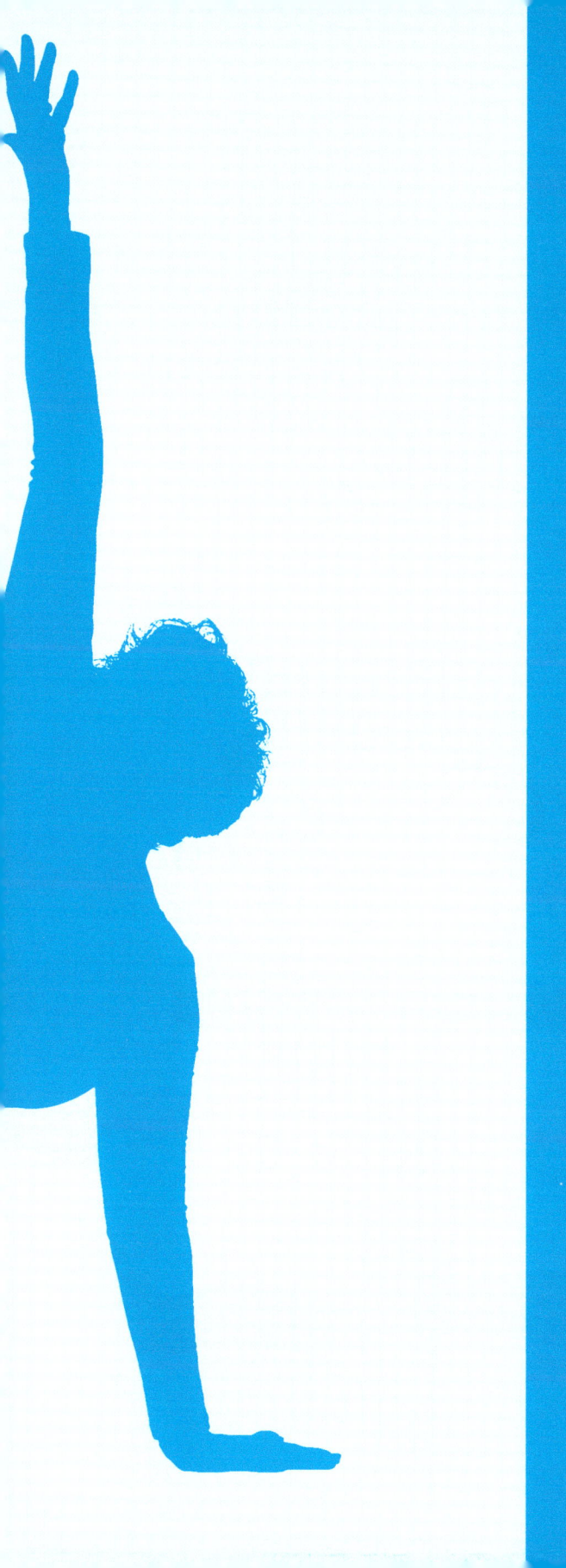

Praxis

6 Technik

Folgende Grundpositionen und Referenzpunkte sind für die Ausführung der Übungen im Praxisteil wichtig.

Beckenpositionen

Die Bezeichnung Becken kippen, Becken aufrichten sowie neutrales Becken gilt in allen Ausgangspositionen. Dabei führt eine Beckenaufrichtung immer zu einer Entlordosierung und Beugung im Rumpf und die Beckenkippung zu einer tieferen Lordose und als weiterlaufende Bewegung zu einer Streckung im Rumpf.

▶ **Abb. 6.1 a**: aufgerichtetes Becken, **b**: neutrales Becken, **c**: gekipptes Becken

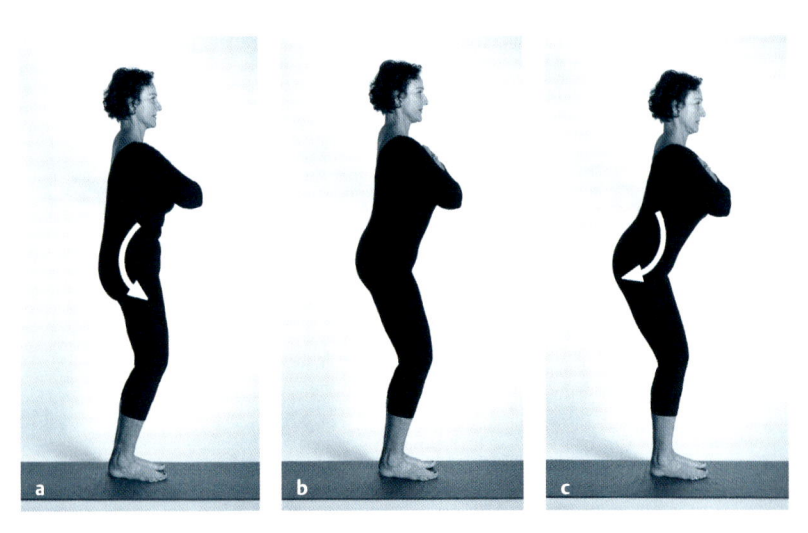

▶ Abb. 6.1 a – c

▶ **Abb. 6.2 a**: aufgerichtetes Becken, **b**: neutrales Becken, **c**: gekipptes Becken bzw. Rippenschub

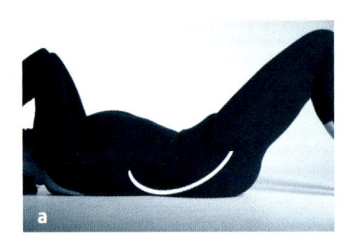

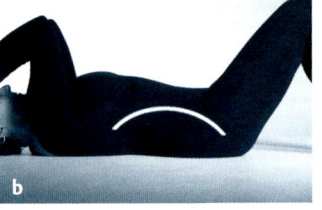

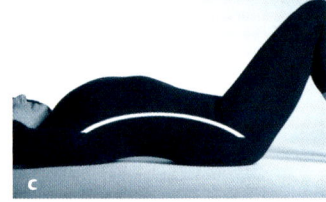

▶ Abb. 6.2 a – c

Spurbreite in der neutralen Körperhaltung

Die Mitte des Fußgelenks steht unter dem Hüftgelenk (▶ **Abb. 6.3**).

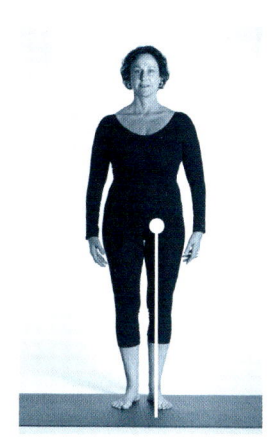

▶ Abb. 6.3

Spurbreite in der Grätschposition

In der Arbeitstiefe stehen die Unterschenkel mehr oder weniger senkrecht (▶ **Abb. 6.4**).

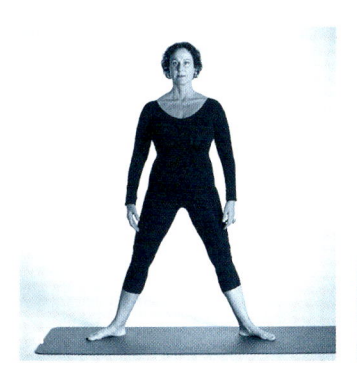

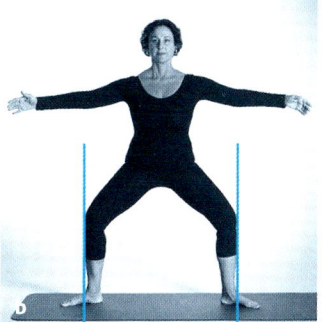

▶ Abb. 6.4 a, b

Bewegungsachsen – Bewegungsebenen

Ausgehend von der aufrechten Haltung werden die Beine in den physiologischen Achsen, die Hüft-, Knie- und die Fußachsen konsequent so korrekt wie möglich geführt (Flexions-, Extensionsachsen).

Beinachsen – Referenzpunkte für die Beinachsen

Referenzpunkte für die Beinachsen: Mitte Kniescheibe über zweitem Zeh (▶ Abb. 6.5)

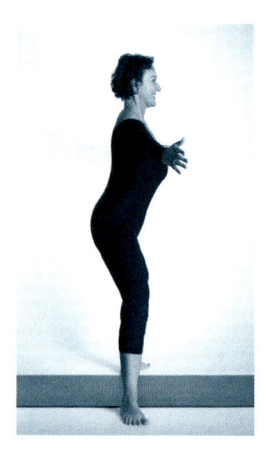

▶ Abb. 6.5

Sabotage der Beinachsen:
- Spurbreite ist zu breit.
- 3-Punkte-Belastung der Füße stimmt nicht.
- Beckenstellung ist nicht neutral, sondern aufgerichtet.
- Oberkörper im Überhang (Senkrechtstand)
- Arme hinter Körperlängsachse
- Rotation im Unterschenkel (wird gerne von Tänzern gemacht)

Anpassungen oder Kompromisse sind bei Fehlformen bzw. Pathologien angebracht.

Schulter-, Armachsen – Referenzpunkte für die Armachsen

Bei der Armführung wird aus der Schulterblattebene heraus gearbeitet. Der Winkel der Schulterblattebene entsteht aus der Position des Schulterblattes (Schulterblattgräte) auf dem Thorax.
Die Position des Schulterblattes hängt von 3 Dingen ab:
- Thoraxform – Form der Rippen bzw. Tiefe des Brustkorbes
- Körperhaltung – Form der BWS
- Aktivierungsmuster der Schultergürtelmuskulatur

Um die Schulterblattposition zu optimieren, muss von der dynamischen Streckung der BWS aus das Schulterblatt neutral platziert sein (wenn willkürliche Ansteuerung, dann sanft, „low load").

Um das Schultergelenk, den Schultergürtel und den Thorax so neutral wie möglich zu halten, werden während der Übungen die Arme immer vor der Körperlängsachse platziert.

▶ **Abb. 6.6 a**: Arme neutral, **b**: Arbeitsposition, **c**: Arme seitlich, **d** und **e**: Arme in V-Position

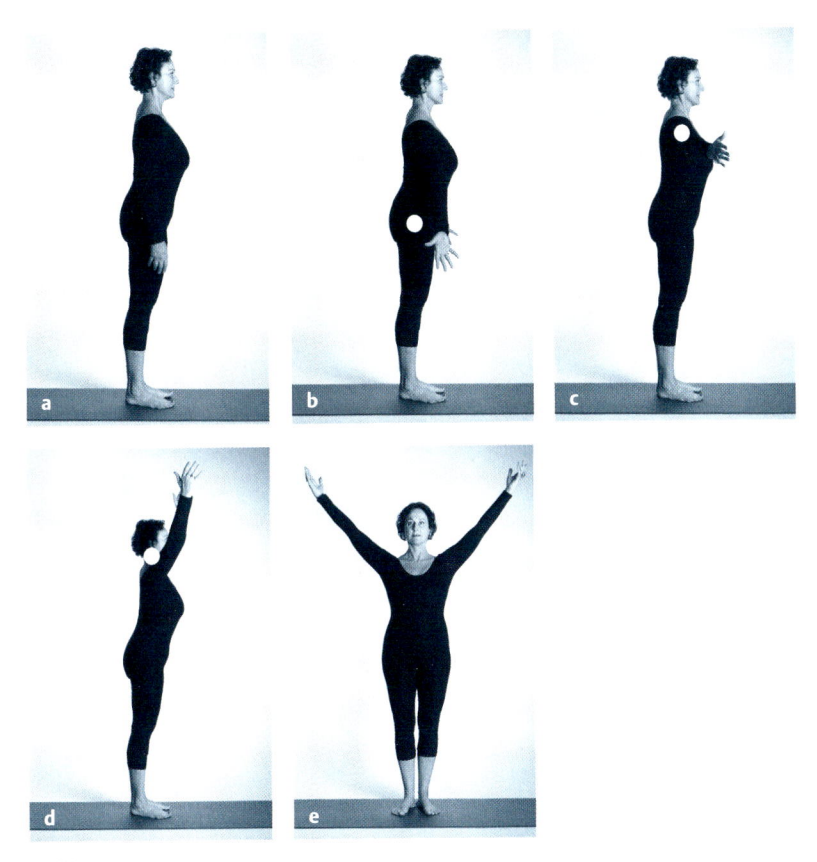

▶ Abb. 6.6 a – e

Sabotage der Armachsen:
- Arme hinter der Körperlängsachse
- Rippenschub nach vorne
- BWS überstreckt („endrange")
- BWS gebeugt
- Schulterblattzug nach hinten/unten

Anpassungen oder Kompromisse sind bei Fehlformen bzw. Pathologien angebracht.

Armhöhe in der Seitposition

Werden die Arme seitlich am Körper positioniert, soll das Handgelenk tiefer sein als das Schultergelenk, sodass die Schulterblätter neutral und die Schulterblatt-Heber-Muskeln entspannt bleiben können (▶ **Abb. 6.7**).

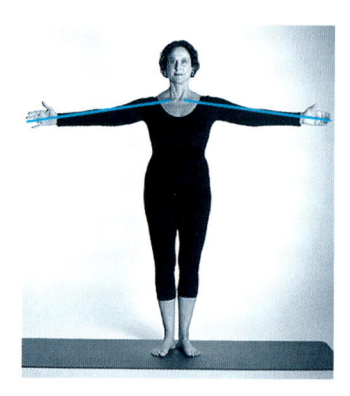

▶ Abb. 6.7

Einbeinstand

Wird die Unterstützungsfläche verkleinert und im Einbeinstand gearbeitet, dann soll die Fußposition so gewählt werden, dass jederzeit der Boden berührt werden kann und ein Verlust des Gleichgewichts zu großen Ausweichbewegungen führt (▶ **Abb. 6.8**). Das Gleichgewicht soll mit kleinen Bewegungen über das Standbein und einer guten Core-Spannung erhalten bleiben.

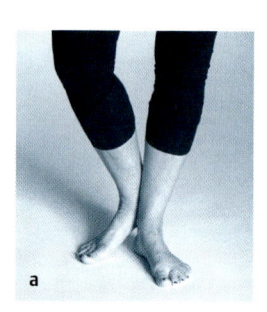

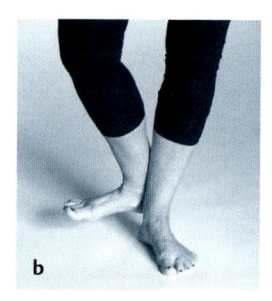

▶ Abb. 6.8 a, b

7 Übungen zur Verbesserung der Körperwahrnehmung

Die Selbstwahrnehmung kann jederzeit und überall vertieft und verbessert werden – durch Innehalten und Beobachten, Empfinden. Bewusstes Beobachten seiner Körperhaltung in unterschiedlichen alltäglichen Situationen bringt diese immer deutlicher ins Bewusstsein und macht Veränderung möglich. Auch werden durch eine solche Selbsterforschung Zusammenhänge zwischen Gedanken, Gefühlen und der dazugehörigen Haltung, später vielleicht sogar der Atmung transparent.

Diese Erforschung braucht nicht viel Zeit, sondern Regelmäßigkeit und Achtsamkeit. Je tiefer man in Dinge versunken ist, je stärker eine Dynamik beeinflusst, je dringlicher Emotionen sind, desto interessanter ist es, innerlich und äußerlich einfach einen Moment innezuhalten, Abstand zu gewinnen und wahrzunehmen.

Was in diesen Momenten erkannt werden kann, ändert nicht nur die Körperhaltung, sondern ermöglicht ein Verständnis für innere Strukturen.

Innehalten – Nachspüren in Alltag

Kleine Rituale im Alltag erleichtern das Erinnern an das Innehalten, z. B. immer wenn
- ein Telefongespräch abgeschlossen ist,
- der PC ein Signal gibt, dass ein E-Mail angekommen ist,
- man eine bestimmte Farbe sieht,
- eine Arbeit abgeschlossen ist,
- man etwas Besonderes wahrnimmt, das z. B. besonders laut, eng oder hektisch usw. ist,
- man den Wecker stellt,
- man sich mit Symbolen umgibt, die für einen selbst das „Nach-innen-Schauen" repräsentieren.

Innehalten – Nachspüren im Training

Was Teilnehmer besonders genießen, sind Entspannungs- bzw. Körperwahrnehmungsübungen (▶ **Abb. 7.1**). Das kann eine Körperreise sein, eine Mentalgeschichte, eine Entspannungsübung.

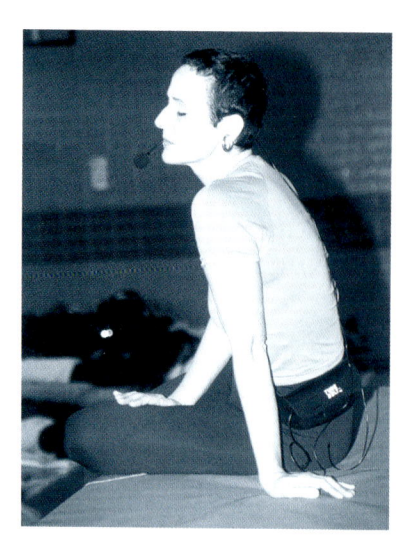

▶ Abb. 7.1

Die Teilnehmer können zur Körperwahrnehmung innehalten und die aufrechte Haltung wahrnehmen, die Auflagefläche der Füße, die Körperlängsspannung, die Atmung – mit geöffneten Augen, mit geschlossenen Augen (▶ **Abb. 7.2**).

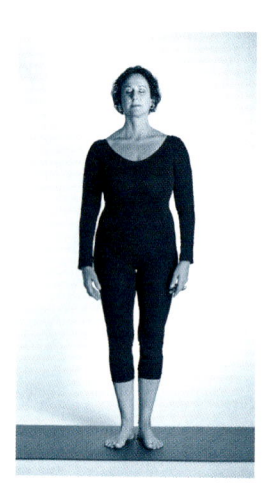

▶ Abb. 7.2

Für eine Körperreise oder eine Mentalreise eignet sich eine gestreckte Rückenlage am besten, die Arme können in unterschiedlicher Höhe außenrotiert platziert werden, sodass die Position angenehm, entspannend und öffend ist (▶ **Abb. 7.3**).

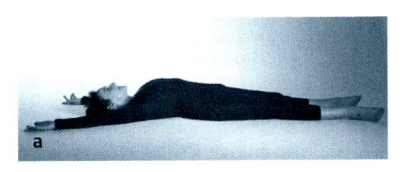

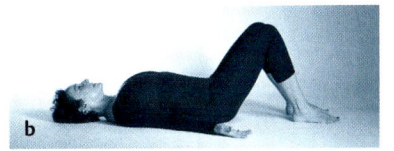

▶ Abb. 7.3 a, b

Zur Körperwahrnehmung können auch Minimalbewegungen ausgeführt werden, z. B. die Beckenuhr nach Gerda Alexander. Stellen Sie sich an der Decke ein großes Zifferblatt vor, das Zentrum vis-à-vis des Bauchnabels, dann wird das Becken in unterschiedliche Zeitpositionen gebracht, z. B. von 6 Uhr nach 12 Uhr, dann von 7 Uhr nach 13 Uhr usw. Die gleiche Übung kann auch mit dem Brustkorb und mit dem Kopf durchgeführt werden.

8 Entspannungspositionen

Alle folgenden Positionen eignen sich, um zwischen den Übungen Entspannungsphasen einzubauen.

Entspannung in Rückenlage

▸ **Abb. 8.1 a**: In der Rückenlage sollen die Arme, solange das angenehm ist, in einer V-Position liegen, anschließend können die Arme außenrotiert neben dem Becken oder die Hände auf dem Bauch platziert werden.

▸ **Abb. 8.1 b**: Gegebenenfalls die Füße aufstellen, sei es, um die LWS zu entlasten oder um kleine Bewegungen mit dem Becken in die Entspannung einzufügen.

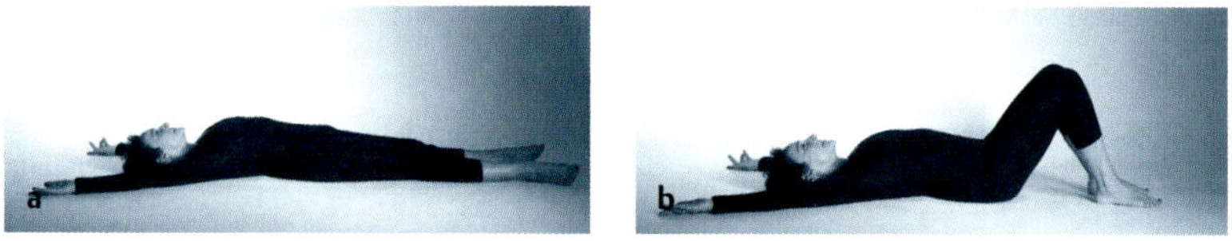

▸ Abb. 8.1 a, b

In der Rückenlage werden, speziell nach einer ausgiebigen Core- bzw. Bauchsequenz, die Beine an den Körper herangezogen und entweder an den Schienbeinen (▸ **Abb. 8.2**) oder an den Oberschenkeln gehalten.

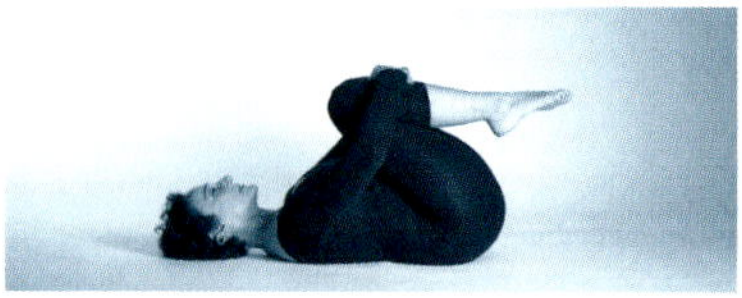

▸ Abb. 8.2

Entspannung mit Beckenlift

Der Beckenlift in der breiten Spurbreite eignet sich besonders, um den Beckenboden bewusst zu entspannen (▸ **Abb. 8.3**). Als Variante kann der Beckenboden nochmals angesteuert und nach innen gezogen und anschließend bewusst entspannt werden.

Die Position ist auch für die Organe im Bauch und für den Transversus eine Wohltat.

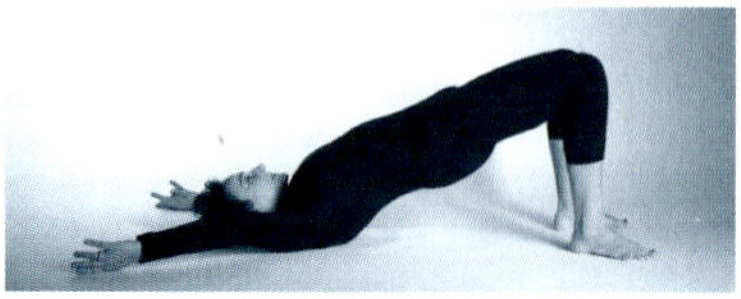

▸ Abb. 8.3

Entspannung in Seitlage

Die Entspannung in der Seitlage eignet sich, um die LWS mit minimaler Bandscheibenbelastung zu beugen. Der Kopf soll auf dem Arm liegen (▶ **Abb. 8.4**).

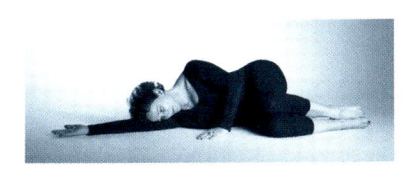

▶ Abb. 8.4

Entspannung im Fersensitz

Der Fersensitz mit gestreckter BWS bzw. dem Gesäß in der Luft (▶ **Abb. 8.5 a**) eignet sich für die Teilnehmer, welche die Knie nicht mehr maximal beugen können. In einer weiteren Version (▶ **Abb. 8.5 b**) kann die LWS gebeugt und gleichzeitig abgestützt werden.

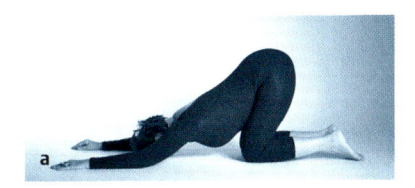

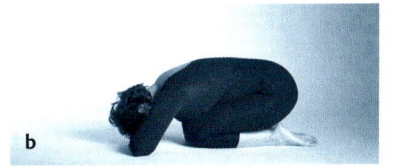

▶ Abb. 8.5 a, b

Entspannung in Bauchlage

In der Bauchlage sollen die Beine außenrotiert mit angenehmer Spurbreite, die Schultern replatziert und die Stirn auf den Handrücken liegen (▶ **Abb. 8.6**).

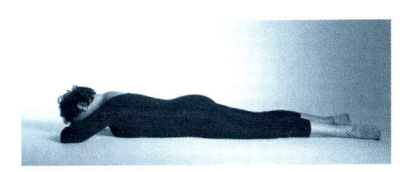

▶ Abb. 8.6

8 – Entspannungspositionen

Entspannung im Stand

Als Abschluss einer Standsequenz kann eine Streckung mit weiterlaufender Bewegung im Kopf ausgeführt werden. Die Arme müssen vor der Körperlängsachse sein (▶ **Abb. 8.7**). Die Position kann mit einer langsamen und tiefen Atembewegung ergänzt werden.

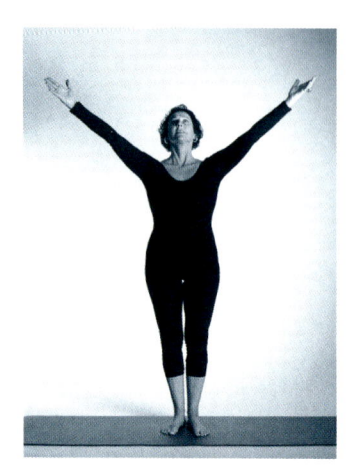

▶ Abb. 8.7

Entspannung mit dem AeroStep XL

In der Bauchlage auf dem Aero-Step XL sollen die Beine in einer angenehmen Spurbreite liegen und der Kopf über die Stirn gut abgestützt sein (▶ **Abb. 8.8**).

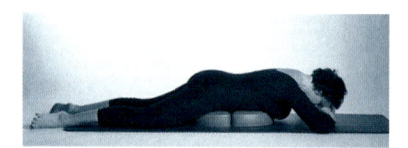

▶ Abb. 8.8

Entspannung mit dem Ball

Die Streckung und die Beugung auf dem großen Ball oder wie hier auf dem Pendelball (▶ **Abb. 8.9**) eignet sich, um die Wirbelsäule in den Positionen zu entlasten. Besonders wichtig ist eine Entspannung in der Streckung, wenn im Voraus eine anhaltende Beugung stattgefunden hat (z. B. Garten- oder Büroarbeit).

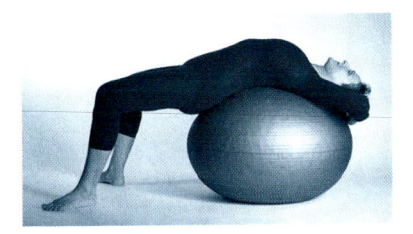

▶ Abb. 8.9

Möchte jemand in der Beugung entspannen, ist in dieser Version über den Ball die Wirbelsäule schön geschützt (▶ **Abb. 8.10**).

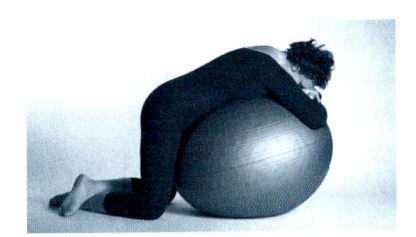

▶ Abb. 8.10

Entspannung mit dem Dynair-A

Die Entspannungspositionen auf dem Dynair-A sind besonders beliebt, weil die Luftkissen des Dynair-A den ganzen Körper in angenehme feine Schwingungen versetzen (▶ **Abb. 8.11**).

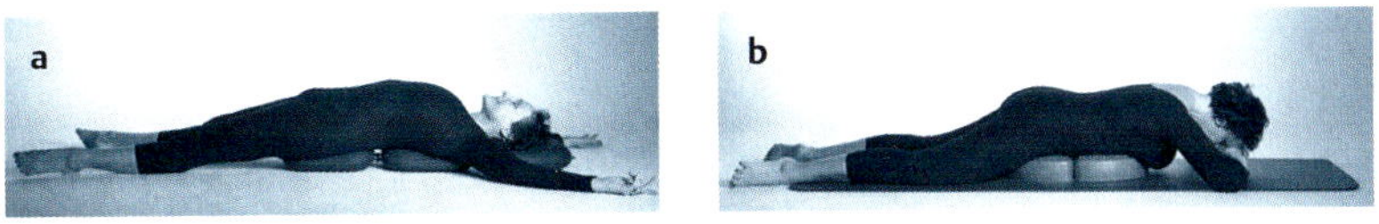

▶ Abb. 8.11 a, b

9 Mobilisationsübungen

Mobilisationen sind für die Gelenke sowie für die Bewegungskontrolle äußerst wertvoll. Sie aktivieren die Produktion der Gelenkflüssigkeit und regen, abgesehen vom gesamten Stoffwechsel, besonders den Gelenkstoffwechsel an.

Die isolierten Bewegungen mit gleichzeitig kontrollierter Ausgangsstellung dienen zusätzlich dem Bewegungslernen, der Bewegungskontrolle. Mobilisationen können zum Aufwärmen oder als Entspannungspausen eingesetzt werden.

Die großen Bewegungen eignen sich auch als Ausgleichsbewegungen zu monotonen Alltagshaltungen.

Mobilisationen werden langsam und kontrolliert im maximalen Bewegungsradius ausgeführt. Alle Bewegungen, in allen möglichen Freiheitsgraden des betreffenden Gelenks, werden empfohlen.

Um in den einzelnen Übungen weiterlaufende Bewegungen zu kontrollieren, können Gelenke bewusst stabilisiert oder eine ausgleichende Gegenbewegungen initiiert werden.

Beispiel Rumpfrotation: Um eine weiterlaufende Bewegung des Oberkörpers in den Hüft- und Kniegelenken zu verhindern, kann das Becken entweder bewusst stabilisiert oder eine Gegenrotation vom Becken aus initiiert werden.

Die hier vorgestellte Auswahl kann unendlich ergänzt und erweitert werden.

9.1 Mobilisationen der Wirbelsäule Richtung Beugung und Streckung

Die große Mobilisation der Wirbelsäule unterteilt sich in 2 Bewegungen, in eine abgestützte Beugung und in eine kraftvolle Streckung.

Wirbelsäulenmobilisation aus der Grätschposition

▶ **Abb. 9.1 a**: Aus einer Grätschposition mit gebeugten Knien den Oberkörper nach vorne neigen, die Hände sind außenrotiert abgestützt.
▶ **Abb. 9.1 b + c**: Die Beugung wird vom Becken aus initiiert, dann vom Becken aus zurück nach neutral; die Hände neu platzieren und sich kraftvoll in eine maximale BWS-Streckung schieben, dann zurück nach neutral. Der Kopf bewegt sich in der weiterlaufenden Bewegung der Wirbelsäule.

Besonderes: In der Beugung soll das Körpergewicht auf den Oberschenkeln abgestützt sein, um die Scherbelastung auf die Bandscheiben zu minimieren. In der Streckung bleibt das Becken neutral, die Initialbewegung kommt aus der BWS.

9.1 Mobilisationen der Wirbelsäule Richtung Beugung und Streckung

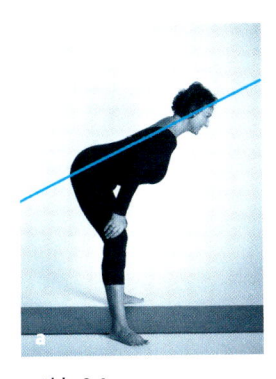

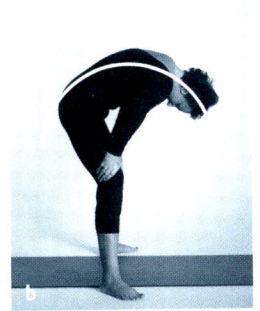

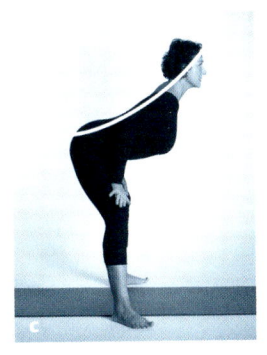

▶ Abb. 9.1 a – c

Variante: Wirbelsäulenmobilisation in schmaler Spurbreite: In der schmalen Spurbreite ist die Beckenbewegung gebremst, somit ist der mögliche Bewegungsweg in die Beugung wie in die Streckung kleiner.

Wirbelsäulenmobilisation in Sumo-Position

In der Sumo-Position wird der Bewegungsweg noch kleiner, die Bewegungen können kraftvoll und gut abgestützt ausgeführt werden (▶ **Abb. 9.2**).

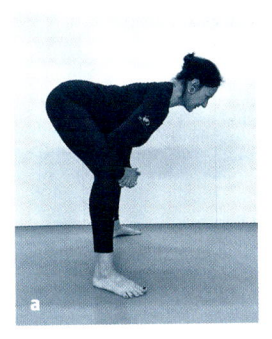

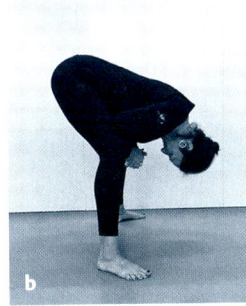

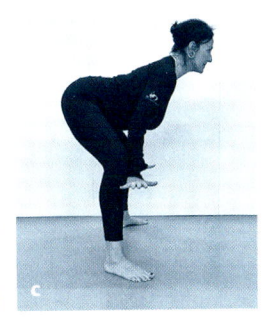

▶ Abb. 9.2 a – c

Mini-Wirbelsäulen-Mobilisation

Ausgangspositionen: Grätschposition, schmale Spurbreite
Über eine kleine weiche Beckenbewegung die LWS mobilisieren (▶ **Abb. 9.3**).

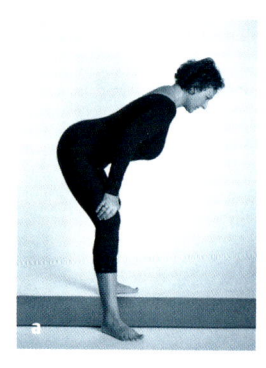

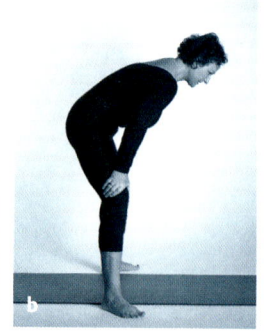

▶ Abb. 9.3 a, b

Wirbelsäulenmobilisation im 4-Füßler

Die Ausgangsposition 4-Füßler eignet sich ganz besonders für Mobilisationen in die Beugung in einem Rückentraining, weil die Scherbelastungen der Bandscheiben minimal sind: aus neutral in die maximale Beugung, zurück nach neutral, in die Streckung und zurück nach neutral (▶ **Abb. 9.4**).

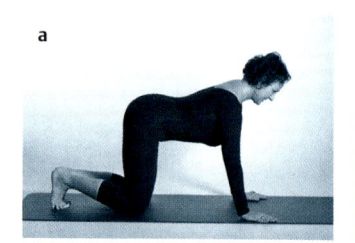

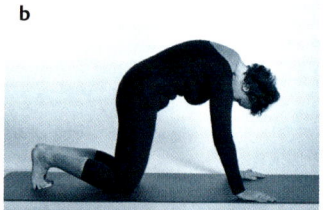

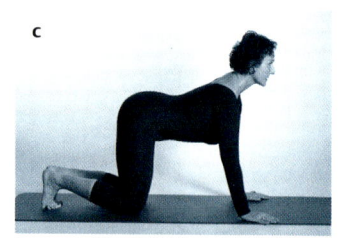

▶ Abb. 9.4 a – c

Mobilisation im Unterarmstand

Auch der Unterarmstand eignet sich für die Wirbelsäulenmobilisation, obwohl der Bewegungsweg der Wirbelsäule in die Streckung wie in die Beugung eingeschränkt ist: aus neutral in die Beugung, zurück nach neutral, dann so viel BWS-Streckung wie möglich (▶ **Abb. 9.5**).

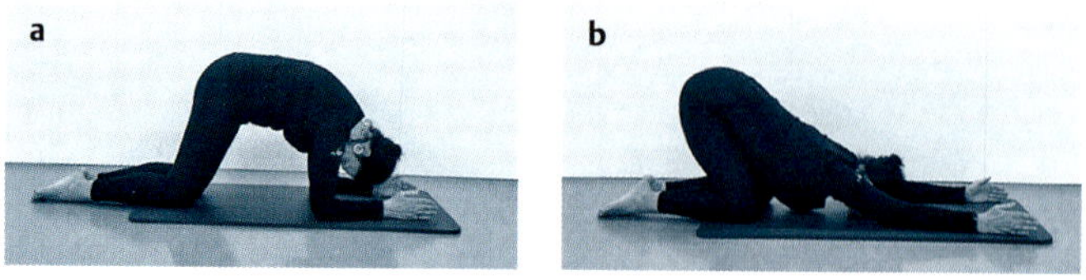

▶ Abb. 9.5 a, b

BWS-Mobilisation

Soll der Akzent der Mobilisation in der BWS sein, dann eignet sich eine Abstützung, z. B. mit einem Ball. Die Initialbewegung findet jetzt in der BWS statt (▶ **Abb. 9.6**).

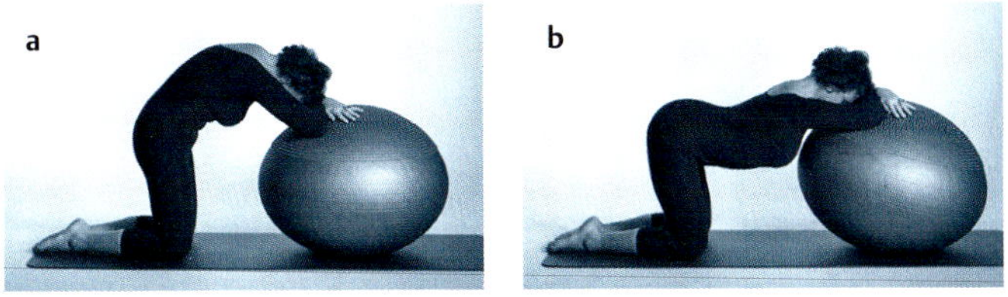

▶ Abb. 9.6 a, b

Im umgekehrten V ist die Bewegung in der LWS gebremst und kann präzise aus der BWS erarbeitet werden. Die Übung soll mit gebeugten Knien durchgeführt werden (▶ **Abb. 9.7**).

Besonderes: Die Ausgangsposition ist anspruchsvoll, braucht angemessene Beweglichkeit.

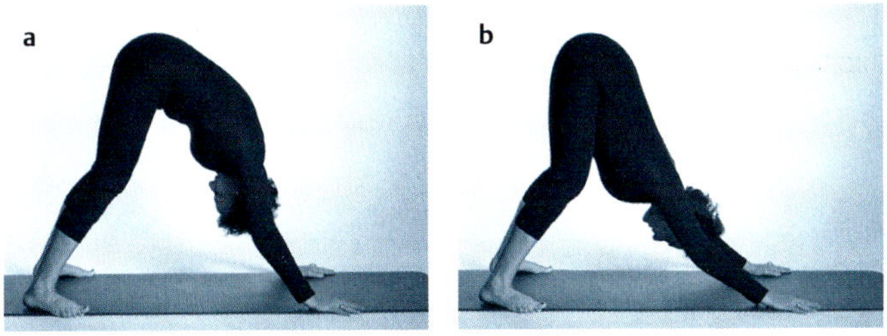

▶ Abb. 9.7 a, b

Wirbelsäulenmobilisationen in Richtung Seitneigung

Die Seitneigung wird mit gestrecktem Oberkörper kontrolliert und aufrecht durchgeführt (▶ **Abb. 9.8**).

Besonderes: Ausweichbewegungen in Richtung Beugung und in den Überhang vermeiden.

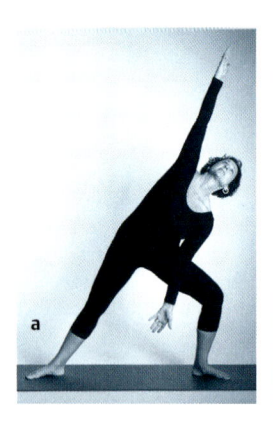

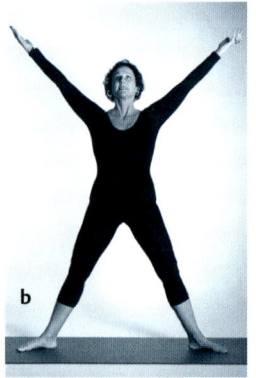

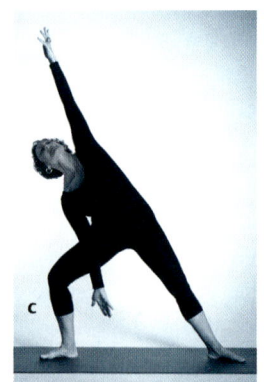

▶ Abb. 9.8 a – c

Streckung in Seitneigung

Variante A: Beine und Becken ruhig, Zug nach oben über Rumpf und Arme (▶ **Abb. 9.9**)
Variante B: Das Becken und die Beine machen eine weiterlaufende Bewegung.
Besonderes: Trotz Zug nach oben muss der Schultergürtel replatziert bleiben.

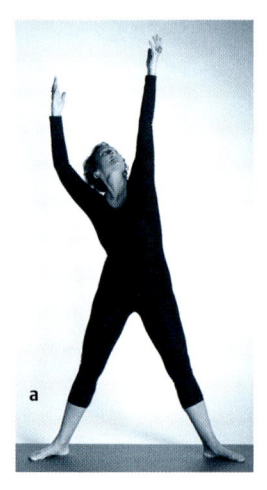

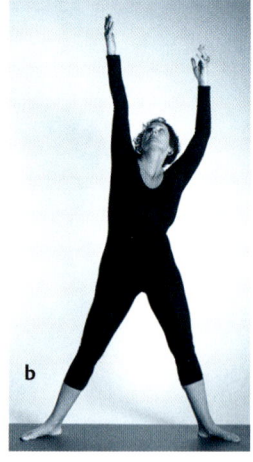

▶ Abb. 9.9 a, b

Wirbelsäule, Rotation, Kontrolle

Aus der Grätschposition, die Hände auf dem Brustbein aufgelegt, den Thorax in unterschiedlichen Tempi rotieren. Der Kopf bleibt ruhig vorne. Kontrollpunkt sind die Knie, die absolut ruhig bleiben müssen (▶ **Abb. 9.10**).

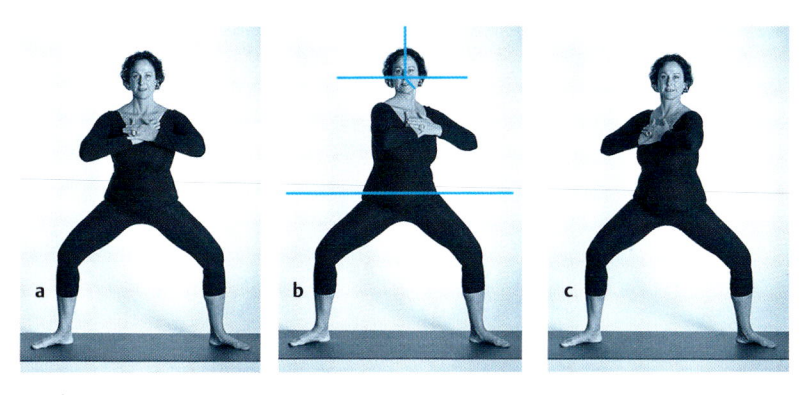

▶ Abb. 9.10 a – c

Besonderes: Rotationsbewegungen der Wirbelsäule bedingen eine gute Kontrolle der anderen Körpersegmente. Die rotatorische Mobilisation wird in der aufrechten Körperhaltung ausgeführt, dort ist der Rotationsradius am größten, die Belastung am kleinsten, die Bewegung am freiesten.

Weitere Varianten: Beide Ausführungen, Hände auf dem Brustbein sowie lange Arme, eignen sich auf dem Ball, auf einem Stuhl oder aus dem Kniestand; in allen 3 Varianten ist die Becken- und Kniekontrolle erheblich einfacher.

9.2 Mobilisationen für die Schultern und den Brustkorb

Seitneigung, Rotation, Flexion

Es werden die Bewegungsrichtungen Seitneigung, Rotation, Flexion sowie der vordere Halbkreis empfohlen, solange die Körperspannung aufrechterhalten werden kann (▶ **Abb. 9.11**).

Besonderes: Vom hinteren Halbkreis wird wegen der schwierigen Bewegungskontrolle abgeraten.

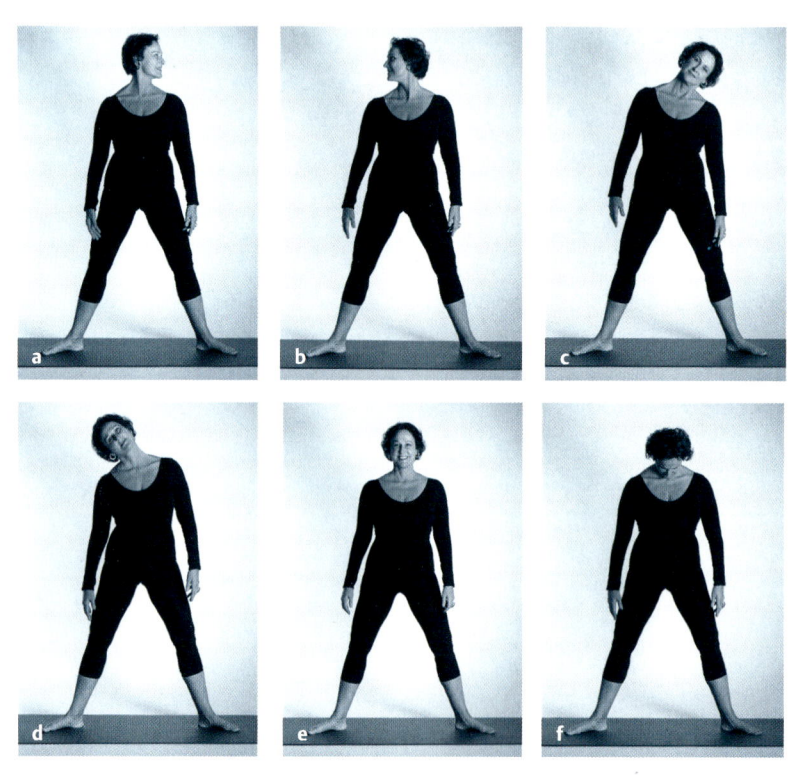

▶ Abb. 9.11 a – f

9.3 Mobilisationen für die Schultern und den Brustkorb

Thorax vor und zurück

Für die Thoraxbewegung werden die Hände auf die Leiste gelegt, die Bewegung wird aus der BWS initiiert. Der Brustkorb soll so weit wie möglich nach vorne geschoben und nach hinten gezogen werden (▶ **Abb. 9.12**).

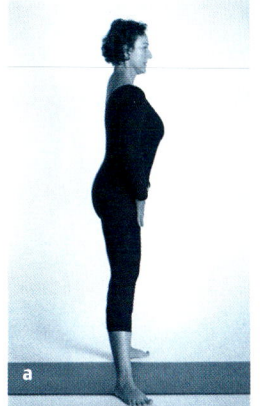

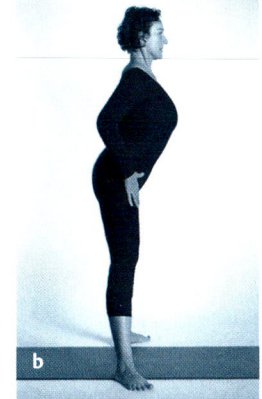

▶ Abb. 9.12 a, b

Schulter heben und senken

Die Arme außenrotiert vor der Körperlängsachse platzieren, dann Schultern heben und senken (▶ **Abb. 9.13**).

Besonderes: Der Bewegungsakzent wird unten gesetzt.

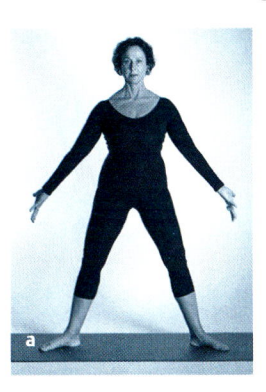

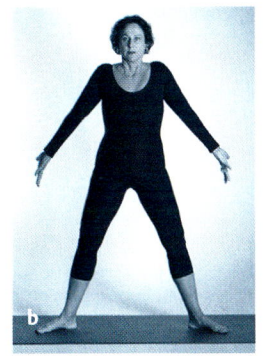

▶ Abb. 9.13 a, b

Schulterkreis

Aus neutraler Armposition den Schulterkreis ausführen (▶ **Abb. 9.14**).
   Besonderes: Der Akzent wird hinten und unten gesetzt.

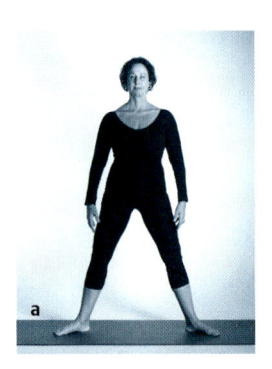

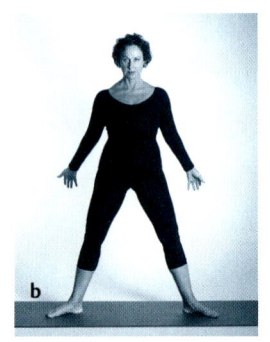

▶ Abb. 9.14 a, b

Außenrotation der Arme

Vor der Körperlängsachse die Arme in die maximale Außenrotation drehen und in die Länge ziehen (▶ **Abb. 9.15**).
   Besonderes: wenig Innenrotation

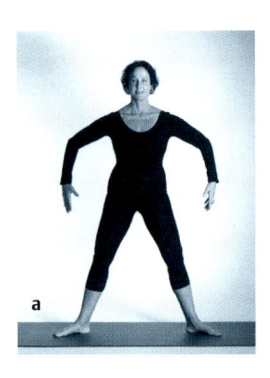

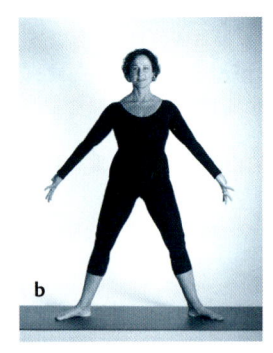

▶ Abb. 9.15 a, b

9.4

Mobilisationen für das Becken und das Hüftgelenk

Lateralflexion im Becken

Durch die Bewegung des Beckens findet eine Mobilisation in der LWS und im Hüftgelenk statt. Wird der Rumpf ruhig gehalten, können die Bewegungen ganz gezielt im Hüftgelenk ausgeführt werden, als Ausgangspositionen empfehlen sich die aufrechte Haltung sowie die Neigepositionen (▶ **Abb. 9.16**).
   Besonderes: Das Becken und die Lordose müssen neutral bleiben, sodass die Beinachsen nicht sabotiert werden.

9.4 Mobilisationen für das Becken und das Hüftgelenk

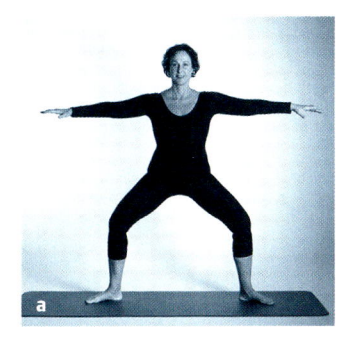

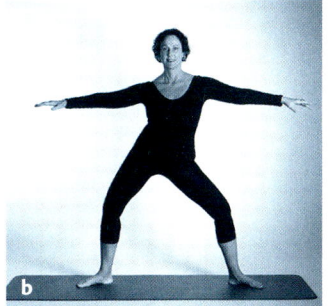

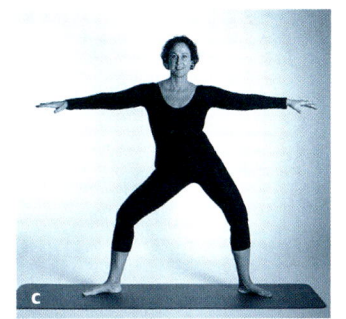

▶ Abb. 9.16 a – c

Gewichtsverlagerung
In den Gewichtsverlagerung die Beinachsen gut kontrollieren (▶ **Abb. 9.17**).

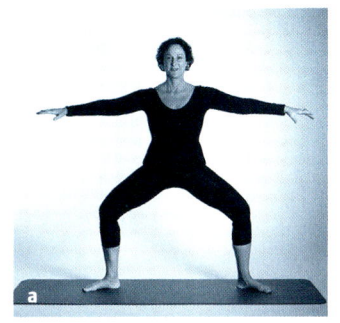

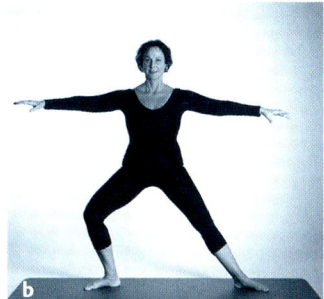

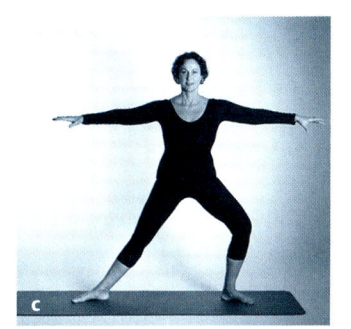

▶ Abb. 9.17 a – c

Hüftgelenksmobilisation aus der Neigung
Aus der Neigung mit neutralem Rumpf das Becken zur Seite schieben, der Körperschwerpunkt bleibt in der Mitte (▶ **Abb. 9.18**).
  Besonderes: Längsspannung im Rumpf und Lordose aufrechterhalten.

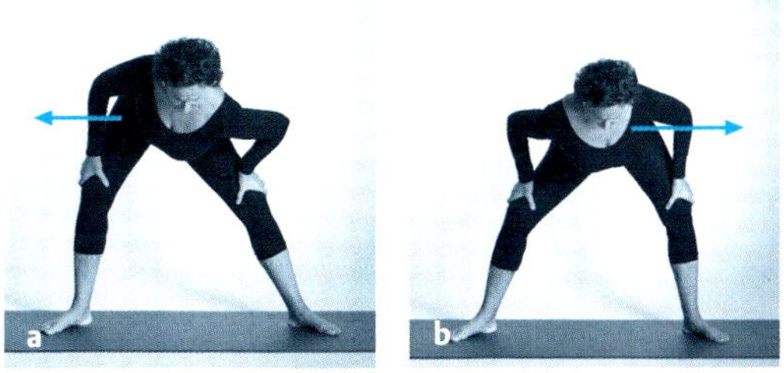

▶ Abb. 9.18 a, b

Erweiterung: Hüftgelenksmobilisation aus der Neigung mit Gewichtsverlagerung: Die Bewegung wird aus dem Becken initiiert, anschließend zusätzlich den Körper zur Seite verschieben (▶ **Abb. 9.19**).

Besonderes: Längsspannung im Rumpf und Lordose aufrechterhalten.

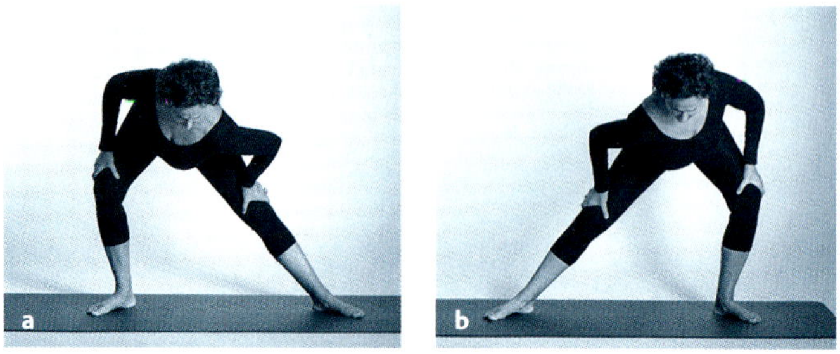

▶ Abb. 9.19 a, b

9.5
Entspannende Mobilisationen Becken/seitliche Rumpfmuskulatur

Bauchlage
Aus der Bauchlage mit außenrotierten Beinen abwechselnd ein Bein in die Länge ziehen, sodass es eine Lateralflexion im Becken gibt (▶ **Abb. 9.20**).

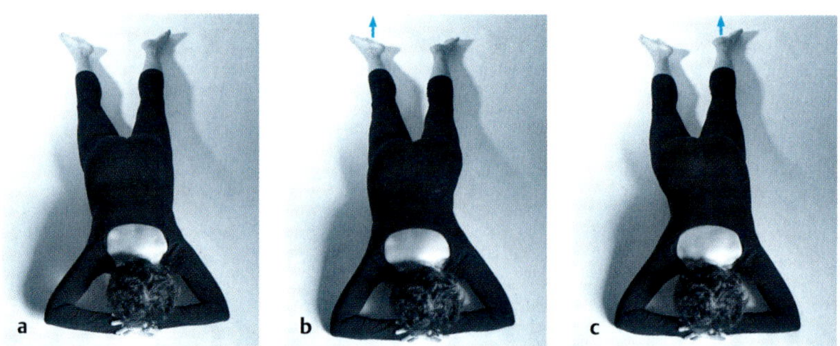

▶ Abb. 9.20 a – c

Thorax zur Seite neigen, Becken seitlich mobilisieren

Zur Steigerung den Thorax zur Seite neigen und das Gegenbein in die Länge ziehen (▶ Abb. 9.21).

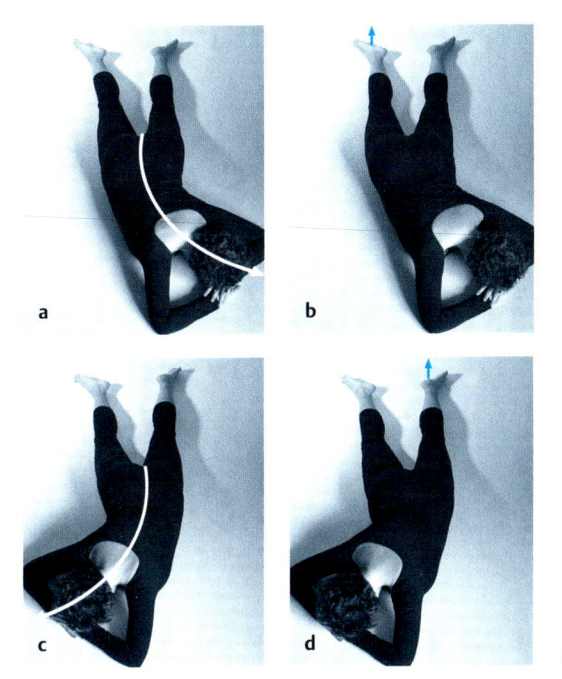

▶ Abb. 9.21 a – d

Mobilisation und Entspannung LWS/BWS/HWS

Aus der Schmetterlingsposition ein Bein überkreuzen und in die Länge ziehen, die Bewegung bis in die HWS weiterlaufen lassen, die Bewegung größer werden lassen (▶ Abb. 9.22).

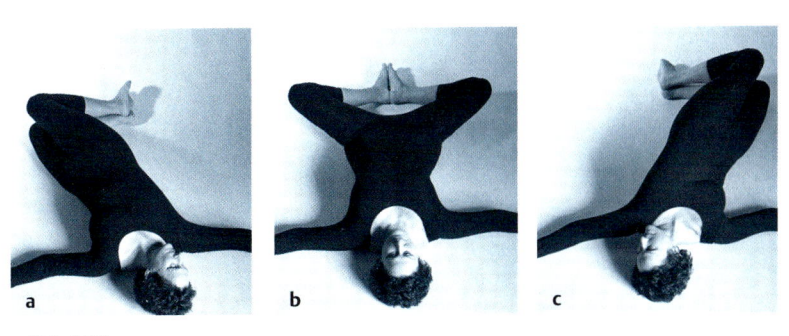

▶ Abb. 9.22 a – c

Mobilisation und Entspannung HWS

Mit neutralem Rumpf, die Arme außenrotiert, über den Hinterkopf rollen, eine weiche Bewegung größer werden lassen (▶ **Abb. 9.23**).

Variante: Am Bewegungsende bleiben, atmen, entspannen.

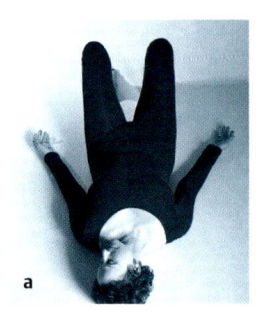

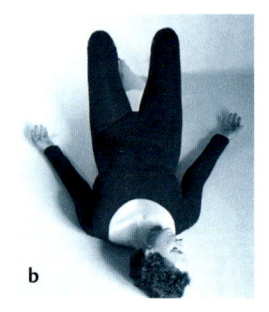

▶ Abb. 9.23 a, b

10 Übungen zur Verbesserung der Koordination

Die Bewegungskoordination verbessern heißt, bestimmte Körpersegmente isoliert bewegen bzw. kontrollieren zu können, während andere entweder stabil gehalten oder sogar einen anderen Bewegungsauftrag erfüllen müssen.

Eine weitere koordinative Leistung ist die willkürliche Ansteuerung der lokalen Stabilisatoren und die Gleichgewichtskompetenz. Die Fähigkeit der willkürlichen Ansteuerung der lokalen Stabilisation (Core-Reprint) wird auf ▶ S. 201 ff. und die Übungen zur Haltungskontrolle werden auf ▶ S. 159 ff. aufgezeigt, hier werden Gleichgewichts- und Koordinationsübungen vorgestellt.

10.1

Verbesserung des Gleichgewichts

Die Schulung des Gleichgewichts bewirkt immer gleichzeitig auch eine Verbesserung der Informationsverarbeitung (Sensomotorik), also der Basis für die Koordination.

Um das Gleichgewicht zu verbessern, kann entweder die Unterstützungsfläche verkleinert, eine instabile oder labile Unterlagenfläche gewählt oder beides zusammen kombiniert werden.

Körperhaltung und Gleichgewicht
▶ **Abb. 10.1 a**: Haltungsaufbau, Wahrnehmung
  Erweiterung: mit geschlossenen Augen
▶ **Abb. 10.1 b**: Haltungsaufbau im Einbeinstand (Vorfuß auf Boden oder abgehoben, je nach persönlicher Möglichkeit)
  Erweiterung: Wahrnehmung mit geschlossenen Augen (Vorfuß am Boden oder abgehoben, je nach persönlicher Möglichkeit)

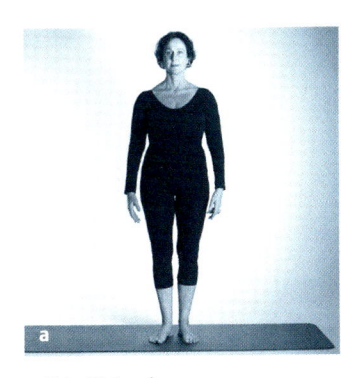

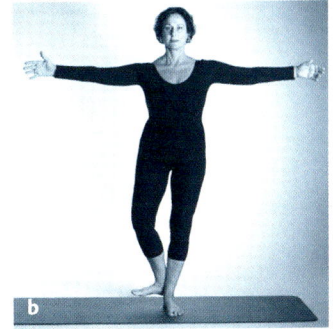

▶ Abb. 10.1 a, b

10 – Übungen zur Verbesserung der Koordination

Rotation um die Körperlängsachse

Im Einbeinstand mit stabiler Längsspannung das andere Bein vor und zurück schwingen, die Arme in der natürlichen weiterlaufenden Bewegung schwingen lassen (▶ Abb. 10.2).

Erweiterung: Anforderung steigern durch höheres Tempo oder größere Bewegung.

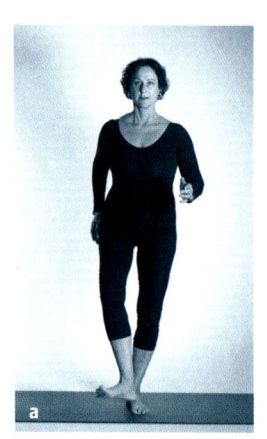

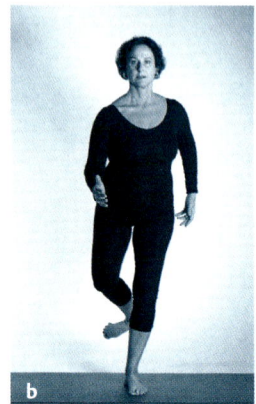

▶ Abb. 10.2 a, b

Gleichgewicht mit sensomotorischen Zusatzreizen

Zweibeinstand auf einer labilen Unterlage, wie dem Aero-Step XL oder dem Dynair-A, in den möglichen Spurbreiten (▶ Abb. 10.3); die Körperhaltung aufbauen und wahrnehmen, als Steigerung die Augen schließen.

Erweiterung: Als höchste Anforderung die Übung auf dem Aero-Step XL im Einbeinstand ausführen.

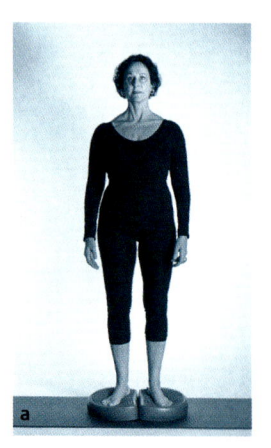

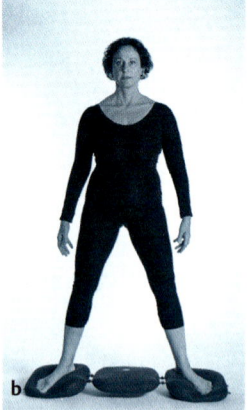

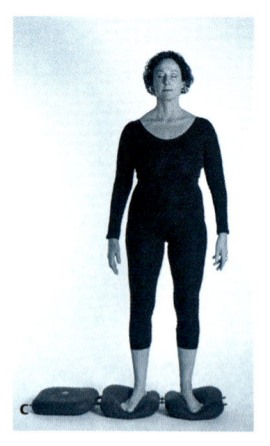

▶ Abb. 10.3 a – c

10.2 Koordinationsübungen

Alle Übungen werden auf stabilem Untergrund erlernt und ausgeführt, anschließend können die gleichen Übungen auf einer instabilen oder labilen Unterlage ausgeführt werden.

Die Übungsauswahl beinhaltet spezielle Aufgaben für die unterschiedlichen Analysatoren (Sinnesorgane, ▶ S. 60), sie können beliebig ergänzt werden. Alle Übungsausführungen sowie jedes Bewegungslernen bedingen koordinative Fertigkeiten und bewirken koordinative Verbesserungen, dazu gehört die Verbesserung des Gleichgewichts, der Sensomotorik, der Reaktionsfähigkeit etc. (▶ S. 50 ff.). Gesteigert werden diese Verbesserungen, wenn die Übungen auf instabilem oder labilem Untergrund ausgeführt werden.

> Achten Sie darauf, dass es nicht zu großen Ausweichbewegungen und Gleichgewichtsreaktionen kommt. Die Gleichgewichtsreaktion sollte so fein wie möglich sein (Feinmotorik).

Augenbewegungen – Kopfbewegungen mit Fokussieren
- von links nach rechts und zurück nach vorne sowie von rechts nach links und zurück nach vorne
- von oben nach unten und zurück nach vorne sowie von unten nach oben und nach vorne
- von diagonal oben nach diagonal unten und zurück nach vorne
- schnelle Augenbewegungen mit geschlossenen Augen

> Wenn die Augenbewegungen zu Schwindel und Übelkeit führen, ist dies nicht verwunderlich, dann muss das Tempo der Bewegung angepasst werden.

Steigerung: schnelle Augenbewegungen im Einbeinstand, mit offenen oder geschlossenen Augen; alles auf labiler Unterlage

Schnelle Kopfbewegungen mit Fokussieren
- von links nach rechts und zurück nach vorne, sowie von rechts nach links und zurück nach vorne (▶ Abb. 10.4)

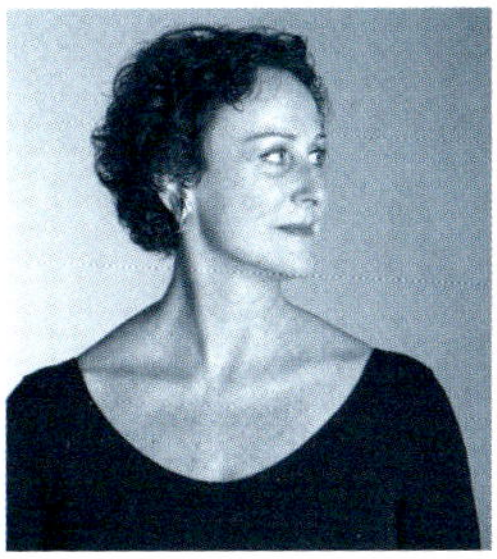

▶ Abb. 10.4

10 – Übungen zur Verbesserung der Koordination

- von oben nach unten und zurück nach vorne sowie von unten nach oben und nach vorne
- von diagonal oben nach diagonal unten und zurück nach vorne

Hohe Anforderung: Der Kopf bewegt sich in eine Richtung, die Augen in die Gegenrichtung.
   Steigerungen: schnelle Kopfbewegungen im Einbeinstand, mit offenen oder geschlossenen Augen; alles auf labiler Unterlage

10.3
Criss-Cross-Übungen nach P. E. Dennison

Die Übung soll laut den Kinesiologen die beiden Hirnhälften verbinden und synchronisieren. Die Körperlängsspannung und die Armachsen müssen während der Übung aufrechterhalten bleiben.

Criss-Cross

Mit der Hand das gegenüberliegende Bein deutlich berühren (▶ **Abb. 10.5**). Eine Kopfbewegung nach rechts bzw. links hinzunehmen.

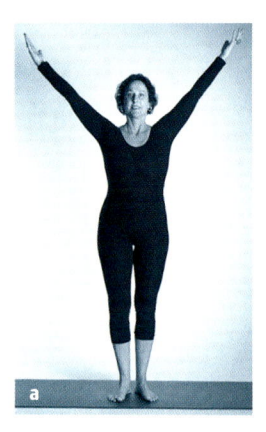

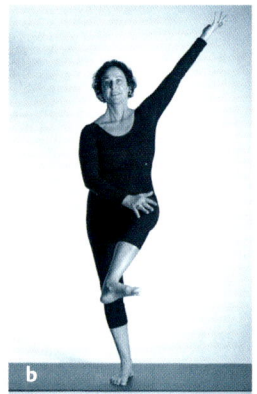

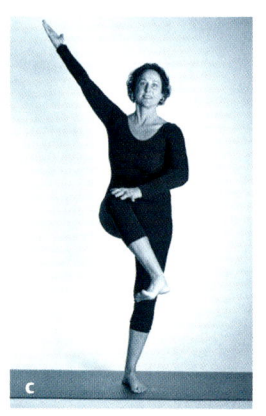

▶ Abb. 10.5 a – c

10.3 Criss-Cross-Übungen nach P. E. Dennison

Steigerung: größere Gewichtsverlagerung (▶ Abb. 10.6)

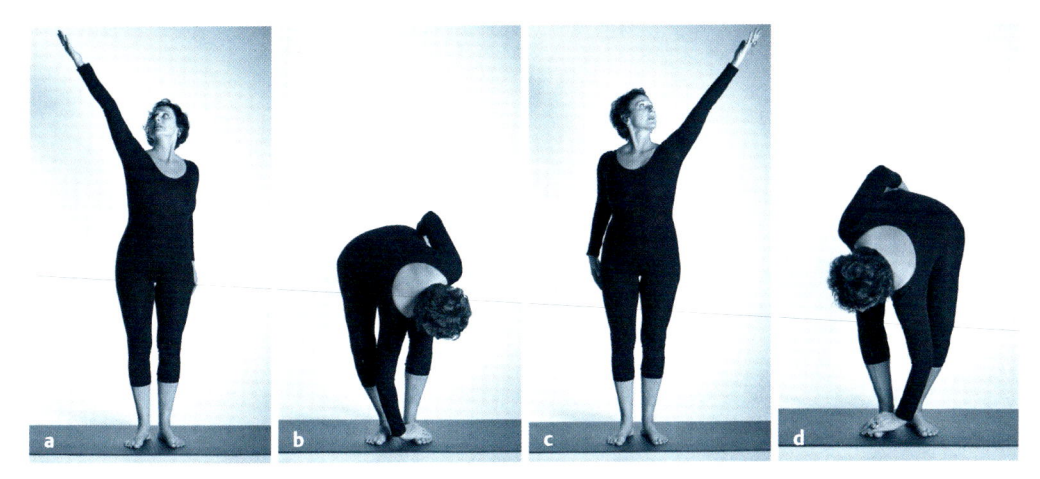

▶ Abb. 10.6 a – d

CrissCross auf labiler Unterlage

Eine Steigerungsvariante ist die Übungsdurchführung auf labiler Unterlage (▶ Abb. 10.7).

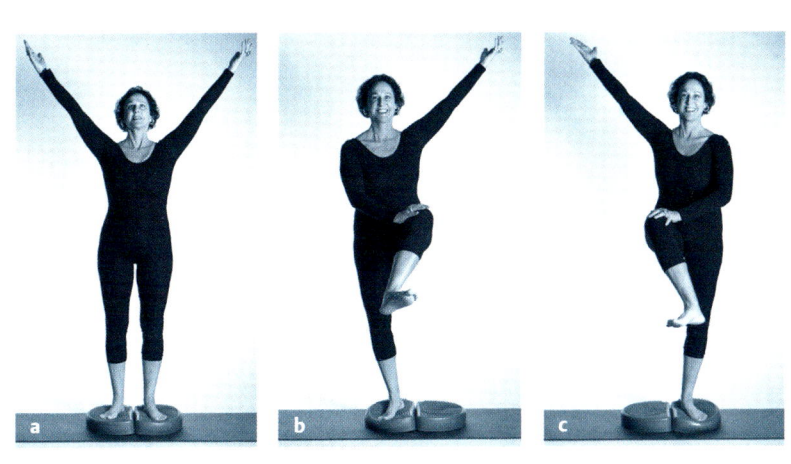

▶ Abb. 10.7 a – c

10 – Übungen zur Verbesserung der Koordination

Übungen mit hohem Anspruch

Die Übung fördert das Gleichgewichtsorgan im Ohr sowie das vegetative Nervengeflecht (Ganglion stellatum), welches den Blutdruck einstellt (▶ **Abb. 10.8**).

Variante: Ausführung auf dem Aero-Step XL

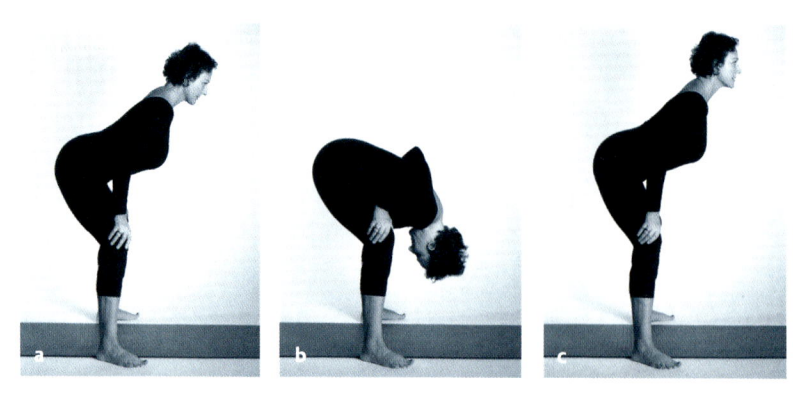

▶ Abb. 10.8 a – c

Einfach Spaß haben!

Gehen, Hüpfen, Springen, auf dem Aero-Step XL (▶ **Abb. 10.9**), vom Aero-Step XL auf den Boden, vom Boden auf den Aero-Step XL, dem Jumper etc.

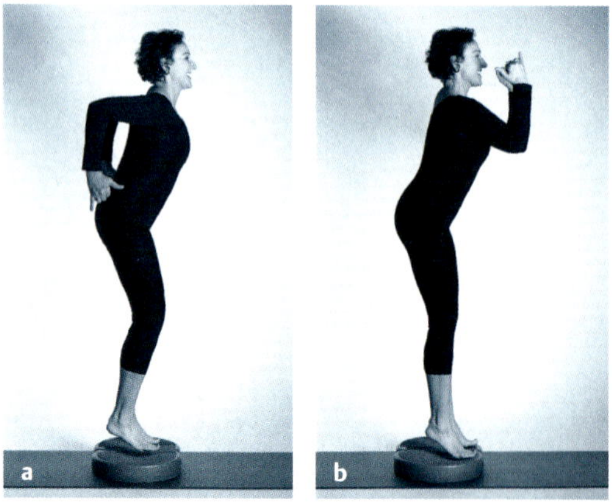

▶ Abb. 10.9 a, b

11 Übungen zur Verbesserung der Haltungskontrolle – Neigung ohne Beugung

Die Fähigkeit, die LWS stabil kontrollieren zu können, gilt als Basis für jedes Rückentraining und jede weitere Übung mit Zusatzlast oder in schnellem Tempo.

Die folgenden Übungen eignen sich ausgezeichnet zum Erlernen der Haltungskontrolle in der Flexions- und Extensionsebene sowie als Hausaufgabe zum Üben der Haltungskontrolle.

11.1

Neigung ohne Beugung – das Klötzchenspiel nach S. Klein-Vogelbach

Neigung ohne Beugung mit Stab

Mit der propriozeptiven Unterstützung eines Stabes lässt sich Neigung ohne Beugung gut lernen und üben (▶ **Abb. 11.1**). Die Neigung kommt aus dem Hüftgelenk, die Referenzpunkte für den Teilnehmer sind die Sitzbeinhöcker und der Kronenpunkt.

Besonderes: Die 3-Punkte-Belastung aufrechterhalten.

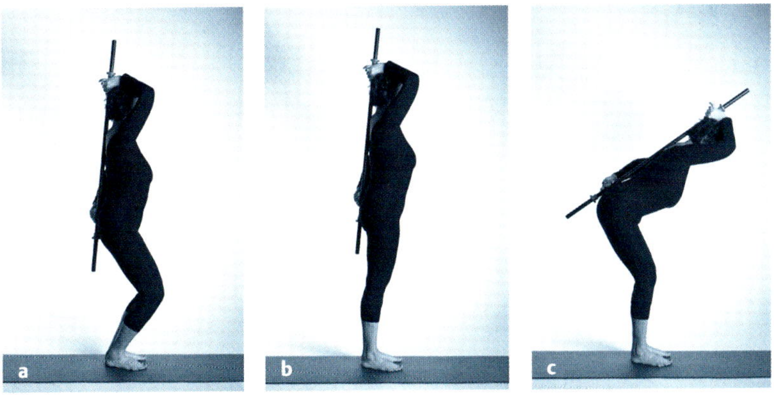

▶ Abb. 11.1 a – c

Neigung mit taktiler Lordosekontrolle

▶ **Abb. 11.2 a**: Eine Hand in der Lordose, eine Hand auf dem Bauch, um präzise jede Bewegung in der Wirbelsäule zu vermeiden.

Die Neigung wird in 4 Unterbewegungen unterteilt.

▶ **Abb. 11.2 b**: Knie beugen, LWS und Inklination bleiben in Ausgangsstellung.

▶ **Abb. 11.2 c**: Neigung so weit die LWS stabil gehalten werden kann, anschließend zurück in die Ausgangsstellung.

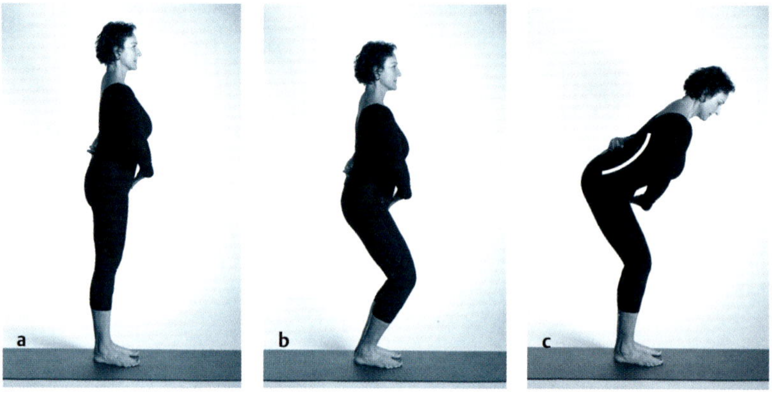

▶ Abb. 11.2 a – c

Variante: Neigung in Grätschposition: Die Neigung in der Grätschposition lässt einen größeren Neigewinkel zu.

Besonderes: Die Bewegung kann als Aufbau in 4 Schritte wie oben unterteilt werden.

Steigerung: Tiefer in die Knie gehen.

Neigung im Einbeinstand – hohe Anforderung

Die Neigung im Einbeinstand ist koordinativ wie muskulär eine hohe Anforderung. In dieser Ausführung wird zusätzlich das Gleichgewicht gefördert und verbessert (▶ **Abb. 11.3**).

Besonderes: Durch das Abheben des Vorfußes des Spielbeines wird die Anforderung nochmals erhöht.

11.1 Neigung ohne Beugung – das Klötzchenspiel nach S. Klein-Vogelbach

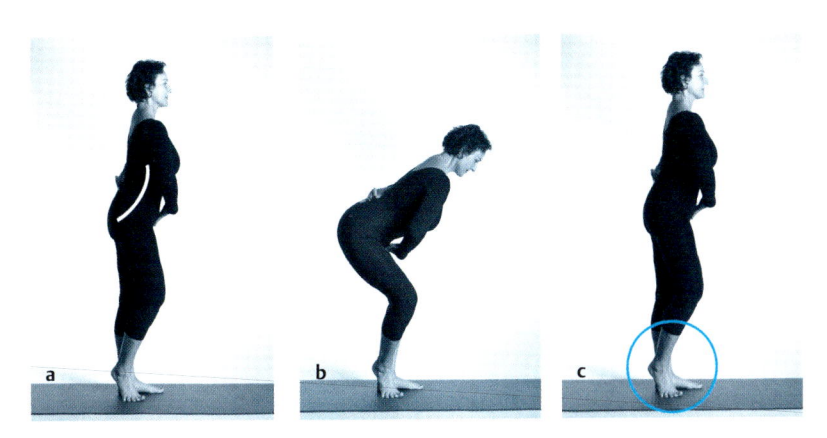

▶ Abb. 11.3 a – c

Neigung im Kniestand

Aus dem Kniestand lässt sich die stabile Neigung nach vorne und nach hinten ausgezeichnet ansteuern.
▶ **Abb. 11.4 a**: Aufbau: Kniestand mit aufrechter, neutraler Haltung
▶ **Abb. 11.4 b**: Mit stabiler Haltung nach vorne neigen und zurück nach neutral.
▶ **Abb. 11.4 c**: Mit stabiler Haltung nach hinten neigen und zurück nach neutral.

Steigerungen: Die Neigung vertiefen; Füße abheben und so die Unterlagenfläche verkleinern.

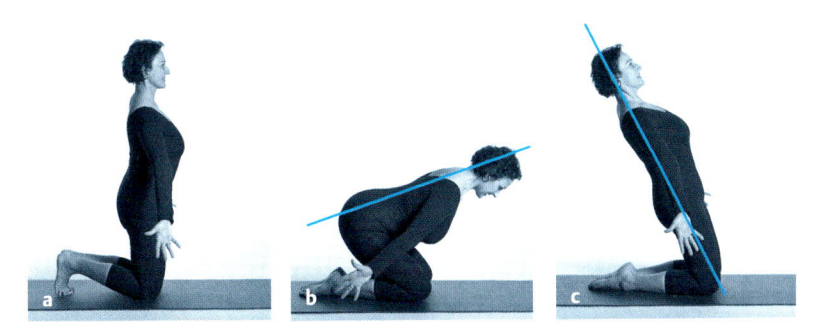

▶ Abb. 11.4 a – c

Neigung im Kniestand mit sensomotorischen Zusatzreizen

Als labile Unterlage eignen sich der Aero-Step XL und das Dynair-A ausgezeichnet. Die Übung wird wie oben stabil ausgeführt, die Zehen dürfen auf dem Boden stehen.

Soll die Anforderung weiter erhöht werden, die Füße vom Boden abheben wie in ▶ **Abb. 11.5** gezeigt.

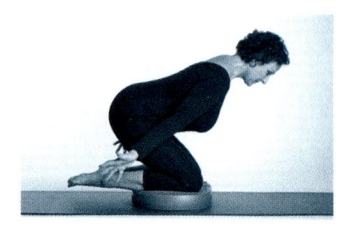

▶ Abb. 11.5

Neigung ohne Beugung auf dem großen Ball – die Waage nach S. Klein-Vogelbach

Der Rumpf pendelt stabil neutral vor und zurück, indem der Ball bewegt wird.
▶ **Abb. 11.6 a**: stabile neutrale Ausgangsposition
▶ **Abb. 11.6 b**: Über Druck auf die Ferse die Sitzbeinhöcker und den Ball nach hinten schieben und gleichzeitig stabil nach vorne neigen.
▶ **Abb. 11.6 c**: Den Ball über die Füße wieder heranziehen und stabil nach hinten neigen.

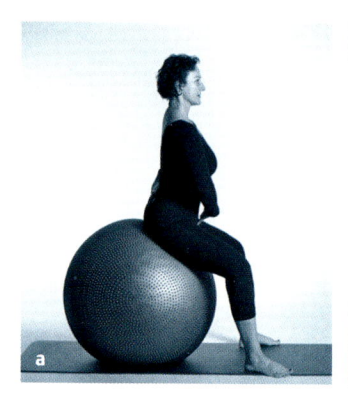

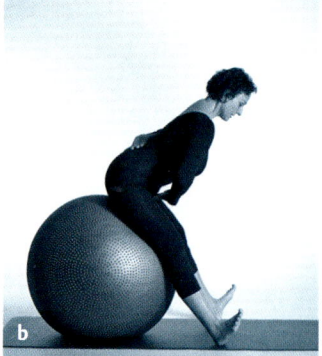

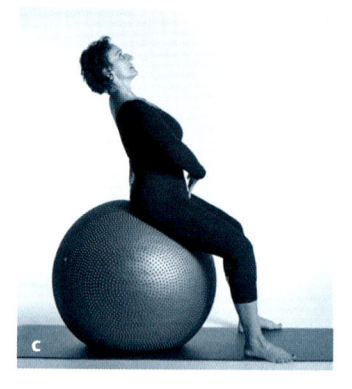

▶ Abb. 11.6 a – c

Neigung auf dem Stuhl

Auf einem Stuhl sitzend lässt sich die Rumpfkontrolle ausgezeichnet erlernen und trainieren. Das Hüftgelenk muss höher stehen als das Kniegelenk, die Beine in einer angenehmen Grätschposition; den Rumpf so weit vor- und zurücklehnen, wie es die Stabilisationskraft erlaubt (▶ **Abb. 11.7**).

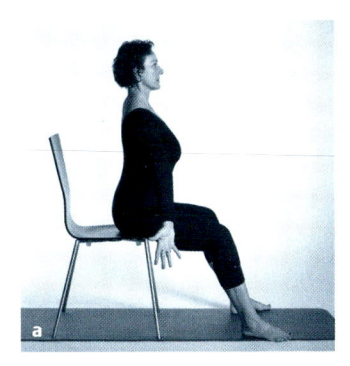

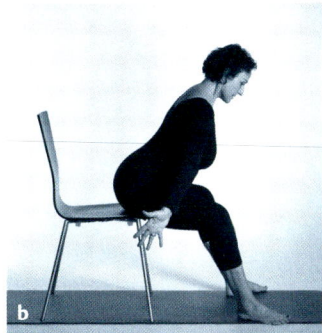

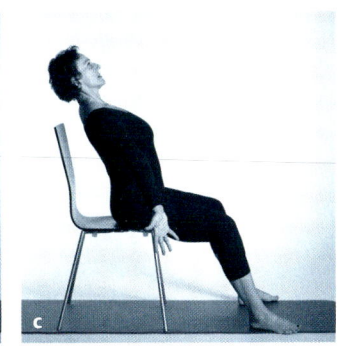

▶ Abb. 11.7 a – c

11.2 Haltungskontrolle mit Rotation

Haltungskontrolle mit Rotation – hohe Anforderung

Um die Übung zu erlernen, werden die Hände auf das Brustbein gelegt.
▶ **Abb. 11.8 a**: aufrechte Haltung, Hände auf dem Brustbein, Core-Stabilisation angesteuert
▶ **Abb. 11.8 b**: stabile Neigung nach vorne
▶ **Abb. 11.8 c**: Mit stabiler Längsspannung den Rumpf nach rechts und nach links rotieren.

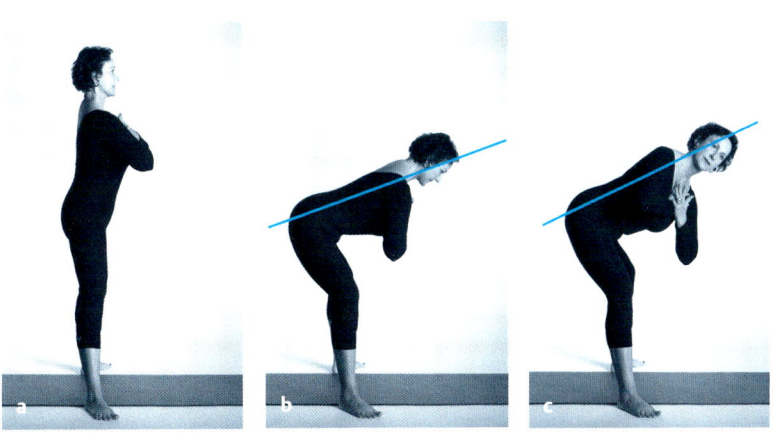

▶ Abb. 11.8 a – c

Haltungskontrolle mit Rotation und Last – sehr hohe Anforderung

▶ **Abb. 11.9 a**: aufrechte Haltung mit Core-Ansteuerung, Arme vor der Körperlängsachse außenrotiert
▶ **Abb. 11.9 b**: Rotation zu einem Bein, Lordose und Inklination muss erhalten bleiben.

Erweiterung: Mehr Längsspannung, Fuß flektiert (▶ **Abb. 11.9 c**), Core-Spannung verstärken und Fuß ins Schweben bringen (▶ **Abb. 11.9 d**).

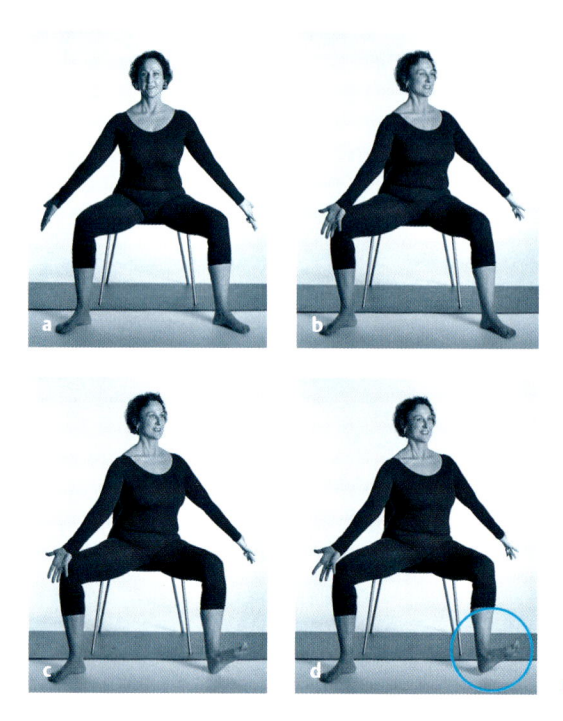

▶ Abb. 11.9 a–d

Variante: Übungsausführung auf dem Ball, sehr hohe Anforderung

12 Ganzkörperspannung

4-Füßler-Position

Ausgangsposition: Knie unter Hüftgelenk, Hände unter Schulter (oder ein wenig weiter vorne), Lordose, Kopf in Körperlängsachse eingerichtet

Bei Handgelenksproblemen den Schwerpunkt ca. 2–3 cm nach hinten schieben (Achtung: Lordose muss bleiben!), Handgewölbe heben oder Hände auf zusammengerollte Matte.

▶ **Abb. 12.1 a**: Ausgangsposition einnehmen, Core-Ansteuern, mit den Händen den Boden wegschieben.

▶ **Abb. 12.1 b**: Die Knie ins Schweben bringen, die Körperhaltung stabil halten, weiteratmen.

▶ **Abb. 12.1 c**: Als Erweiterung kann der Körperschwerpunkt etwas vor- und zurückgeschoben werden, Lordose kontrollieren.

Steigerung: Den Schultergürtel stabil halten und zusätzlich abwechselnd den einen bzw. den anderen Fuß ins Schweben bringen – hohe Anforderung.

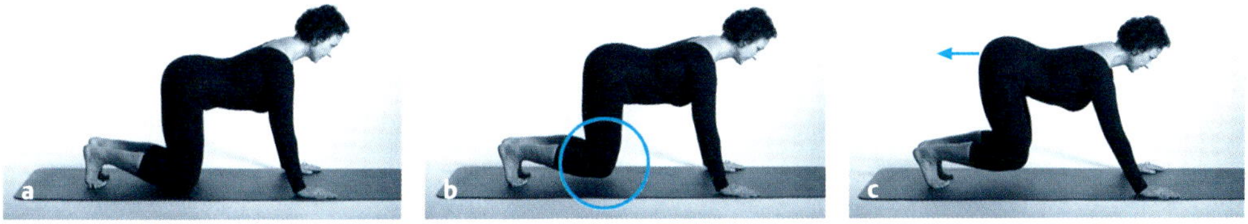

▶ Abb. 12.1 a – c

Unterarmstand

▶ **Abb. 12.2 a**: Ausgangsposition: Knie unter Hüftgelenk, Ellbogen unter Schultergelenk, Wirbelsäule in neutraler Position, Core angesteuert

▶ **Abb. 12.2 b**: Den Körperschwerpunkt nach vorne und nach hinten schieben, Lordose muss ruhig und stabil bleiben.

Varianten: Knie ins Schweben bringen, atmen; mit gehobenen Knien das Gewicht nach vorne und nach hinten verlagern.

Steigerung: Mit gehobenen Knien den Schultergürtel stabil halten und abwechselnd den einen bzw. den anderen Fuß ins Schweben bringen, atmen – hohe Anforderung (besonders für den Schultergürtel).

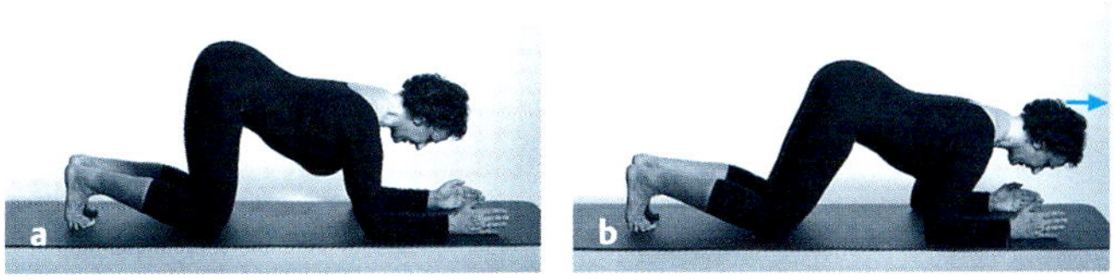

▶ Abb. 12.2 a, b

12 – Ganzkörperspannung

Langbank – höchste Anforderung durch längsten Hebel

Die Übung ist sehr anspruchsvoll, die Teilnehmer müssen koordinativ und muskulär fortgeschritten sein. Der Rumpf und die Schulter müssen stabil in neutraler Position gehalten werden können, Position halten, atmen.

Steigerungen: Gewicht vor- und zurück verlagern (▶ **Abb. 12.3**); Gewicht auf linken und rechten Arm verlagern.

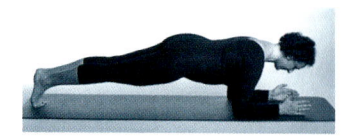

▶ Abb. 12.3

Steigerungen:
- Abwechselnd die Beine wenig abheben (2 – 5 cm) und halten, atmen (▶ **Abb. 12.4**).
- Abwechselnd die Arme wenig abheben und halten, atmen.
- Abwechselnd über Kreuz einen Arm und ein Bein abheben und halten, atmen.

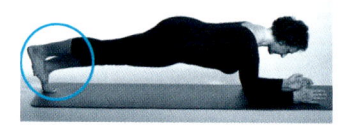

▶ Abb. 12.4

Seitliche Stabilisation

Ellbogen unter Schultergelenk, die Knie angewinkelt, der Rumpf in neutraler Position, Längsspannung und Core-Aktivität angesteuert; Rumpf abheben und halten, atmen (▶ **Abb. 12.5**).

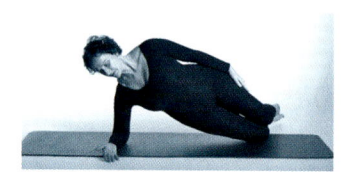

▶ Abb. 12.5

Steigerung: Becken heben und senken.

Höhere Anforderung durch längeren Hebel und somit höhere Last: Die Beine voreinander oder übereinander gestreckt platzieren, Ellbogen unter Schultergelenk, der Rumpf in neutraler Position, Längsspannung und Core aktiv; Rumpf abheben und halten, atmen (▶ **Abb. 12.6**).

Steigerung: Oberes Bein abheben, halten, atmen.

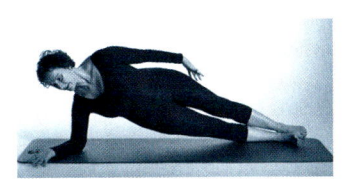

▶ Abb. 12.6

13 Gegenbewegung zur Beugehaltung

Vorbereitung/Anbahnung mit Außenrotationen

Variante A: Aufrechte Haltung, die Arme maximal außenrotiert vor der Körperlängsachse (▶ Abb. 13.1 a); am Bewegungsende die Außenrotation verstärken, dann die Schulterblätter senken und gleichzeitig das Brustbein heben. Die mögliche Bewegung ist sehr klein.

Variante B: Die Ellbogen gebeugt vor der Körperlängsachse, die Arme maximal außenrotiert, Ellbogen und Schulterblätter nach unten ziehen, gleichzeitig das Brustbein heben (▶ Abb. 13.1 b).

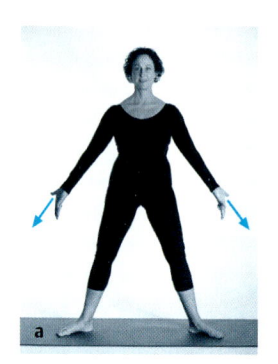

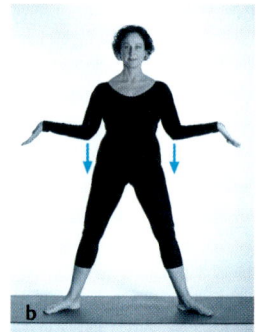

▶ Abb. 13.1 a, b

Gegenbewegung klassisch aus der Grätschposition

▶ **Abb. 13.2 a + b**: Aus der Vorbereitungsübung in die stabile Neigung gehen, Core nachfassen, Lordose und 3-Punkte-Belastung überprüfen.

▶ **Abb. 13.2 c**: Arme hinter die Körperlängsachse bringen und außenrotiert in die Länge ziehen.

▶ **Abb. 13.2 d**: Über unten und vorne die Arme in einer V-Position vor dem Gesicht platzieren, dort die Schulterblätter senken, die Hände flektiert, die Finger spreizen, den Transversus nachfassen und dann die Arme in eine maximale Streckung bringen. Die mögliche Bewegung ist klein, die Intensität groß; 3–4 Atemzüge halten, dann über die Schulterblätter einen maximalen Kreis nach hinten durchführen.

▶ **Abb. 13.2 e**: Die Hände außenrotiert auf den Oberschenkeln abstützen und Mini-Mobilisation durchführen.

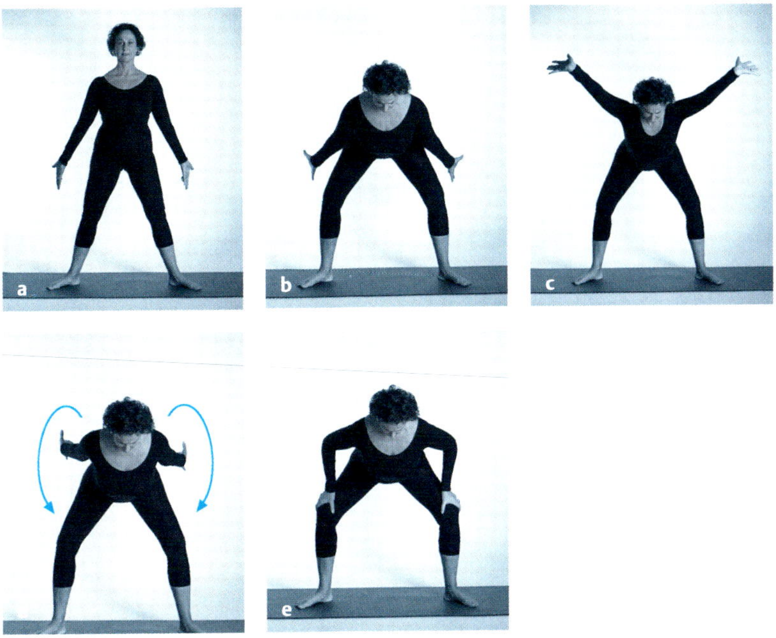

▶ Abb. 13.2 a – e

Gegenbewegung aus der Grätschposition mit einem Arm

▶ **Abb. 13.3 a**: stabile Neigung mit 3-Punkte-Belastung und Core-Ansteuerung
▶ **Abb. 13.3 b**: Einen Arm hinter die Körperlängsachse bringen, mit der anderen Hand die Thoraxstreckung verstärken.
▶ **Abb. 13.3 c**: Den freien Arm in eine V-Position, Schulterblatt replatzieren, Hand flektiert, Finger spreizen und dann den Arm in eine maximale Streckung bringen, die Thoraxstreckung mit der anderen Hand verstärken.

Abschluss: Einen großen Kreis über hinten durchführen und mit Mini-Mobilisation die Übung abschließen und zur anderen Seite wechseln.

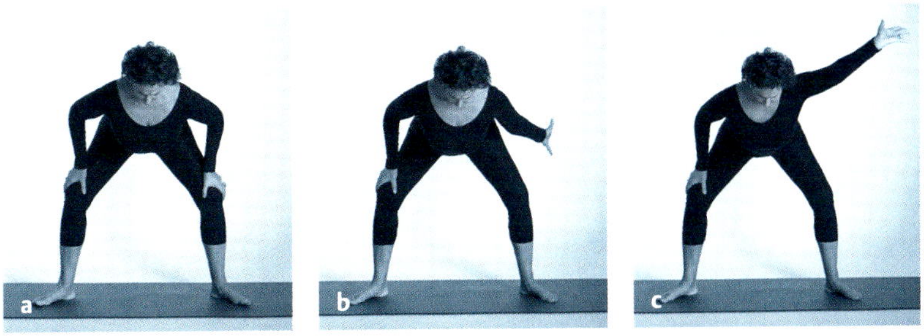

▶ Abb. 13.3 a – c

Gegenbewegung mit einem Arm und Rotation – hohe Anforderung

Aufbau wie zuvor, die Hand auf dem Oberschenkel außenrotiert innen ans Knie legen und über den Druck gegen das Knie den Thorax in eine Rotation schieben. Der andere Arm zieht nach oben und verstärkt so die Längsspannung (▶ **Abb. 13.4**).

Abschluss: Mini-Mobilisation mit dem Becken

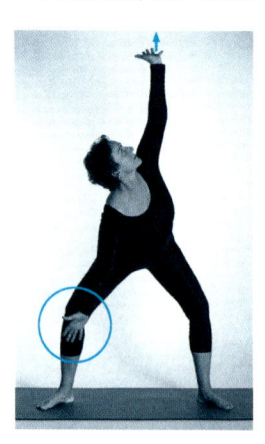

▶ Abb. 13.4

Gegenbewegung auf dem großen Ball oder dem Pendelball – Vorbereitung/Anbahnung mit Außenrotationen

Eine aufrechte Haltung mit Inklination einnehmen, die Arme maximal außenrotiert vor der Körperlängsachse (▶ **Abb. 13.5**). Am Bewegungsende die Außenrotation verstärken, dann die Schulterblätter senken und gleichzeitig das Brustbein heben. Die mögliche Bewegung ist sehr klein.

Variante: Die Ellbogen gebeugt vor der Körperlängsachse, die Arme maximal außenrotiert, Ellbogen und Schulterblätter nach unten ziehen, gleichzeitig das Brustbein heben.

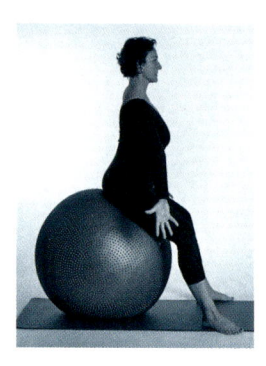

▶ Abb. 13.5

Gegenbewegung klassisch auf dem Ball

▶ **Abb. 13.6 a**: Aus der Vorbereitungsübung (s. o.) in die stabile Neigung gehen, Core nachfassen, Lordose überprüfen.

▶ **Abb. 13.6 b**: Arme hinter die Körperlängsachse bringen und außenrotiert in die Länge ziehen.

▶ **Abb. 13.6 c**: Über unten und vorne die Arme in eine V-Position vor dem Gesicht platzieren, dort die Schulterblätter senken, die Hände flektiert, die Finger spreizen, den Transversus nachfassen und dann die Arme in eine maximale Streckung bringen. Die mögliche Bewegung ist klein, die Intensität groß. 3 – 4 Atemzüge halten, dann über die Schulterblätter einen maximalen Kreis nach hinten durchführen.

Abschluss: Die Hände außenrotiert auf den Oberschenkeln abstützen und Mini-Mobilisation durchführen.

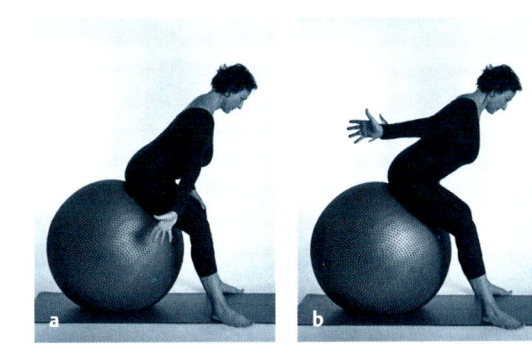

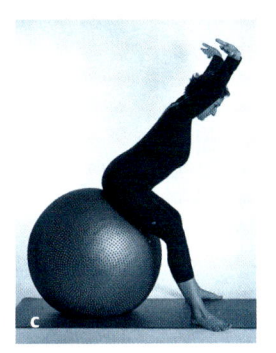

▶ Abb. 13.6 a – c

Gegenbewegung auf dem Ball mit einem Arm

▶ **Abb. 13.7 a**: stabile Neigung mit 3-Punkte-Belastung und Core-Ansteuerung

▶ **Abb. 13.7 b**: Einen Arm hinter die Körperlängsachse bringen, mit der anderen Hand die Thoraxstreckung verstärken.

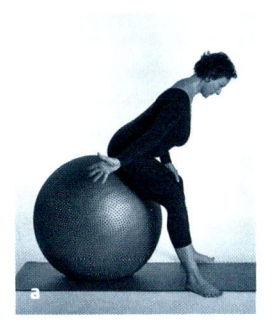

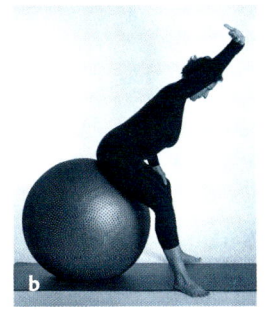

▶ Abb. 13.7 a, b

13 – Gegenbewegung zur Beugehaltung

▶ **Abb. 13.7 c**: Den freien Arm in eine V-Position, Schulterblatt replatzieren, Hand flektiert, Finger spreizen und dann den Arm in eine maximale Streckung bringen, die Thoraxstreckung mit der anderen Hand verstärken.

▶ **Abb. 13.7 d**: Einen großen Kreis über hinten durchführen und mit Mini-Mobilisation die Übung abschließen und zur anderen Seite wechseln.

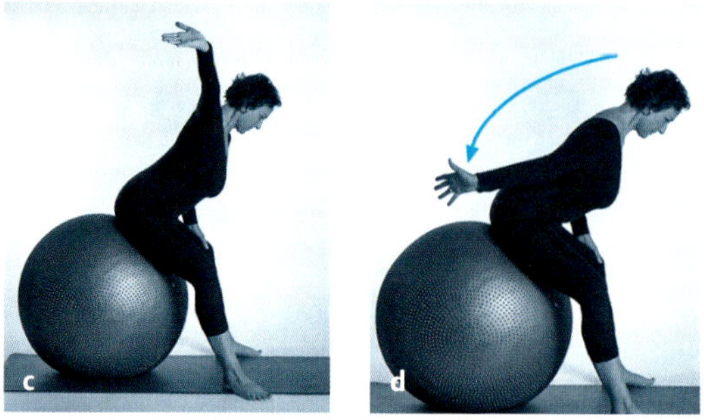

▶ Abb. 13.7 c, d

Gegenbewegung mit einem Arm und Rotation – hohe Anforderung

Aufbau wie zuvor, dann die Hand auf dem Oberschenkel außenrotiert innen ans Knie legen und über den Druck gegen das Knie den Thorax in eine Rotation schieben. Der andere Arm zieht nach oben und verstärkt so die Längsspannung (▶ **Abb. 13.8**).

Abschluss: Einen großen Kreis über hinten durchführen und mit Mini-Mobilisation die Übung abschließen und zur anderen Seite wechseln.

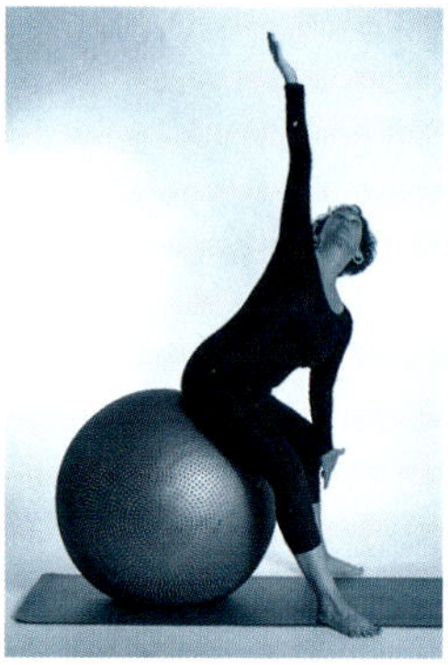

▶ Abb. 13.8

Mobilisation als Pause

Als Pausenbewegung kann eine Mini-Mobilisation oder die große Wirbelsäulenmobilisation durchgeführt werden (▶ **Abb. 13.9**).

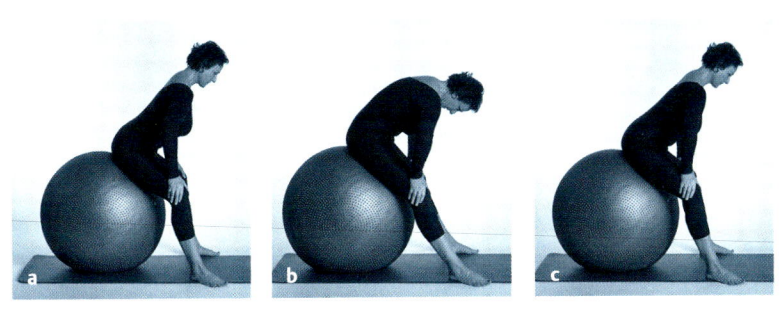

▶ Abb. 13.9 a – c

14 Übungsauswahl aus dem Stand

Der bewusste Haltungsaufbau und die Core-Reprint-Übung sollen einer Übungssequenz vorausgehen (einmalig). Anschließend, während der Übungen, kann der Beckenboden immer mal wieder nachgefasst werden – er soll nicht in einer Dauerspannung oder gar in einer hohen Dauerspannung gehalten werden. Der Transversus muss sich mit der Atmung bewegen und darf bei der Ausatmung von Zeit zu Zeit sanft nach innen gezogen werden.

Körperhaltungsaufbau

Die neutrale Körperhaltung wird über die dynamische Streckung des Thorax angesteuert, die Füße in einer funktionellen Fußdivergenz und einer 3-Punkte-Belastung, mit neutralem Becken und Hebung des Brustbeines – entspannter Schultergürtel, freier Hals/Kopf (▶ **Abb. 14.1**).

Zu vermeiden: gehobener, aufgeplusteter Brustkorb, Haltung über Zug am Kopf, globale Anstrengung

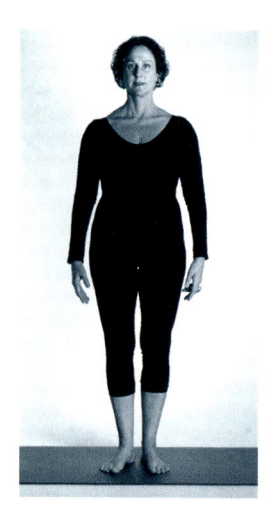

▶ Abb. 14.1

Core-Reprint im Stand

Empfohlene Handpositionen: Eine Hand auf dem Unterbauch, eine Hand auf dem Oberbauch platzieren oder die Finger oberhalb des Schambeines tief in den Bauch hinein senken (▶ **Abb. 14.2**).

Die zweite Variante eignet sich ausgezeichnet, um die Ko-Kontraktion des Transversus wahrzunehmen und um zu spüren, von welchem Punkt aus der Transversus nach innen gezogen werden muss.

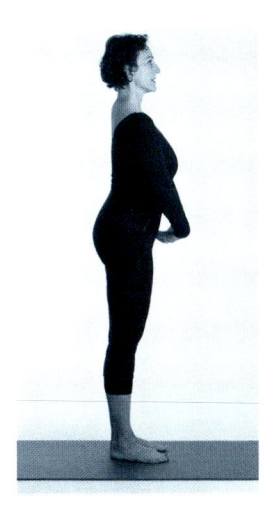

▶ Abb. 14.2

Methodische Folge
1. Aufmerksamkeit in den Beckenboden bringen, die Körperöffnungen schließen und die wahrnehmbare Muskulatur sanft nach oben, in den Beckenraum heben (ganz präzise arbeitet der Mann über den Damm, die Frau über die mittlere Körperöffnung). Die Muskelspannung des Transversus wahrnehmen (Ko-Kontraktion), Transversus bzw. „Fingerspitzen" beatmen, während 10 – 15 s, anschließend entspannen.
2. Beckenboden heben, die Ko-Kontraktion des Transversus wahrnehmen und vom Schambein aus die Bauchdecke großflächig langsam und sanft nach innen ziehen, Transversus bzw. „Fingerspitzen" beatmen, anschließend entspannen.
3. Die dritte Ansteuerung kann wiederum über den Beckenboden oder direkt über den Transversus ausgeführt werden. Die sanfte Transversus-Aktivität halten, Transversus bzw. „Fingerspitzen" beatmen, 3 – 4 langsame Atemzüge, anschließend entspannen.

Die Core-Ansteuerung bewusst über den Transversus oder über die Körperlängsspannung in die weiteren, folgenden Übungen integrieren.

14.1 Fuß – Aufwecken, Aktivieren

Mit einer kurzen Fußschule kann die Fußmuskulatur wunderbar angesteuert werden, sodass diese anschließend besser über die funktionellen Ketten arbeiten können. Um die Muskulatur zu wecken, zu aktivieren, können propriozeptive Reize mit Igelbällen integriert werden. Die Fußübungen wie die Igelballübungen sind sehr spielerisch und werden deshalb von den Teilnehmern gerne ausgeführt. Eine Fußequenz sollte nicht länger als 5 – 10 min dauern.

Fußgymnastik

Gewicht auf den Vorfuß stellen und zurück in die 3-Punkte-Belastung bringen (▶ **Abb. 14.3**).

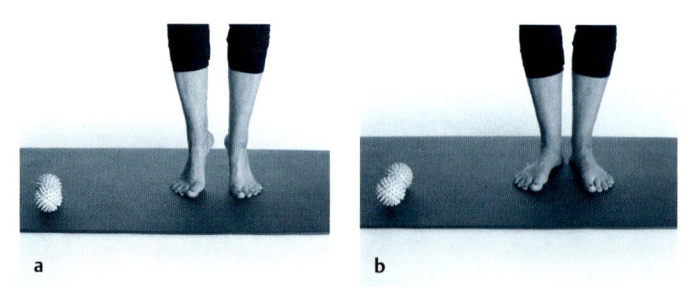

▶ Abb. 14.3 a, b

Das Längsgewölbe sinken lassen und wieder heben (▶ **Abb. 14.4**), entweder zurück in die neutrale 3-Punkte-Belastung oder bis auf die Außenkante und dann zurück nach neutral.

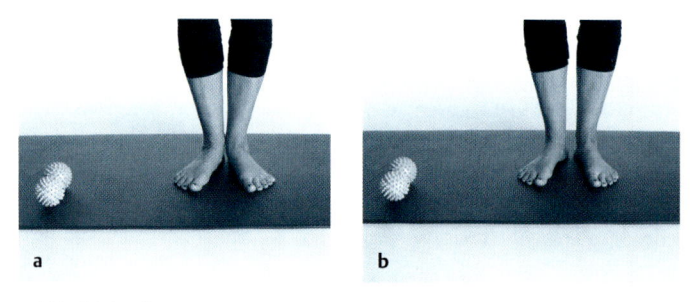

▶ Abb. 14.4 a, b

Den Großzehenballen anheben und auf den Boden dippen (▶ **Abb. 14.5**). Die Bewegung kommt aus dem Fuß, die Knie bleiben ruhig.

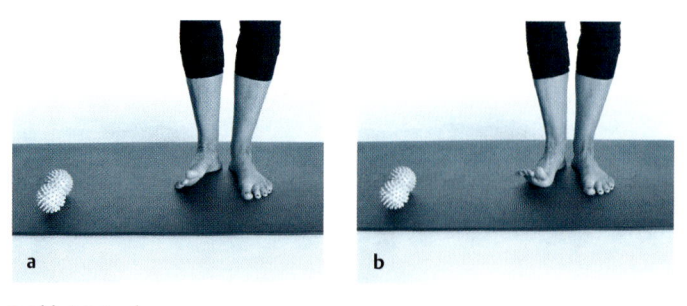

▶ Abb. 14.5 a, b

Zehen beugen und anschließen nach oben (in die Streckung) ziehen (▶ **Abb. 14.6**). Der Akzent wird in die Streckung gesetzt, oben können die Zehen zusätzlich gespreizt und zusammengezogen werden.

Zur Entspannung auf der Stelle gehen, weich abrollen.

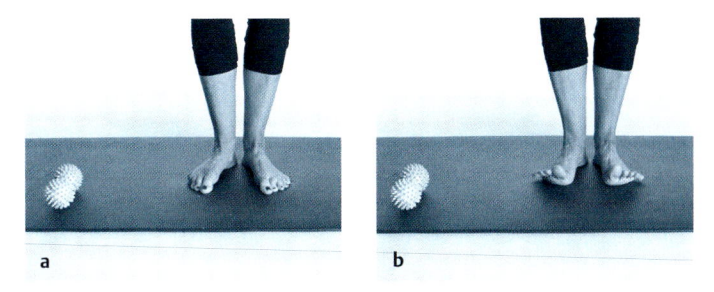

▶ Abb. 14.6 a, b

Übungen mit dem Igelball

Die Ferse mit dem Igelball kraftvoll durchmassieren, anschließen den Ball langsam nach vorne bringen, das Längsgewölbe massieren, die Außenkante, dann die Zehengrundgelenke (Fußballen) und auch die Zehen angenehm kraftvoll massieren (▶ **Abb. 14.7**).

Als Abschluss und Entspannung auf der Stelle gehen und anschließend die Füße bewusst wahrnehmen, eine kleine Fußgymnastik (s. o.) anschließen oder die nächsten Übungen durchführen.

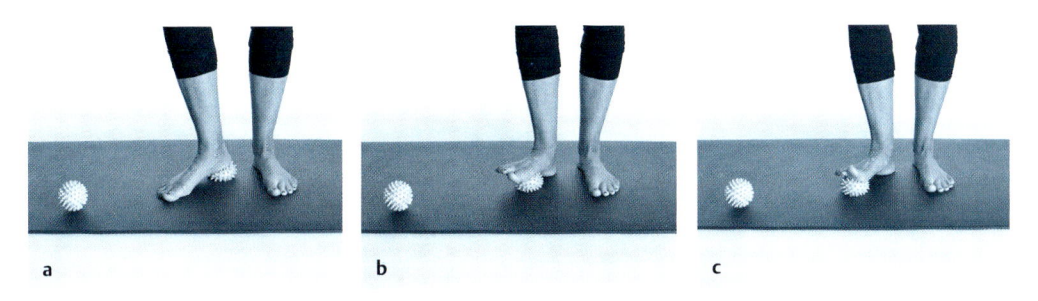

▶ Abb. 14.7 a – c

14 – Übungsauswahl aus dem Stand

14.2

Squats – die Königsübung

Kein Rückentraining ohne Squats! Der Schwerpunkt eines modernen Rückentrainings muss auf die Körperhaltung, auf ein stabiles Core-System und auf einen starken Rücken gelegt werden. Jedoch, was nützt eine starke Mitte, wenn die Basis (Beine – Füße) schwach ist? Mit Squats oder Kniebeugen, wie die Übung auch genannt wird, haben wir die funktionellste Übung, mit toller Zusammenarbeit der kinetischen Muskelketten.

In einem Rückentraining ist der Umkehrpunkt dort, wo die Lordose nicht mehr gehalten werden könnte. Die Lordosekontrolle kann mit der Übung „Klötzchenspiel" nach Klein-Vogelbach erlernt und geübt werden (▶ **S. 159 ff.**).

Squat

Ausgangsposition: aufrechte Haltung, funktionelle Fußdivergenz, 3-Punkte-Belastung (▶ **Abb. 14.8 a**)

Wird die Übung ohne Zusatzgewicht gemacht, darf sich der Oberkörper neigen, solange die Lordose gehalten werden kann, die Hauptbewegung kommt jedoch aus Hüftgelenk, Knie und Fußgelenk (▶ **Abb. 14.8 b**).

Squat-Varianten: breite Spurbreite
Armvarianten: Arme vor, Arme in V-Position

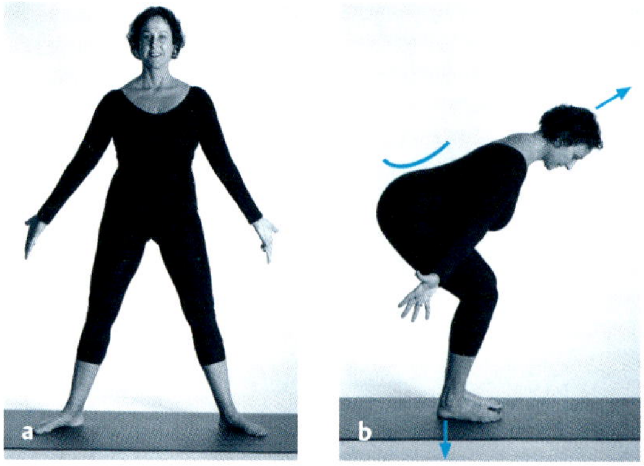

▶ Abb. 14.8 a, b

Squats – einbeinig

Einbeinige Squats sind eine ausgezeichnete Erweiterung, um die Beinkraft zu verbessern. Ideal ist der Aufbau, bei dem erst einmal unten, am Umkehrpunkt abwechselnd eine Gewichtsverlagerung auf ein Bein gemacht und die Rumpflängsspannung verstärkt wird und erst anschließend der Bewegungsweg auf einem Bein ausgeführt wird.

Steigerungen: Aus dem tiefen Squat abwechselnd direkt in den Einbeinstand, als Armpositionen eignen sich die tiefen Arme neben dem Körper und die seitliche Armposition (▶ **Abb. 14.9**).

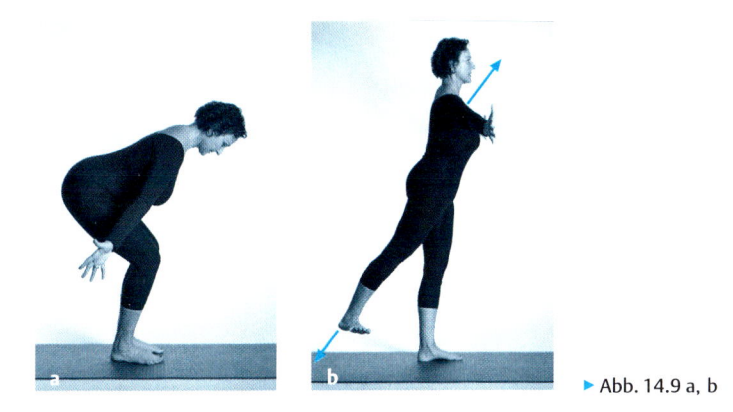

▶ Abb. 14.9 a, b

Steigerungen: aus Einbeinstand in die Standwaage plus Standbeinkraft (▶ **Abb. 14.10 a + b**); als weitere Anforderung in der Standwaage das Standknie beugen und strecken (▶ **Abb. 14.10 c**).

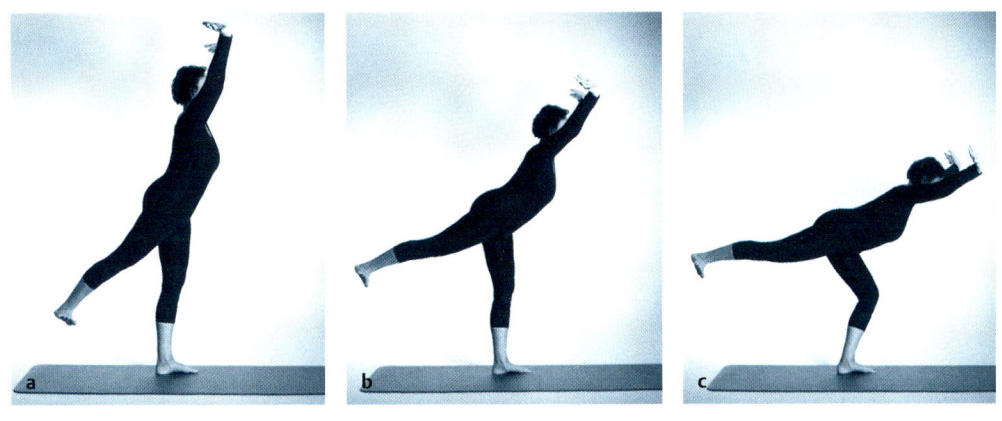

▶ Abb. 14.10 a – c

Einbeinstand und Rotation

Diese Übung ist technisch sehr anspruchsvoll. Um jede Rotationsbelastung im Standbeinknie zu vermeiden, soll die Übung folgendermaßen aufgebaut werden.
▶ **Abb. 14.11 a**: Streckung, Arme in V-Position, Zeh steht auf dem Boden.
▶ **Abb. 14.11 b**: Rotation in der BWS, das Becken bleibt stabil frontal ausgerichtet.
▶ **Abb. 14.11 c**: Jetzt die Zehen abheben, über eine kräftigen Fersenschub das hintere Bein heben.

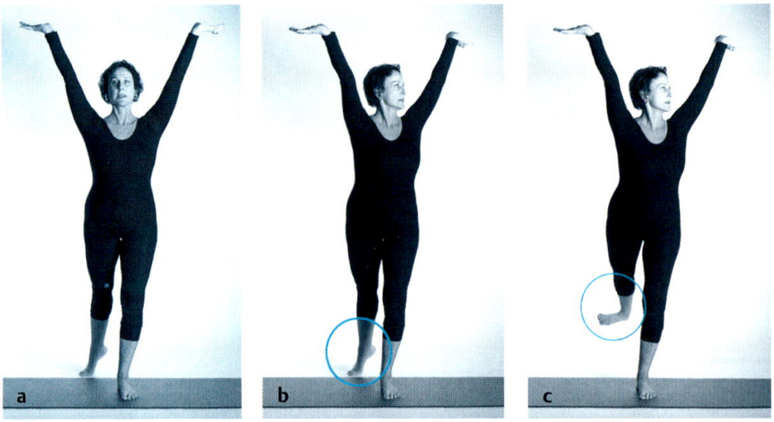

▶ Abb. 14.11 a – c

Einbeinstand mit Plié (Tänzer-Squats)

▶ **Abb. 14.12**: In stabiler, neutraler Körperhaltung das Standbein beugen und strecken.
   Steigerung: mehr Gleichgewichtsreize durch Anheben des Vorfußes

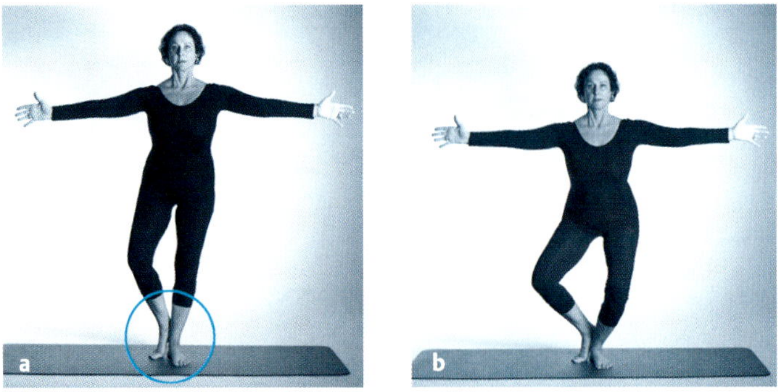

▶ Abb. 14.12 a, b

14.2 Squats – die Königsübung

Integration Stabilisation Hüftgelenk

Über eine Lateralflexion im Becken können die Hüftgelenksstabilisatoren des Standbeines gut verbessert werden.
▶ **Abb. 14.13 a + b**: Taktile Kontrolle Hand auf Beckenknochen, diesen heben und senken, die weiterlaufende Bewegung zulassen.
▶ **Abb. 14.13 c + d**: gleiche Bewegung ohne taktile Hilfe
   Variante: Steigerung durch Abheben des Vorfußes

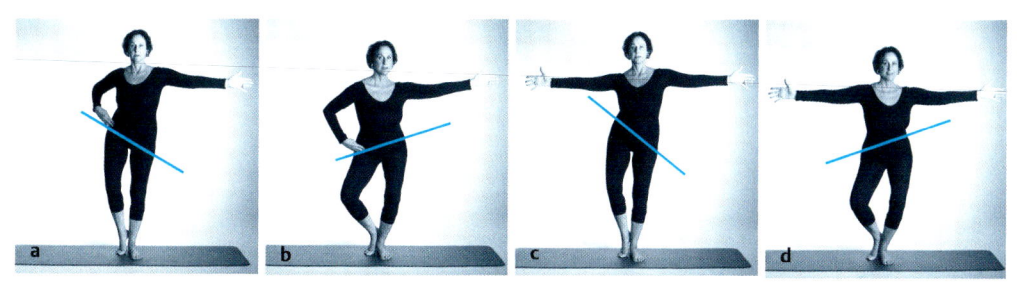

▶ Abb. 14.13 a – d

Squats aus Grätsche

Aus der breiten Spurbreite kann der Squat tiefer gearbeitet werden, da das Hüftgelenk mehr Platz hat und das Becken länger neutral stabilisiert werden kann (▶ **Abb. 14.14**).

Aus dieser Ausgangsposition können ausgezeichnet weitere Übungen aufgebaut werden.

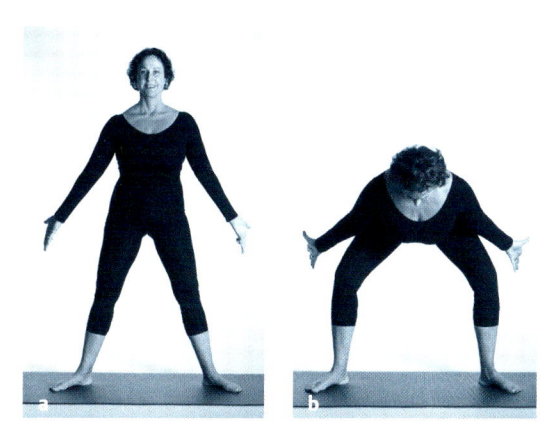

▶ Abb. 14.14 a, b

14 – Übungsauswahl aus dem Stand

Gewichtsverlagerung

Den Schwerpunkt nach rechts und links verlagern, Spurbreite großzügig, die Beinachsen gut kontrollieren, die Arme neben dem Körper vor der Körperlängsachse (▶ Abb. 14.15). Die Lordose muss während der ganzen Übungsdauer neutral gehalten werden können.

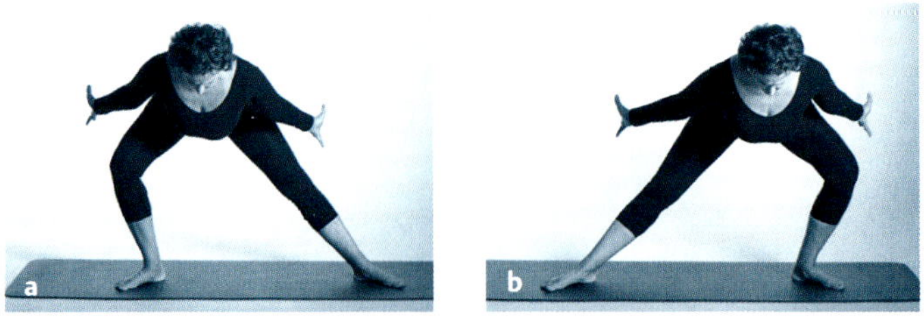

▶ Abb. 14.15 a, b

Steigerungen: höhere Last durch Arme in der Seitposition (▶ Abb. 14.16); Arme in V-Position

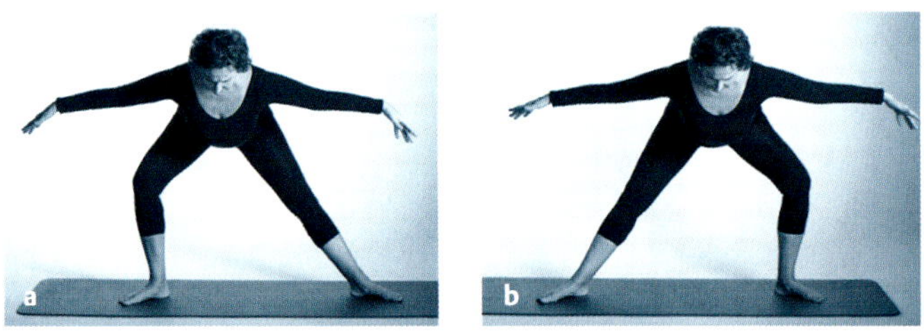

▶ Abb. 14.16 a, b

Gewichstverlagerung mit dynamischen Armbewegungen

Die Arme können nach vorne geführt werden oder, wie in ▶ Abb. 14.17 gezeigt, zum Standbeinfuß. In der zweiten Version findet eine weiterlaufende Bewegung im Rumpf statt, d.h., die neutrale Lordose kann nicht mehr ganz gehalten werden, die Stabilität wird über eine Längsspannung im Rumpf erhalten.

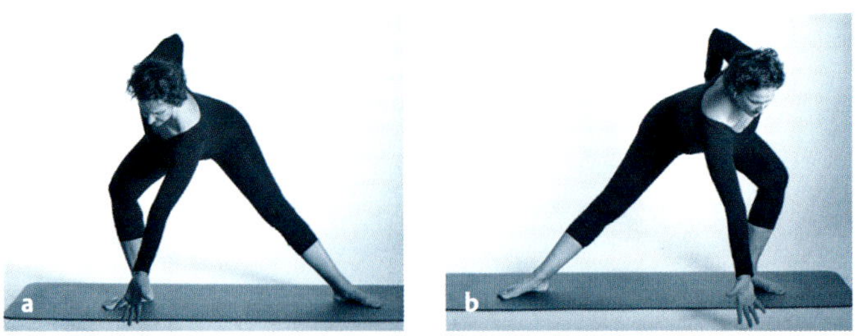

▶ Abb. 14.17 a, b

Wenn die Teilnehmer ihre Wirbelsäule in der Extensions-/Flexionsebene kontrollieren können und dies über längere Zeit, kann die Rotation der BWS erarbeitet werden.

Neigung mit BWS-Rotation

Mit stabiler neutraler Lordose die Hände auf das Brustbein legen, eine Rotation in der BWS initiieren, dann den Gegenarm außenrotiert innen an das Knie legen und kraftvoll den gestreckten Thorax in eine maximale Rotation schieben (▶ Abb. 14.18).

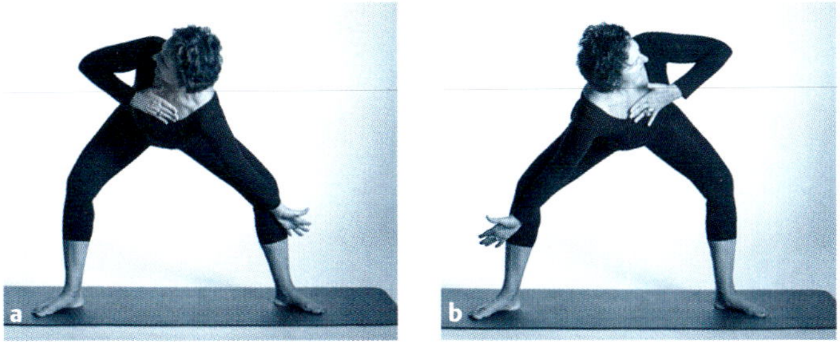

▶ Abb. 14.18 a, b

Steigerung: Die Rotation ohne Armschub so groß wie möglich ausführen (▶ Abb. 14.19).

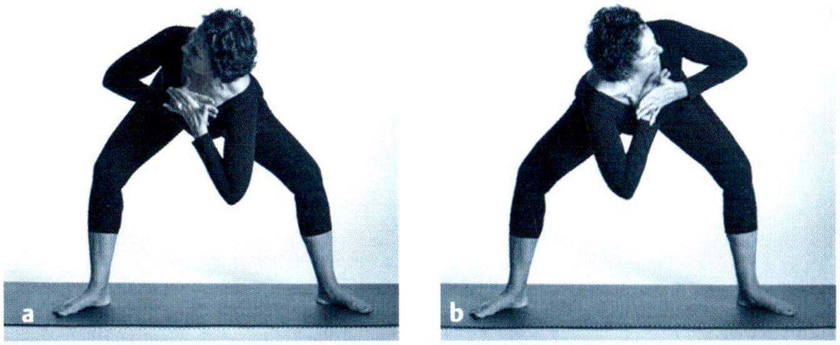

▶ Abb. 14.19 a, b

14 – Übungsauswahl aus dem Stand

Neigung und Schulterisolation

In neutraler, stabiler Neigung die Schulterblätter nach hinten ziehen (Retraktion) und nach vorne fließen lassen (Protraktion), während gleichzeitig der Rumpf absolut stabil, ruhig bleibt (▶ **Abb. 14.20**).

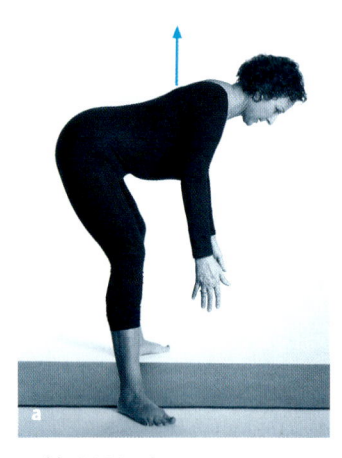

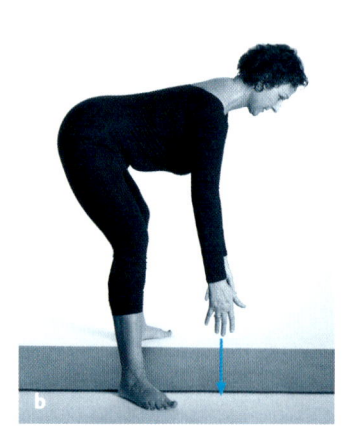

▶ Abb. 14.20 a, b

Erweiterung: In der Retraktion die Arme in eine Innenrotation, in der Protraktion die Arme in eine Außenrotation weiterlaufen lassen.

Rotationskontrolle in Neigung

Rumpf stabil halten und die Arme einzeln von Seite zu Seite bewegen (▶ **Abb. 14.21**), die Bewegung immer schneller werden lassen.

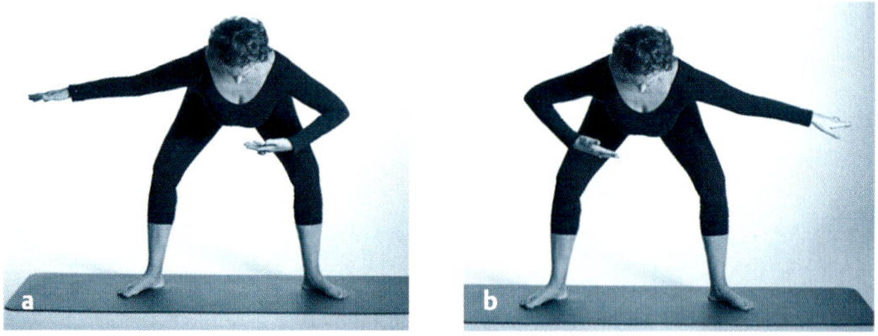

▶ Abb. 14.21 a, b

Kraftausdauer in Beinen und Rumpf

Mit stabilem Rumpf und schöner Längsspannung die Beine beugen und strecken (▶ **Abb. 14.22**).

14.2 Squats – die Königsübung

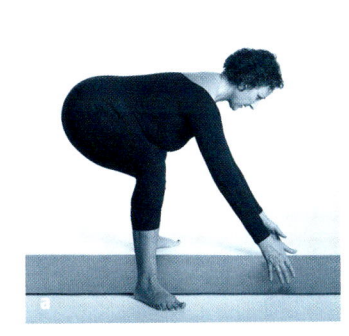

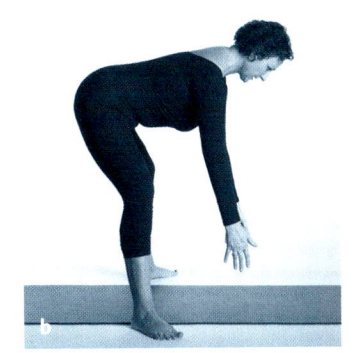

▶ Abb. 14.22 a, b

Neigung mit kontrollierter Beugung – hohe Anforderung

Können sich die Teilnehmer neigen und rotieren ohne zu beugen, dann ist es Zeit, alltagsnahe Komplexbewegungen zu erarbeiten. Die Neigung wird jetzt mit einer Beugung kombiniert. Der Gegenarm wird außenrotiert auf dem Oberschenkel abgestützt und gilt als Schutz, bis die Übung lange mit schöner Längsspannung ausgeführt werden kann (▶ **Abb. 14.23**).

Variante: Gleichzeitig eine Gewichtsverlagerung zur Seite ausführen.

Abschluss: Als Abschluss eine große Mobilisation in der Grätschposition, in der Sumo-Position oder im 4-Füßler ausführen.

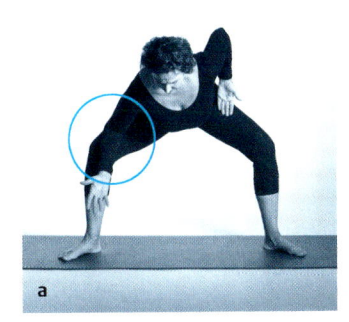

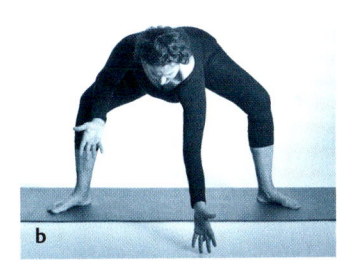

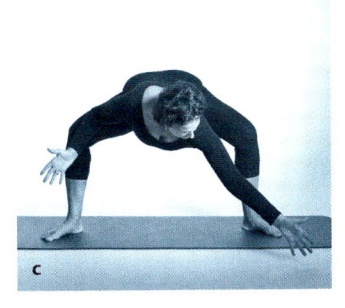

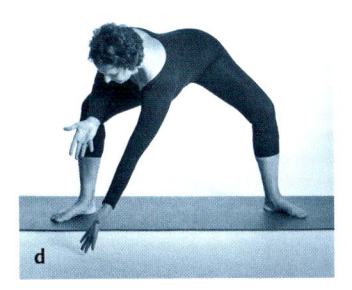

▶ Abb. 14.23 a – d

14 – Übungsauswahl aus dem Stand

14.3
Lunges

Im Ausfallschritt oder den Lunges werden in funktioneller Fußdivergenz ⅔ des Körpergewichts auf das vordere und ⅓ auf das hintere Bein gestellt.

Lunge

In aufrechter Haltung den Körperschwerpunkt senken und wieder heben (▶ **Abb. 14.24**).

Varianten: Lunge-Tiefe, Tempovariationen von super slow bis schnell, unten am Umkehrpunkt kleine Endkontraktionen

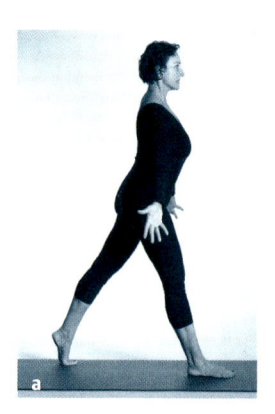

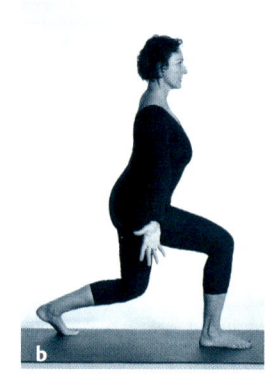

▶ Abb. 14.24 a, b

Aus Lunge in Einbeinstand

Diese stellen eine hohe Anforderung an Kraft und Gleichgewicht (▶ **Abb. 14.25**).

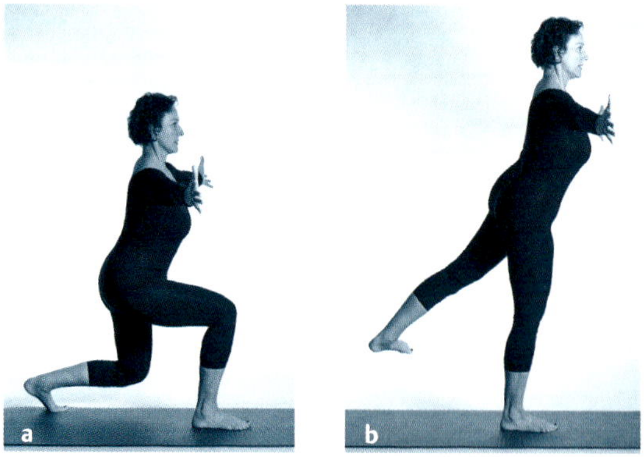

▶ Abb. 14.25 a, b

Aus Lunge in Einbeinstand und Spielbein nach vorne in Flexion

In dieser sehr anspruchsvollen Übung muss in jedem Bewegungsschritt die Körperlängsspannung und die Lordose aufrechterhalten bleiben (▶ **Abb. 14.26**).

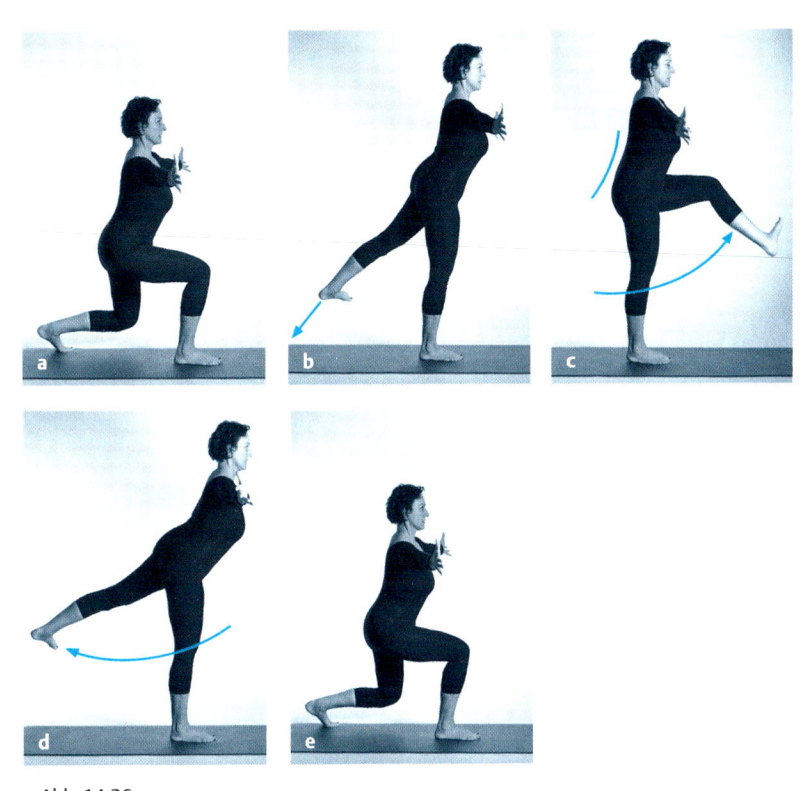

▶ Abb. 14.26 a – e

Lunge mit Neigung

Die Neigung im Ausfallschritt muss mit stabilem, neutralem Becken, stabiler Lordose und stabilem Rumpf ausgeführt werden (▶ **Abb. 14.27**).

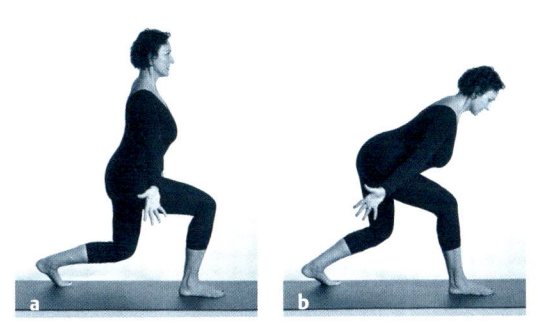

▶ Abb. 14.27 a, b

Lunge mit Rotation

In der tiefen Lunge-Position mit stabiler Längsspannung zum vorderen Bein rotieren (▶ **Abb. 14.28**).

Steigerung: Arme neben dem Körper

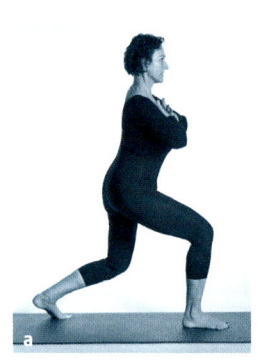

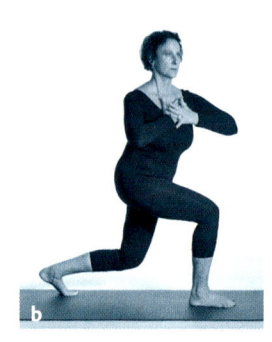

▶ Abb. 14.28 a, b

14.4

Übungen mit Gewichten im Stand

Mit der Core-Reprint-Übung setzen wir einen den lokalen Muskeln entsprechenden Funktionsreiz. Über die Körperhaltung, die präzisen Bewegungen und die Gleichgewichtsübungen richten wir den Schwerpunkt auf die globalen Stabilisatoren. Diese sollen auf Kraftausdauer hin verbessert werden.

Mit der Integration von Gewichten setzen wir einerseits einen weiteren Reiz in die Körperhaltungs-Ausdauer-Kraft und zusätzlich in die Verbesserung der globalen Beweger. Während größerer Kraftreize muss die Körperlängsspannung und die funktionelle Core-Spannung aufrechterhalten bleiben.

Lunge mit Scheibe, Rotation und Neigung

Mit einem angemessenen Gewicht, das kann eine Scheibe, eine Kurzhantel, Stonies oder ein Medizinball sein, die klassische Lunge-Bewegung ausführen (▶ **Abb. 14.29**).

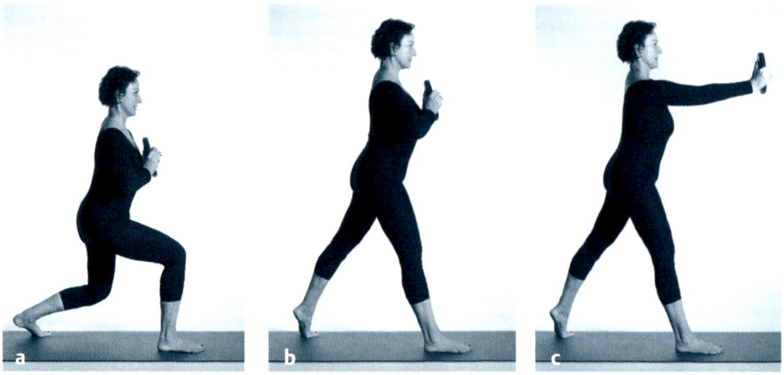

▶ Abb. 14.29 a – c

Steigerung: Das Gewicht auf dem Weg nach oben oder unten vom Brustkorb wegschieben.

Lunge mit Rotation

In der Lunge-Position am unteren Umkehrpunkt zum vorderen Bein rotieren (▶ **Abb. 14.30**).
Steigerung: In der Endposition das Gewicht vom Brustkorb wegschieben.

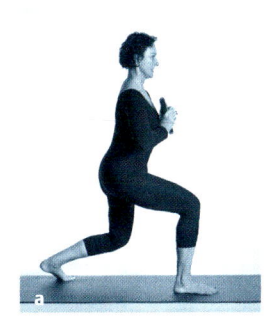

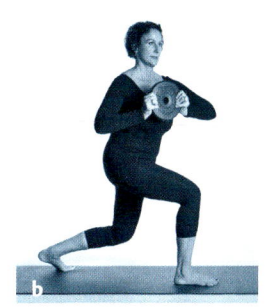

▶ Abb. 14.30 a, b

Lunge mit Neigung

In der tiefen Lunge-Position mit dem Gewicht auf dem Brustkorb eine stabile Neigung ausführen, Becken und Rumpf müssen absolut neutral bleiben (▶ **Abb. 14.31**).

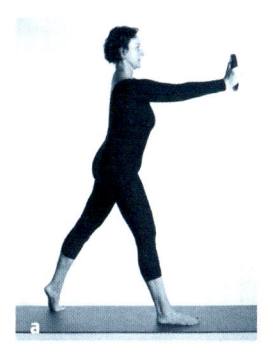

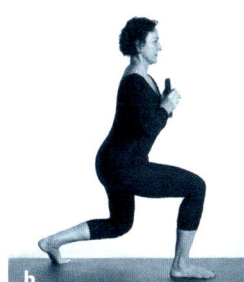

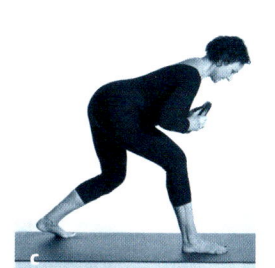

▶ Abb. 14.31 a – c

Neigung mit Scheibe und Rotation aus der Grätschposition

Knie beugen und strecken (Tänzer-Squats) mit dem Gewicht auf dem Brustbein (▶ **Abb. 14.32**).

Steigerung: Auf dem Weg nach unten oder nach oben das Gewicht vom Brustkorb wegschieben.

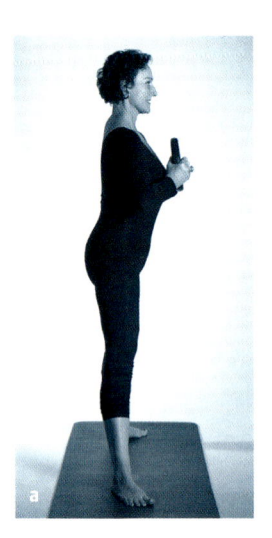

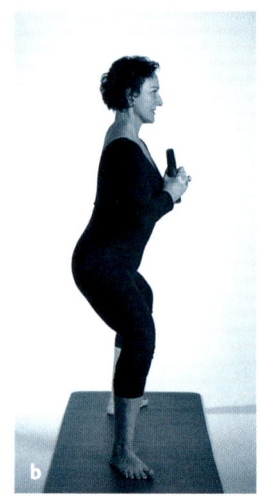

▶ Abb. 14.32 a, b

Neigung und Schultergürtelstabilisation

▶ **Abb. 14.33 a + b**: Mit stabilem Körper und schöner Längsspannung in eine tiefe Neigung (solange die Lordose gehalten werden kann) und wieder zurück in die aufrechte Haltung.

▶ **Abb. 14.33 c**: In der Neigung das Gewicht heben und senken, die Schulterblätter bzw. der Schultergürtel müssen richtig auf dem Thorax bleiben.

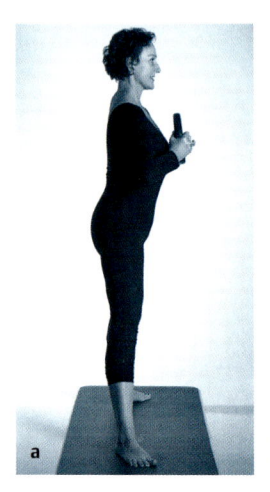

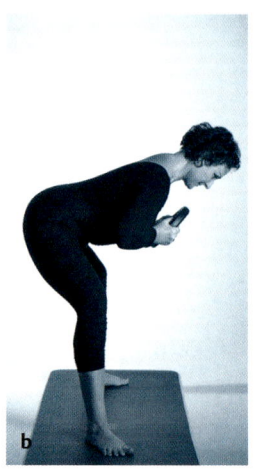

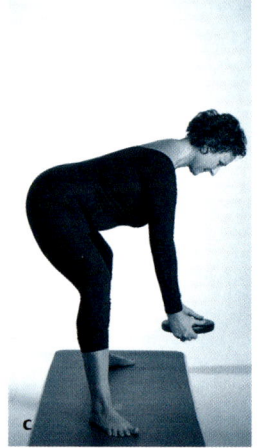

▶ Abb. 14.33 a – c

Steigerung: Aus der Neigeposition den Körperschwerpunkt heben und senken, die Lordose, der Schultergürtel und die Längsspannung müssen ruhig und stabil gehalten bleiben (▶ **Abb. 14.34**).

Steigerung: Mit stabiler Neigung das Gewicht vor- und zurückschwingen, Schwung beschleunigen.

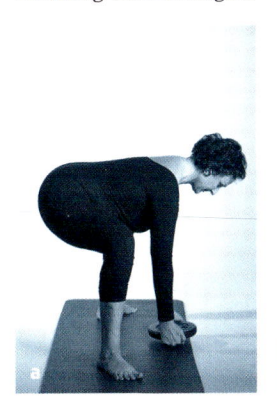

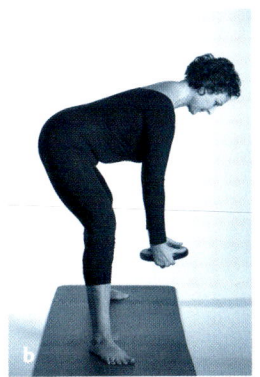

▶ Abb. 14.34 a, b

Squats mit Langhantel

Klassische Squats mit der Langhantel und angemessenem Gewicht in schmaler und breiter Ausgangsposition durchführen (▶ **Abb. 14.35**). Die Lordose, das Core-System und die Körperlängsspannung müssen während der ganzen Übungszeit aufrechterhalten bleiben.

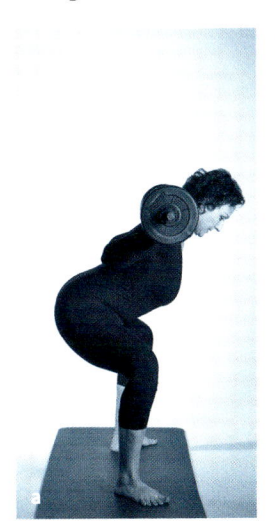

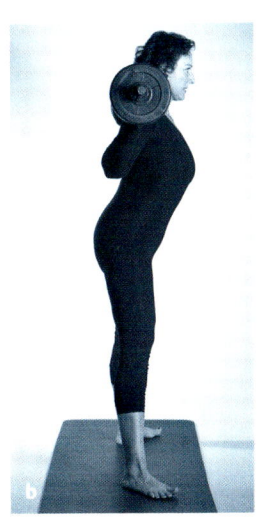

▶ Abb. 14.35 a, b

Lunges mit Langhantel

Klassische Lunges mit Langhantel und angemessenem Gewicht durchführen (▶ **Abb. 14.36**). Die Lordose, die Inklination, die Core- und Körperlängsspannung müssen während der gesamten Übungszeit aufrechterhalten bleiben.

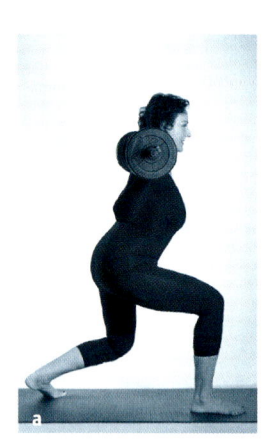

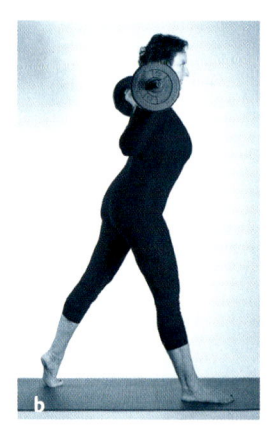

▶ Abb. 14.36 a, b

14.5 Übungen mit dem Schwungstab im Stand

Der Schwungstab wird eingesetzt, um v. a. die globalen Stabilisatoren der BWS, der HWS und des Schultergelenks zusätzlich zu fördern. Dies funktioniert nur, wenn die Arme in der Schulterblattebene platziert sind und der Schwung sehr fein, in niedriger Intensität ausgeführt wird.

Um sicherzugehen, dass der Kopf nicht mit den globalen Muskeln verspannt wird, immer wieder Kopfbewegungen in die Übungen integrieren.

Körperhaltung mit Core-Ansteuerung

In schmaler oder breiter Spurbreite die Körperhaltung aufbauen und das Core-System ansteuern, den Schwungstab mit replatziertem Schultergürtel in unterschiedlichen Positionen ins Schwingen bringen – rechts/links, beidhändig, nah am Körper/weit vom Körper (▶ **Abb. 14.37**).

14.5 Übungen mit dem Schwungstab im Stand

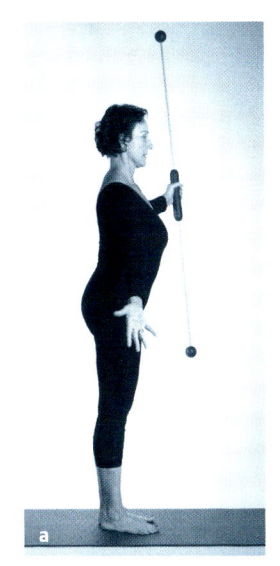

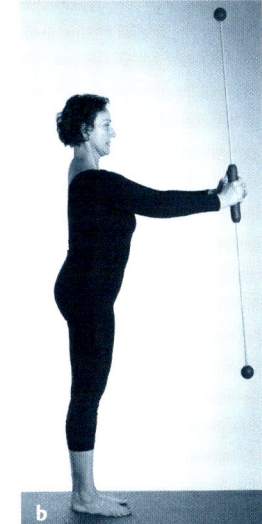

▶ Abb. 14.37 a, b

Steigerung: Innenrotation und Außenrotation (▶ **Abb. 14.38**)
Besonderes: Der Arm muss vor der Körperlängsachse bleiben, sodass die Schulterkapsel nicht belastet wird.

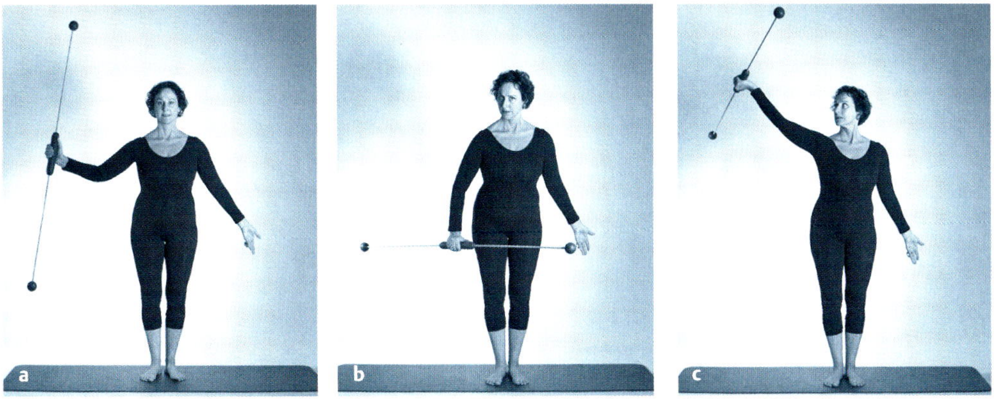

▶ Abb. 14.38 a – c

Neigung und Streckung aus der Grätschposition

Innerhalb der Neigeübung (welche bereits gekonnt sein muss) den Stab mit stabilem Schultergürtel ins Schwingen bringen (▶ **Abb. 14.39**).

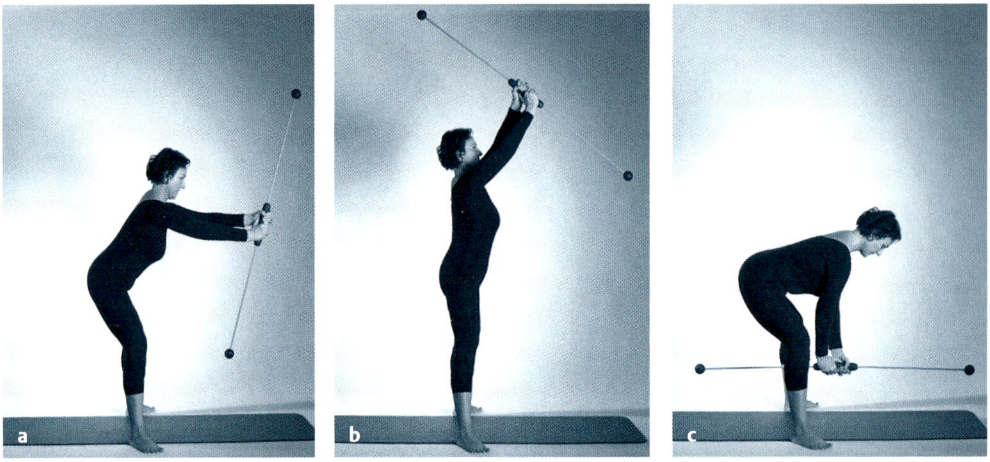

▶ Abb. 14.39 a – c

Variante: Der Stab wird in horizontaler Position ins Schwingen gebracht (▶ **Abb. 14.40**).

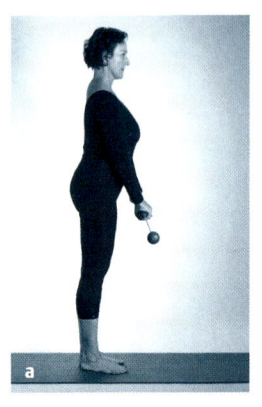

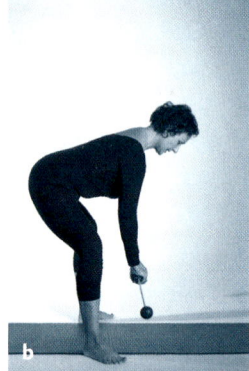

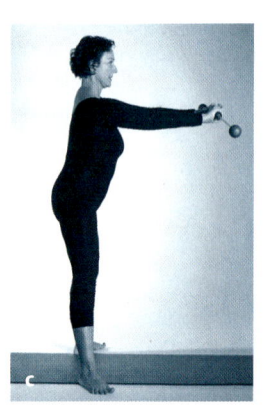

▶ Abb. 14.40 a – c

14.5 Übungen mit dem Schwungstab im Stand

Hohe Anforderung: Aus der Grätschposition mit stabilem Becken den Stab seitlich (links, rechts) ins Schwingen bringen (▶ **Abb. 14.41**).

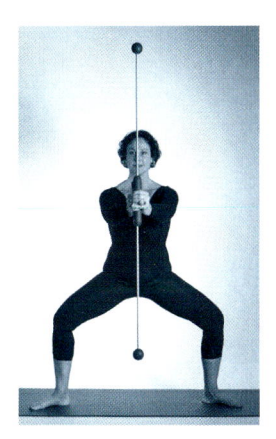

▶ Abb. 14.41

Zur Entspannung Mobilisationen im Schultergürtel mit oder ohne Schwungstab ausführen (▶ **Abb. 14.42**).

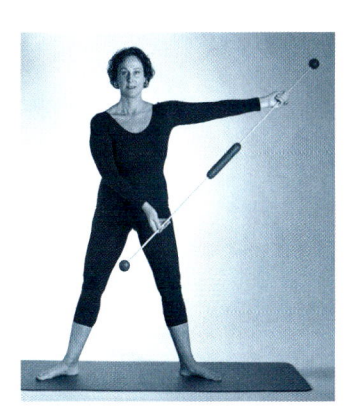

▶ Abb. 14.42

14 – Übungsauswahl aus dem Stand

14.6
Übungen mit dem Dynair-A im Stand

Mit dem Dynair-A sind die stehenden Übungen sehr anspruchsvoll auszuführen, das Dynair-A ist extrem labil. Einfacher sind die Übungen auf dem Aero-Step XL, auf diesem können auch der Einbeinstand und Squats ausgeführt werden, dies ist auf dem Dynair-A nur fortgeschrittenen Teilnehmern möglich.

Haltung und Stand auf dem Dynair-A

Haltungsaufbau und Stand auf den Dynair-A (▶ **Abb. 14.43**)

Hohe Anforderung: aufrechte Haltung, balancieren, Augen schließen

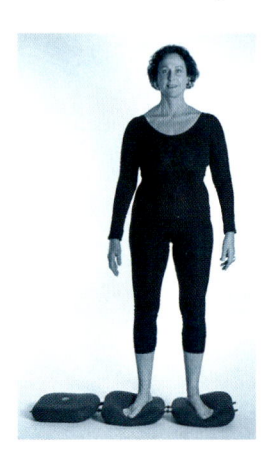

▶ Abb. 14.43

Squats in schmaler und breiter Ausgangsposition auf dem Dynair-A

Die Übung ist eine Gleichgewichtsübung (▶ **Abb. 14.44**), der wirkliche Trainingsreiz soll auf stabilem Grund ausgeführt werden.

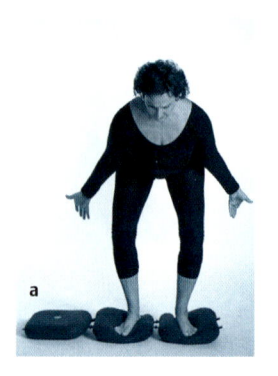

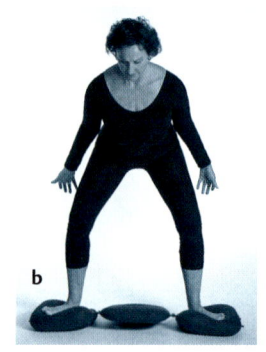

▶ Abb. 14.44 a, b

Abschluss: Eine schöne Streckung kombiniert mit langsamer und kraftvoller Atmung ist ein wunderbarer Abschluss der Standsequenz (▶ **Abb. 14.45**).

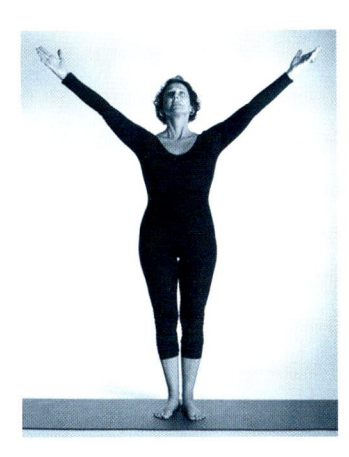

▶ Abb. 14.45

15 Kniestand

Core-Reprint im Kniestand

Empfohlene Handpositionen: Eine Hand auf dem Unterbauch, eine Hand auf dem Oberbauch platzieren oder die Finger oberhalb des Schambeines tief in den Bauch hinein senken (▶ **Abb. 15.1**).

Die zweite Variante eignet sich ausgezeichnet, um die Ko-Kontraktion des Transversus wahrzunehmen und um zu spüren, von welchem Punkt aus der Transversus nach innen gezogen werden muss.

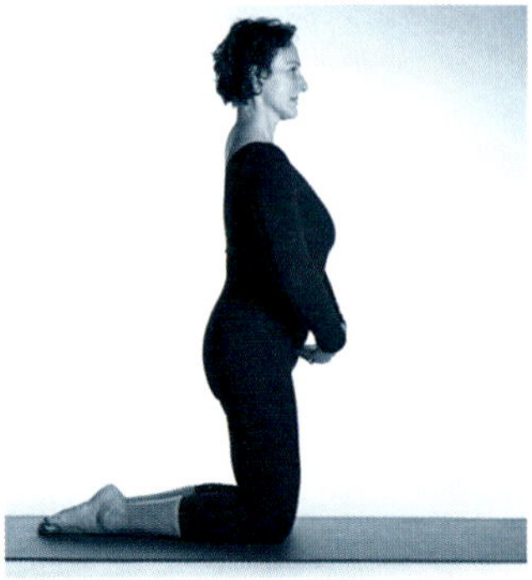

▶ Abb. 15.1

Methodische Folge

1. Aufmerksamkeit in den Beckenboden bringen, die Körperöffnungen schließen und die wahrnehmbare Muskulatur sanft nach oben, in den Beckenraum heben (ganz präzise arbeitet der Mann über den Damm, die Frau über die mittlere Körperöffnung). Die Muskelspannung des Transversus wahrnehmen (Ko-Kontraktion), Transversus bzw. „Fingerspitzen" beatmen, während 10 – 15 s, anschließend entspannen.
2. Beckenboden heben, die Ko-Kontraktion des Transversus wahrnehmen und vom Schambein aus die Bauchdecke großflächig langsam und sanft nach innen ziehen, Transversus bzw. „Fingerspitzen" beatmen, anschließend entspannen.
3. Die dritte Ansteuerung kann wiederum über den Beckenboden oder direkt über den Transversus ausgeführt werden. Die sanfte Transversus-Aktivität halten, Transversus bzw. „Fingerspitzen" beatmen, 3 – 4 langsame Atemzüge, anschließend entspannen.

Die Core-Ansteuerung bewusst über den Transversus oder über die Körperlängsspannung in die weiteren, folgenden Übungen integrieren.

Neigung ohne Beugung im Kniestand

▶ **Abb. 15.2 a**: neutrale Körperhaltung, die Arme neben dem Körper vor der Körperlängsachse

▶ **Abb. 15.2 b und c**: Nach vorne neigen, solange die Lordose stabil gehalten werden kann, zurück in die aufrechte Haltung, absolut stabil nach hinten neigen, zurück in die aufrechte Haltung.

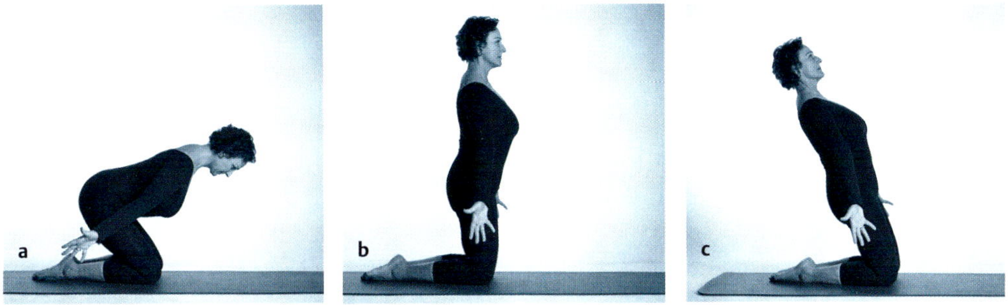

▶ Abb. 15.2 a – c

Neigung und Kraftausdauer

Aus der Neigung die Arme heben und senken, Ellbogen nicht hinter die Körperlängsachse (▶ **Abb. 15.3**).

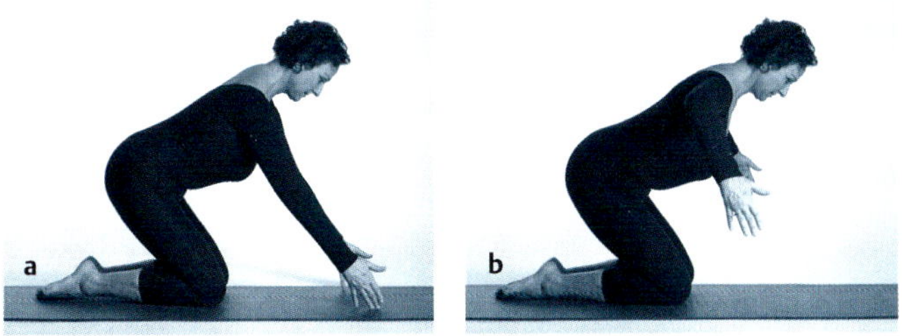

▶ Abb. 15.3 a, b

Abwechselnd einen Arm über den Handballen in die V-Position bringen (▶ **Abb. 15.4**).

Steigerung: beide Arme gleichzeitig über Handballen in V-Position

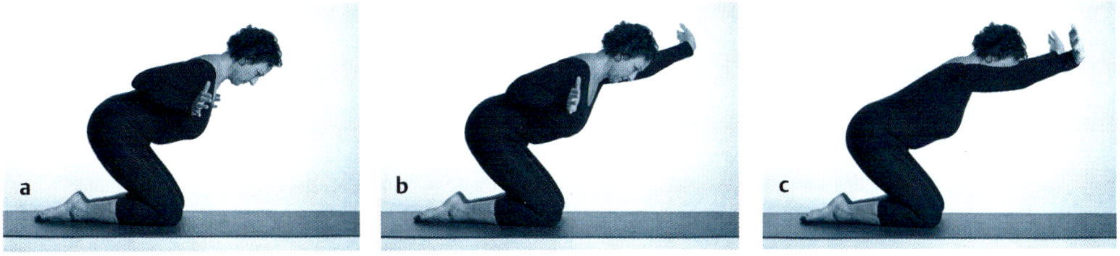

▶ Abb. 15.4 a – c

Aus der aufrechten Haltung in eine Neigung mit Hebel gehen, Arme vor der Körperlängsachse, Lordose stabil (▶ **Abb. 15.5**).

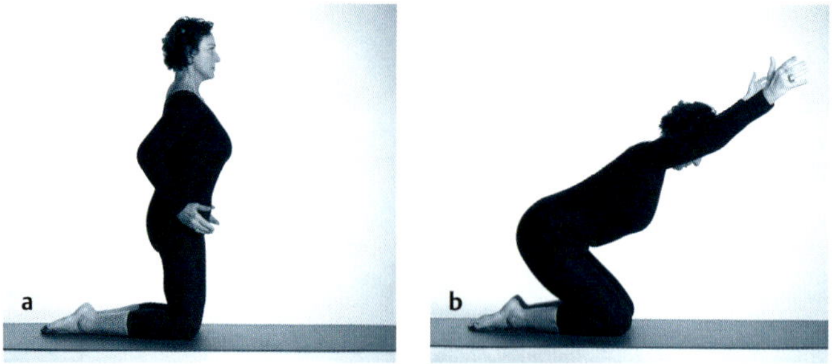

▶ Abb. 15.5 a, b

Neigung und Rotation

In der aufrechten Haltung, Längsspannung und Core-Ansteuerung, Hände auf dem Brustbein, dann stabil nach vorne neigen und mit dynamischer Längsspannung in die maximal mögliche Rotation gehen (▶ **Abb. 15.6**).

Steigerungen: Hände vor der Stirn platzieren; Gewicht auf dem Brustkorb.

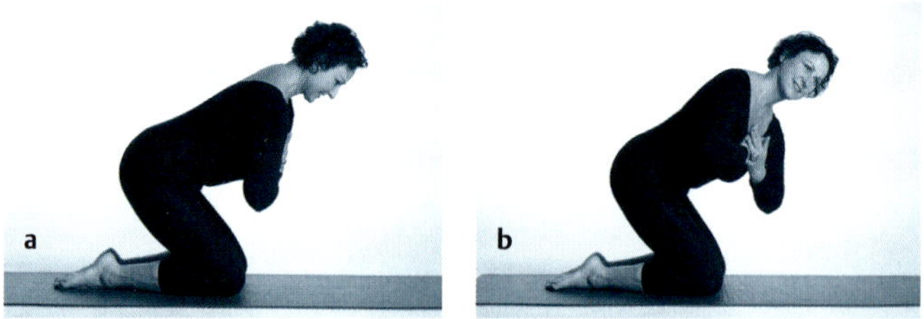

▶ Abb. 15.6 a, b

Varianten: sensomotorische Zusatzreize mit dem Aero-Step XL oder dem Dynair-A

Steigerung: mit abgehobenen Füßen (▶ **Abb. 15.7**)

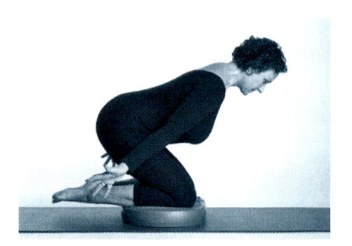

▶ Abb. 15.7

16 Rückenlage – Core-Reprint, Kraft und Kraftausdauer aus der Rückenlage

Der Core-Reprint in der Rückenlage ist das Zentrum von jedem Rückentraining und vom Antara®-Bewegungskonzept. Die Entscheidung, ob mit der Variante A oder B begonnen werden kann, hängt davon ab, was der Kunde kann und was er mitbringt. Für die Rücken- bzw. Post-Reha-Kurse empfehlen wir Variante A. Im Antara®-Training beginnen wir direkt mit der Variante B.

Nach der Core-Reprint-Übung geht es um Kraftausdauer im Core-System, speziell im Beckenboden.

Während der Übungen kann der Beckenboden immer mal wieder nachgefasst werden, er soll nicht in einer Dauerspannung oder in einer hohen Dauerspannung gehalten werden. Der Transversus muss sich mit der Atmung bewegen und darf/soll bei der Ausatmung nach innen gezogen werden. Arbeitet der Transversus nicht mehr konzentrisch (schiebt sich der Bauch nach außen), dann muss eine Pause gemacht werden.

Ausgangspositionen

In neutraler Rückenlage, die Füße hüftgelenksbreit, Knie ca. 90°, das Becken liegt neutral auf dem Kreuzbein, die Lordose darf gewählt (jedoch nicht aktiv aufgelöst) werden, Schultergürtel und Brustkorb entspannt und großflächig aufliegend, der Kopf in Verlängerung der Körperlängsachse. Bei einem Knick in der HWS oder einer Retraktion des Kopfes muss dieser unterlegt werden (z. B. mit dem Relax-Nex, ▶ S. 115).

Position A: Die Fingerspitzen oberhalb des Schambeines in den Bauch hinein senken, sodass der Druck deutlich spürbar ist (▶ **Abb. 16.1**).

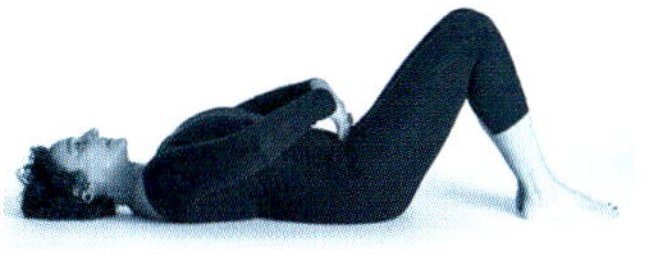

▶ Abb. 16.1

Varianten: Eine Hand unter die Lordose legen, um deren Stabilität gut überprüfen zu können, die andere Hand auf den Bauch legen, um die Transversus- und die Atembewegungen wahrnehmen zu können, oder beide Hände auf den Bauch legen, um die Transversus- und die Atembewegungen gut wahrnehmen zu können.

Position B: Die Hände auf die Rippen legen (▶ **Abb. 16.2**). Diese Position eignet sich besonders gut für Teilnehmer die zu einem Rippenschub neigen.

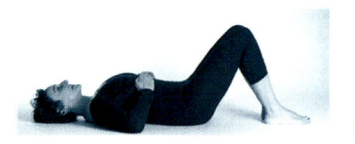

▶ Abb. 16.2

Position C: Die Arme außenrotiert neben dem Körper (klassisch; ▶ **Abb. 16.3**).

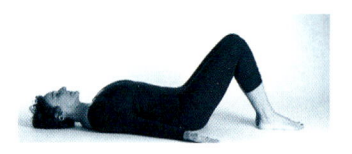

▶ Abb. 16.3

Varianten: Die Arme neben dem Körper, etwas tiefer als das Schultergelenk; die Arme in einer V-Position, Schulterblätter replatziert.

Position D: Die Arme abgehoben, über die Körperlängsachse – in jeder Armhöhe (▶ **Abb. 16.4**).

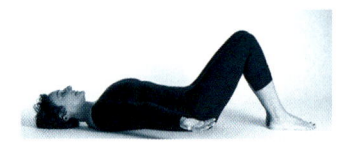

▶ Abb. 16.4

Position E: Die Arme außenrotiert auf die Fingerspitzen stellen, fordert eine gute Rumpf-Schultergürtel-Kontrolle (▶ **Abb. 16.5**).

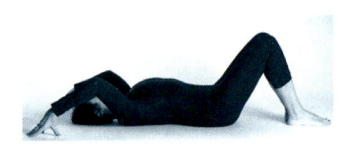

▶ Abb. 16.5

Position F: Die Beine in 90/90/90° (▶ **Abb. 16.6**), wenn Abweichung, dann den Kniewinkel eher etwas größer als kleiner wählen.

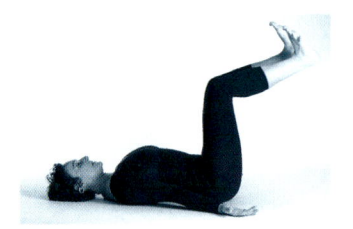

▶ Abb. 16.6

Position G: Beine neutral in der funktionellen Fuß- bzw. Beindivergenz (▶ Abb. 16.7 a)
Position H: Bei Druck im Hüftgelenk oder den großen Muskeln oder großem Bauch die Außenrotation im Hüftgelenk vergrößern und vielleicht sogar die Beine zusätzlich etwas öffnen (▶ Abb. 16.7 b).

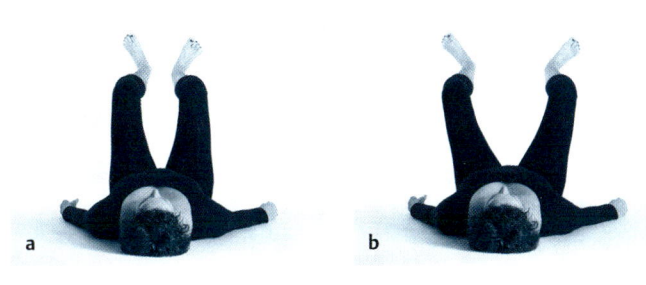

▶ Abb. 16.7 a, b

Position I: Zur Entlastung, damit man sich gut auf die Koordinationsanforderungen konzentrieren kann, können die Knie über die Kniescheiben von den Fingerspitzen gehalten werden (▶ Abb. 16.8 a).
Position K: Die Arme dienen als Distanzkontrolle, die Hände als Stopper (▶ Abb. 16.8 b).
Position L: Ermüden die Beine (warum auch immer) vor dem Core-System, sollen die Oberschenkel von außen leicht gehalten und so die Oberschenkel entlastet werden (▶ Abb. 16.8 c).

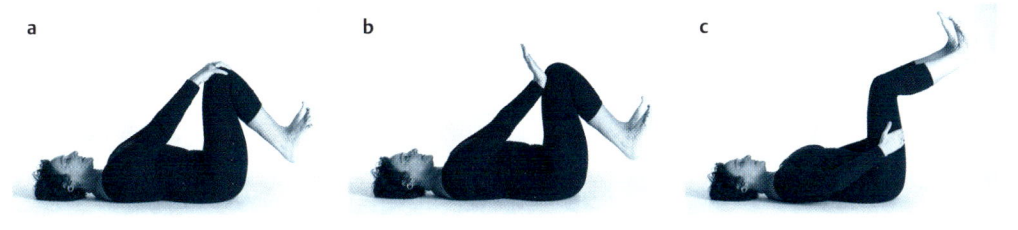

▶ Abb. 16.8 a – c

Methodische Folge

Finger oberhalb des Schambeines tief in den Bauch hineinsinken lassen (die Propriozeption hilft; ▶ Abb. 16.9 a). Fortgeschrittene Teilnehmer können eine andere Ausgangsposition wählen. Die Ansteuerung soll in 3 Schritten geschehen:
1. Aufmerksamkeit in den Beckenboden bringen, die Körperöffnungen schließen und die wahrnehmbare Muskulatur sanft nach innen, in den Beckenraum heben (ganz präzis arbeitet der Mann über den Damm, die Frau über die mittlere Körperöffnung). Die Muskelspannung des Transversus wahrnehmen (Ko-Kontraktion), Transversus bzw. „Fingerspitzen" beatmen, während 10 – 15 s, entspannen.

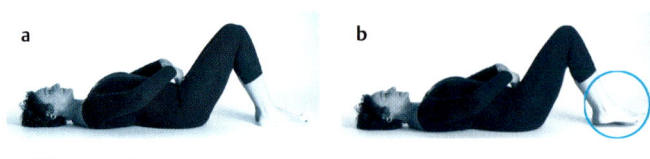

16 – Rückenlage – Core-Reprint, Kraft und Kraftausdauer aus der Rückenlage

▶ Abb. 16.9 a, b

2. Beckenboden heben, die Ko-Kontraktion des Transversus wahrnehmen und vom Schambein aus die Bauchdecke großflächig langsam und sanft nach innen ziehen, Transversus bzw. „Fingerspitzen" beatmen, entspannen.
3. Die dritte Ansteuerung kann wiederum über den Beckenboden oder direkt über den Transversus ausgeführt werden. Die sanfte Transversus-Aktivität halten, Transversus bzw. „Fingerspitzen" beatmen.

Bei einer **Ausatmung**, ohne Bewegung in Becken und LWS, einen Fuß ins Schweben bringen (▶ **Abb. 16.9 b**), ca. 10 – 15 s atmen (mit Bauchatmung), weicher Übergang auf andere Seite, entspannen.

16.1
Core-Reprint Version A
Aufbau Core-Reprint
Der Core-Reprint erfolgt in der Version A direkt aus der Core-Ansteuerung.

> Wichtig: Auf eine korrekte Core-Ansteuerung ist zu achten! Diese ist zwischen den Übungen immer wieder bewusst aufzugreifen und muss entsprechend angeleitet werden.

Core-Transversus-Koordination
Beine abwechselnd an den Körper heranziehen und anschließend die Knie wegschieben, mit den Fingerspitzen halten, Lordose einnehmen (▶ **Abb. 16.10 a**), bei der Ausatmung mit konzentrischer Transversus-Ansteuerung die Unterschenkel abwechselnd heben (▶ **Abb. 16.10 b**).
▶ **Abb. 16.10 c**: Bei der Ausatmung mit konzentrischer Transversus-Ansteuerung beide Unterschenkel heben, die Lordose muss immer stabil gehalten sein.

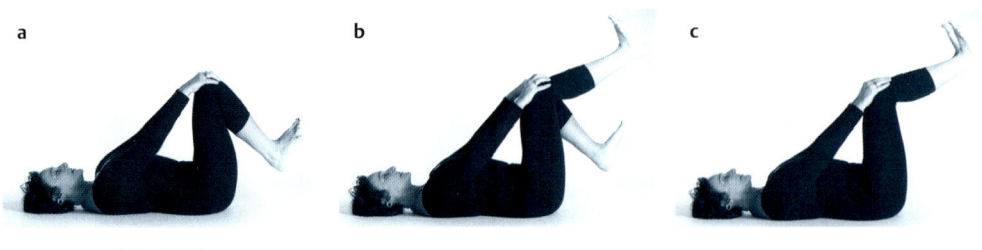

▶ Abb. 16.10 a – c

Steigerung: Die Knie nicht mehr halten, sondern an die Handballen lehnen (▶ **Abb. 16.11 a**), bei einer Ausatmung mit konzentrischem Transversus abwechselnd ein Bein etwas wegschieben, Lordose absolut stabil halten, je nach Kraft den Weg vergrößern (▶ **Abb. 16.11 b**).

Die Core-Aktivität bewusst in die weiteren Übungen integrieren.

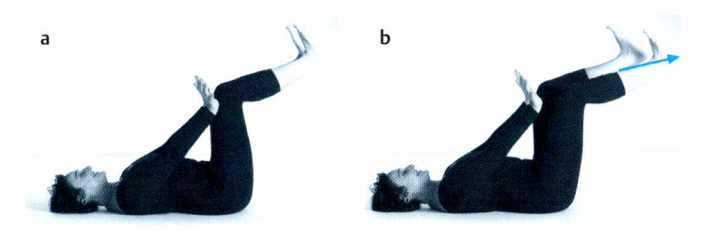

▶ Abb. 16.11 a, b

Fersendips – Core-Kraft-Ausdauer

▶ **Abb. 16.12 a**: neutrale Ausgangsposition, Lordose, Beine 90/90/90°, Armposition nach Wahl

▶ **Abb. 16.12 b**: Mit stabiler Lordose abwechselnd eine Ferse senken, langsam in folgender Reihenfolge: ausatmen, Transversus nach innen ziehen und Ferse senken.

3 Durchgänge à 4–12 Wiederholungen, solange der Transversus konzentrisch arbeitet. Der Beckenboden soll von Zeit zu Zeit nachgefasst und wieder vergessen werden.

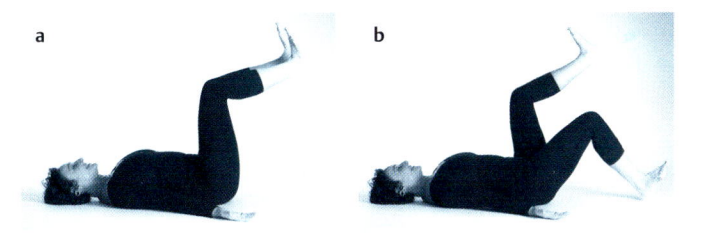

▶ Abb. 16.12 a, b

Die 300-g-Übung – Core-Kraft-Ausdauer

Die 300 g sind ein symbolischer Wert. Nach unseren Tests haben die Teilnehmer die Ferse regulär mit 2–3 kg auf den Boden gestellt, nach der Anweisung, die Ferse mit wenig Gewicht auf den Boden zu stellen, haben sie das Bein mit 5–8 kg belastet. Es soll wenig Gewicht sein, welches auf den Boden gestellt wird, sodass die Core-Kraft langsam aufgebaut werden kann.

Bei fortgeschrittenen Teilnehmern kann die 300-g-Übung mit dem Quantensprung (s. u.) ersetzt werden.

Stabile neutrale Ausgangsposition einnehmen, bei einer Ausatmung eine Ferse zum Boden senken, 300 g Gewicht auf den Boden ablegen, Core-Ansteuerung verstärken, Beckenboden nachfassen, beim Ausatmen den Transversus nach innen ziehen und die Ferse wieder ins Schweben bringen.

16.2
Core-Reprint Version B
Aufbau Core-Reprint
Der Core-Reprint erfolgt in der Version B aus der Core-Ansteuerung (▶ S. 203) über den Quantensprung, der die anspruchsvollste Übung des ganzen Buches ist und sich nur für Fortgeschrittene bzw. stabile Teilnehmer eignet.

> Wichtig: Auf eine korrekte Core-Ansteuerung ist zu achten! Diese ist zwischen den Übungen immer wieder bewusst aufzugreifen und muss entsprechend angeleitet werden.

Der Quantensprung
Aufbau wie oben (▶ Abb. 16.9), dann ein Bein nach 90/90/90°, Lordose einrichten, Core verstärken, Beckenboden nachfassen, bei einer Ausatmung mit absolut stabiler LWS und ohne Bewegung im Rumpf langsam den zweiten Fuß ins Schweben bringen, ca. 15 s halten, atmen (inklusive Bauchatmung), Bein nach 90/90/90° anheben (▶ Abb. 16.13).

Füße einzeln hinstellen, Becken und LWS mobilisieren, Aufbau über die andere Seite, mit der Core-Ansteuerung beginnen.

Die Core-Aktivität bewusst in die weiteren Übungen integrieren.

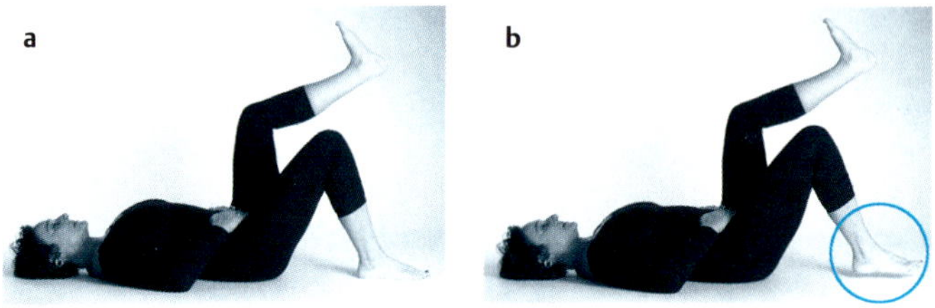

▶ Abb. 16.13 a, b

Fersendips – Core-Kraft-Ausdauer
▶ **Abb. 16.14 a**: neutrale Ausgangsposition, Lordose, Beine 90/90/90°, Armposition nach Wahl

▶ **Abb. 16.14 b**: Mit stabiler Lordose abwechselnd eine Ferse senken, langsam in folgender Reihenfolge: ausatmen, Transversus nach innen ziehen und Ferse senken.

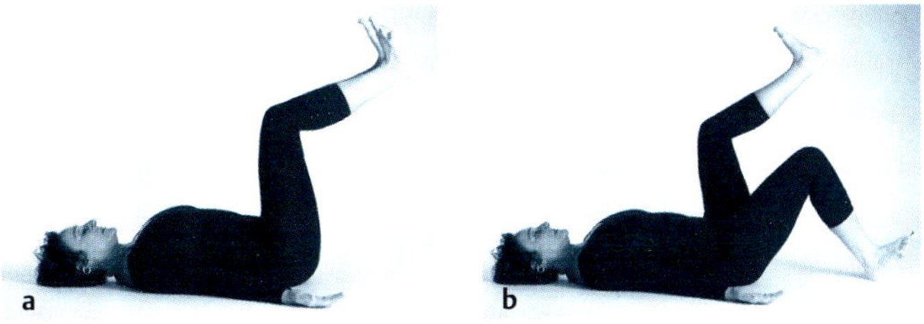

▶ Abb. 16.14 a, b

3 Durchgänge à 4–12 Wiederholungen (solange der Transversus konzentrisch arbeitet). Der Beckenboden soll von Zeit zu Zeit nachgefasst und wieder vergessen werden.

Pause: Die Beine in die Arme nehmen und die LWS mobilisieren.

Steigerung: Fersendips mit abgehobenen Armen, mehr Rotationskontrolle im Rumpf, mehr Obliquen-Arbeit (▶ **Abb. 16.15**)

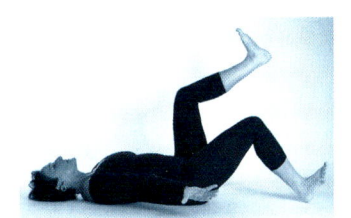

▶ Abb. 16.15

Fersendips mit abgehobenem Kopf

Eine Ferse senken (Schwebeposition), dann den Kopf abheben, den eigenen Bauch anschauen und 3 bewusste Bauchatmungen mit konzentrischem Transversus durchführen (▶ **Abb. 16.16**). Kopf hinlegen, Bein zurück nach 90/90/90°, andere Seite.

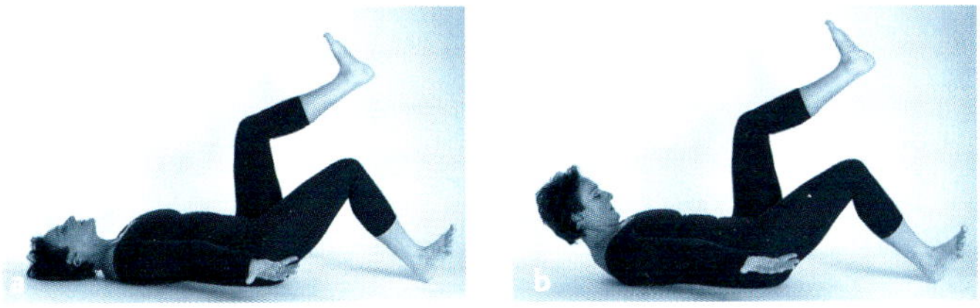

▶ Abb. 16.16 a, b

Fersendip mit Fersenschub

Die Bewegung wird mit einer Ausatmung begonnen, anschließend ist die Atmung frei (▶ **Abb. 16.17**).

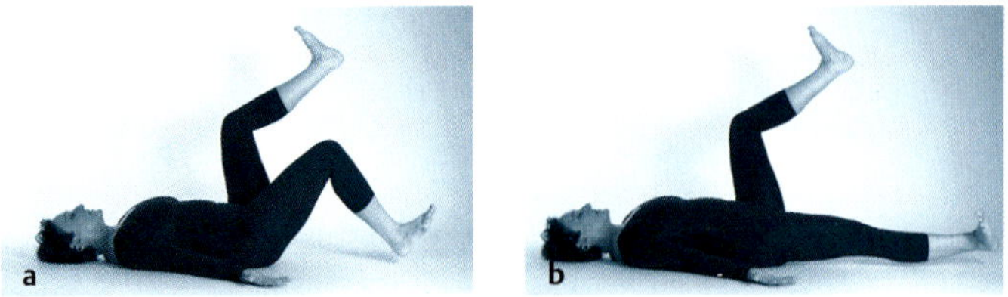

▶ Abb. 16.17 a, b

Steigerung: Fersenschub mit unterschiedlichen Armhebeln, Arme zur Decke gehoben (▶ **Abb. 16.18**), Arme in der V-Position

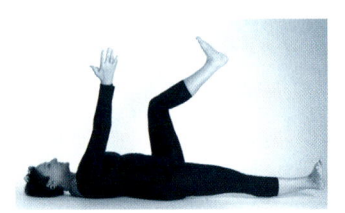

▶ Abb. 16.18

Steigerung: Fersenschub mit gehobenem Kopf (Blick zum Knie) und Mini-Crunch (▶ **Abb. 16.19**)

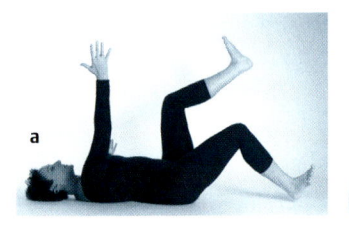

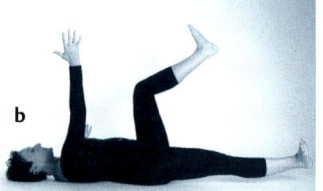

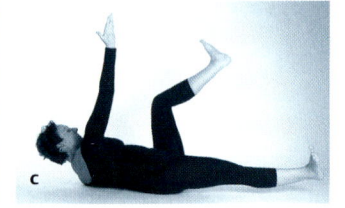

▶ Abb. 16.19 a – c

Fersendips mit Spinnenhänden

Durch diese Armposition muss der Thorax besonders gut kontrolliert werden (Schulterblatt- und Rippenkontrolle), die äußeren Obliquen müssen intensiv arbeiten (▶ **Abb. 16.20**).

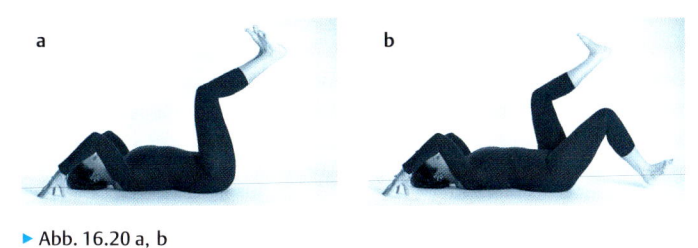

▶ Abb. 16.20 a, b

16.3 Core-Control

LWS-Flexionskontrolle

Aus der neutralen stabilen Ausgangsposition die Lordose bewusst halten, die Knie 3–5 cm kopfwärts ziehen und gleichzeitig die Bewegung in der Lordose bremsen (▶ **Abb. 16.21**).

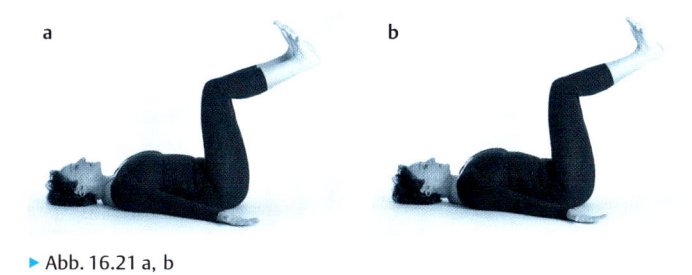

▶ Abb. 16.21 a, b

Rumpf Extensionskontrolle

Aus der neutralen stabilen Ausgangsposition die Lordose bewusst halten, den Transversus und Beckenboden zusätzlich nach innen ziehen und gleichzeitig die Knie 3–5 cm wegschieben (▶ **Abb. 16.22**), der Rumpf muss absolut ruhig und stabil bleiben.

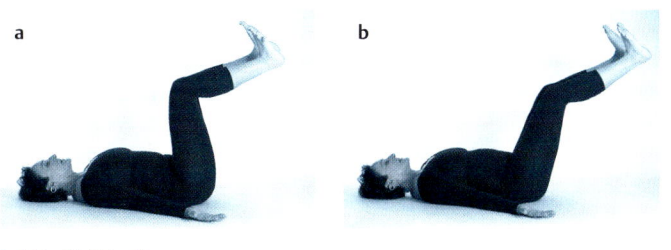

▶ Abb. 16.22 a, b

Core-Reprint – Ansteuerung und Kraftausdauer auf dem Dynair-A

Das einmalige am Training auf dem Dynair-A ist, dass durch die 3 luftgefüllten Kissen natürliche und feine Rotationsreize auf die ganze Wirbelsäule gesetzt werden, während gleichzeitig an den anderen Muskelfunktionsgruppen gearbeitet werden kann. Zusätzlich muss erwähnt werden, dass durch das 3. Kissen der Kopf optimal auf der Körperlängsachse zu liegen kommt.

Core-Reprint und alle Übungen können wie oben beschrieben auf das Dynair-A übertragen werden, z. B. die Core-Ansteuerung auf dem Dynair-A (▶ Abb. 16.23).

> Wichtig: Auf eine korrekte Core-Ansteuerung (▶ S. 203) ist zu achten! Diese ist zwischen den Übungen immer wieder bewusst aufzugreifen und muss entsprechend angeleitet werden.

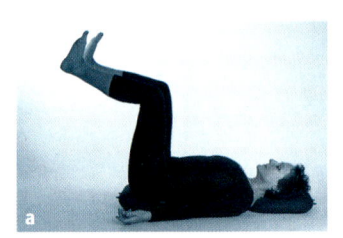

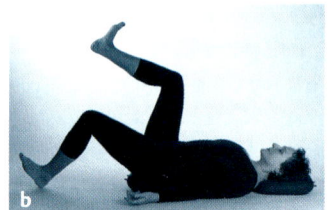

▶ Abb. 16.23 a, b

Als Erweiterung können alle Übungsvarianten wie oben ausgeführt werden.

Core mit Rumpfrotation

Aus der stabilen Ausgangsposition das Becken zur Seite rotieren, Lordose und Längsspannung aufrechterhalten (▶ Abb. 16.24).

Steigerung: mit abgehobenen Armen

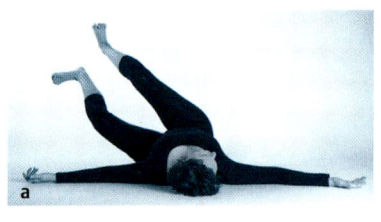

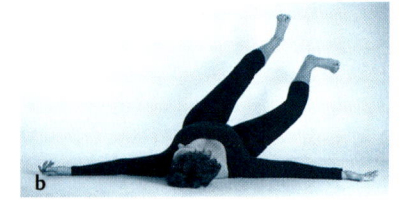

▶ Abb. 16.24 a, b

Höchste Anforderungen – langer Hebel

Aus der stabilen Ausgangsposition das Becken zur Seite rotieren, Lordose und Längsspannung aufrechterhalten, das obere Bein strecken und in einem großen Bogen auf die andere Seite bringen, anschließen beide Beine zurück nach 90/90/90° (▶ **Abb. 16.25**).

Steigerung: mit abgehobenen Armen

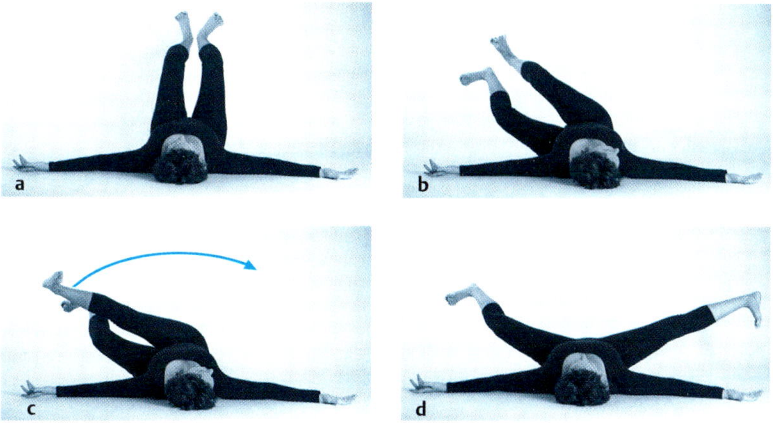

▶ Abb. 16.25 a – d

16.4 Integration der Hüftgelenksstabilisation in das Core-System

Core-Kontrolle und Hüftgelenksstabilisation

Aus der stabilen neutralen Ausgangsposition eine Hand auf den gegenüberliegenden Hüftknochen legen, dann einen Fuß flektiert über die Ferse in eine maximale Außenrotation bringen (▶ **Abb. 16.26**). Das Becken muss absolut ruhig bleiben.

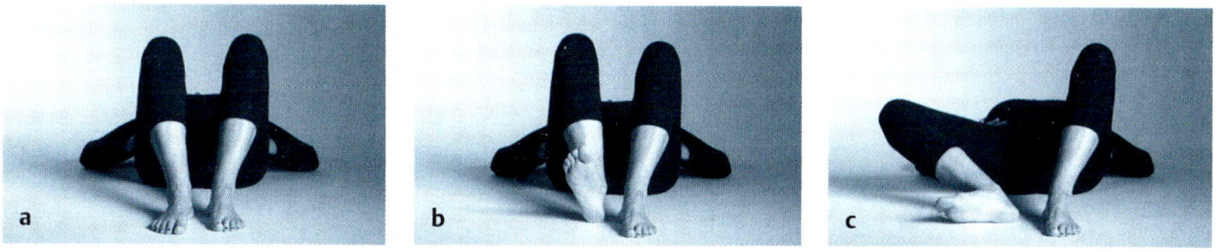

▶ Abb. 16.26 a – c

Hohe Anforderung: Aus der stabilen neutralen Ausgangsposition eine Hand auf den gegenüberliegenden Hüftknochen legen, dann einen Fuß flektiert über die Ferse ins Schweben bringen, anschließend das Bein in eine maximale Außenrotation bringen. Das Becken muss absolut ruhig bleiben.

Steigerung: Aus der stabilen neutralen Ausgangsposition eine Hand auf den gegenüberliegenden Hüftknochen legen, ein Bein nach 90/90/90°, anschließend das Bein in eine maximale Außenrotation bringen (▶ **Abb. 16.27**). Das Becken muss absolut ruhig bleiben.

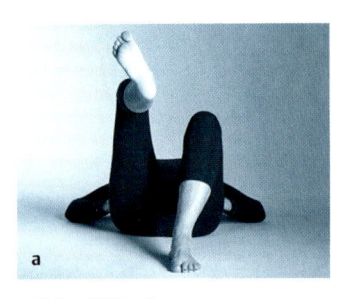

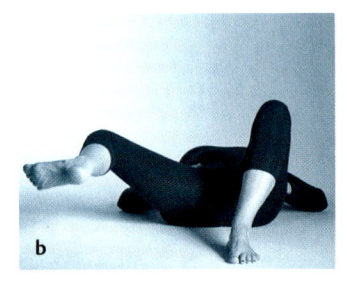

▶ Abb. 16.27 a, b

Steigerung: Das außenrotierte Bein strecken, zur Decke heben und zurück in die 90/90/90°-Position (▶ **Abb. 16.28**). Das Becken und die Lordose müssen stabil gehalten bleiben.

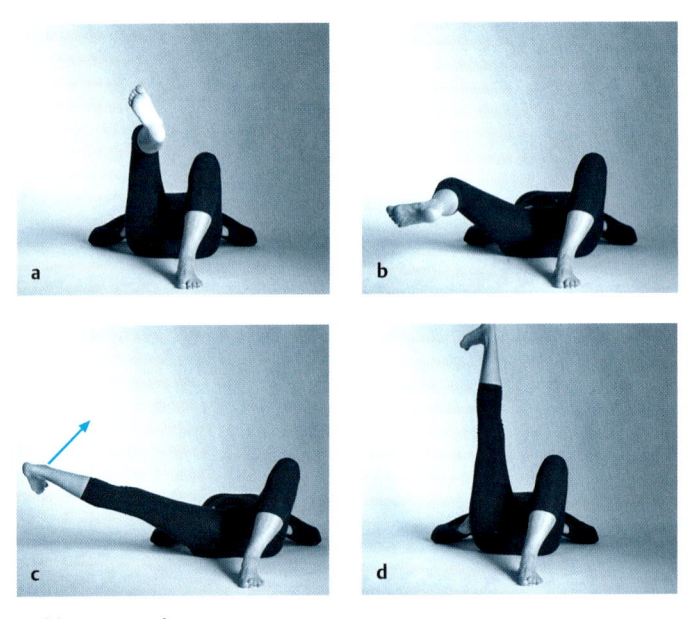

▶ Abb. 16.28 a – d

Die Übung ist sehr anspruchvoll, weil sie abgesehen von der enormen Stabilisationskraft und der Bewegungskontrolle auch noch viel Beweglichkeit in der rückwärtigen Oberschenkelmuskulatur fordert.

Steigerung: Aufbau wie oben, Ausgangsposition mit beiden Beinen 90/90/90° (▶ **Abb. 16.29**).

Abschluss: Die Übungssequenz mit Mobilisationen und Entspannungspositionen abschließen.

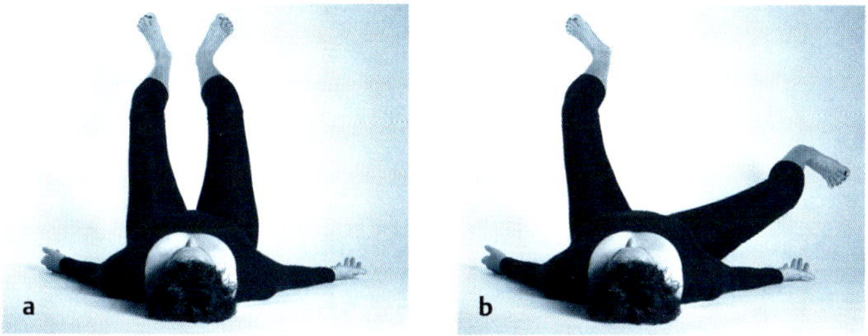

▶ Abb. 16.29 a, b

starCrunches mit Core-Stabilität

Aus neutraler Ausgangsposition und Core-Ansteuerung mit der Ausatmung den Kopf und Thorax heben (▶ **Abb. 16.30**). Es wird eine kleine weiterlaufende Bewegung in die LWS geben, diese ist korrekt. Das Becken darf jedoch nicht aufgerichtet und die LWS darf nicht auf den Boden gelegt (gepresst) werden.

Der Transversus muss, wie bei den oben beschriebenen Übungen, beim Ausatmen und unter Last konzentrisch arbeiten.

Steigerung: starCrunches in der Core-Fersenschub-Position ausführen.

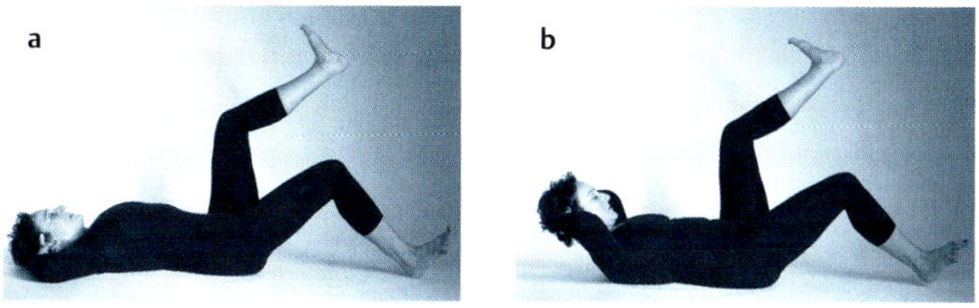

▶ Abb. 16.30 a, b

Core und Rotationskontrolle – Beckenlift

Der Beckenlift eignet sich auch für Teilnehmerinnen nach der Geburt und Teilnehmer mit ISG-Episoden.

Spurbreite hüftgelenksbreit, Arme neben dem Becken, seitlich oder in einer V-Position; das Becken maximal heben, oben halten, atmen (▶ **Abb. 16.31**).

Variante: Becken heben und senken (sehr gut geeignet für die ISG-Stabilität).

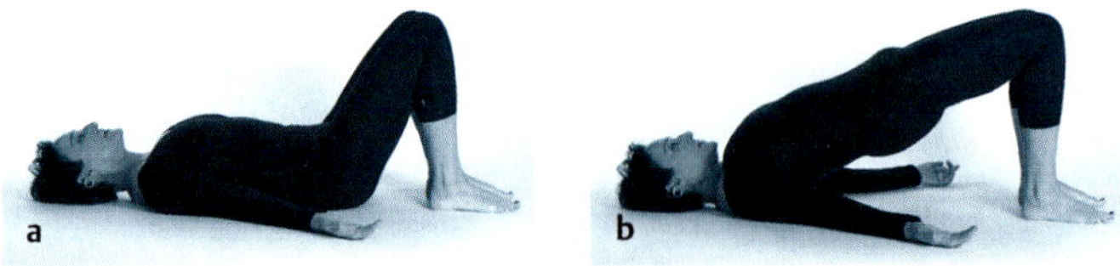

▶ Abb. 16.31 a, b

Steigerung – anspruchsvolle Rotationskontrolle

Teilnehmerinnen, die innerhalb der letzten 6 Monaten geboren haben, oder Teilnehmer mit ISG-Episoden müssen auf diese Steigerung verzichten. Alle anderen dürfen im Wechsel mit stabilem Becken einen Fuß flektiert ins Schweben bringen (▶ **Abb. 16.32**).

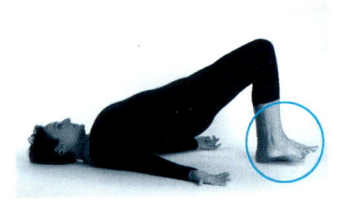

▶ Abb. 16.32

Core und Rotationskontrolle– hohe Anforderung

Aufbau wie beim Beckenlift (s. o.), anschließend das Spielbein nach 90/90/90° und zur Decke strecken, anschließend in die Linie der Körperlängsachse bringen und wieder hinstellen (▶ **Abb. 16.33**), Aufbau über die andere Seite.

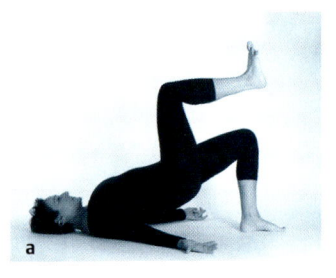

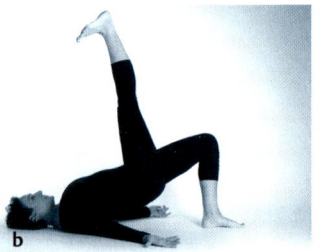

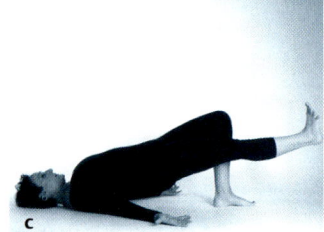

▶ Abb. 16.33 a – c

Core und Rotationskontrolle – höchste Anforderung

Aufbau wie zuvor bei der hohen Anforderung (s. o.), anschließend das Spielbein bis zum Boden senken (Hüftextension) und wieder hinstellen (▶ **Abb. 16.34**). Das Becken so stabil wie möglich halten, Aufbau über die andere Seite.

Abschluss: Als Abschluss die Beine in die Arme nehmen und entspannen.

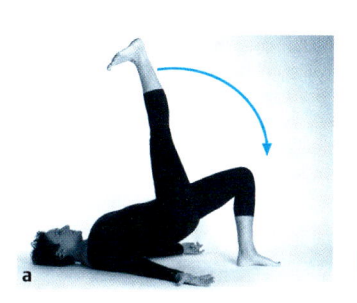

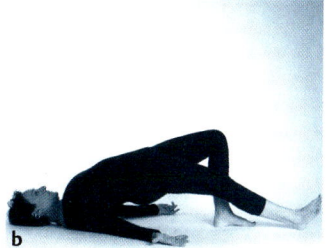

▶ Abb. 16.34 a, b

17 4-Füßler

Ausgangsposition: Knie unter Hüftgelenk, Hände 2–3 cm vor Schultergelenk, Arme leicht außenrotiert, neutrale Lordose, Kopf in Körperlängsachse eingerichtet, mit den Handballen den Boden wegschieben (▶ Abb. 17.1).

Bei Handgelenksproblemen den Schwerpunkt ca. 2–3 cm nach hinten schieben (Achtung: Lordose muss bleiben!), Handgewölbe heben oder die Hände auf eine zusammengerollte Matte stellen.

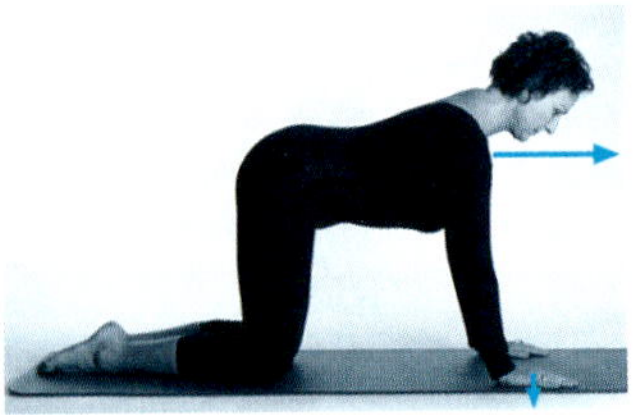

▶ Abb. 17.1

Core-Reprint im 4-Füßler – Bauchlift

In der 4-Füßler-Position kann die Core-Ansteuerung direkt über den Transversus erfolgen, die Aktivierung des Beckenbodens darf in die Ansteuerung integriert werden.

▶ **Abb. 17.2 a**: Ausgangsposition
▶ **Abb. 17.2 b**: Die Bauchdecke langsam so tief wie möglich, ohne Bewegung in der Wirbelsäule, sinken lassen.
▶ **Abb. 17.2 c**: Anschließend vom Schambein aus, ohne Bewegung in der Wirbelsäule, so hoch wie möglich heben, Transversus während 10–15 s ansteuern und atmen, 2–3 Wiederholungen.

Erweiterung: Den Boden mit den Handballen intensiv wegschieben und die Knie ins Schweben bringen.

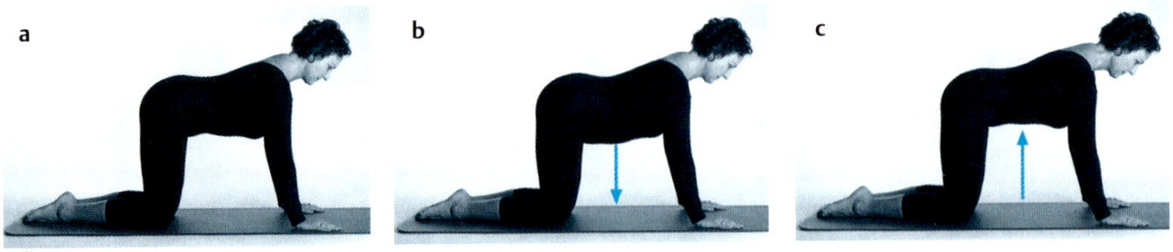

▶ Abb. 17.2 a – c

Der Katzentanz

Abwechselnd die eine bzw. die andere Hand in den Boden schieben (▶ **Abb. 17.3**), die Bewegung ist von außen fast nicht sichtbar, weckt und aktiviert jedoch wunderbar die Mm. multifidi und die Mm. rotatores der Wirbelsäule.

Erweiterung: Eine Hand intensiv in den Boden schieben, den anderen Ellbogen wenig beugen und die Hand ins Schweben bringen, bleiben und atmen.

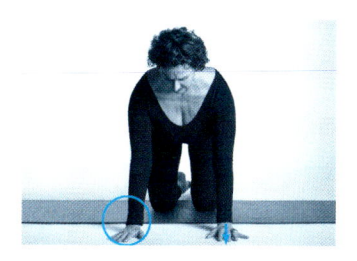

▶ Abb. 17.3

Thorax heben und senken

Aus der stabilen Ausgangsposition den Thorax senken und heben (▶ **Abb. 17.4**), die Bewegung darf nicht aus den Ellbogen kommen.

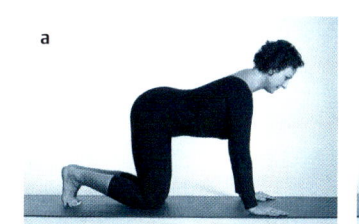

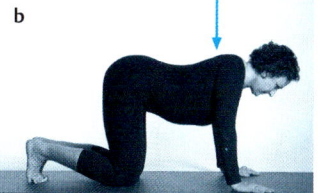

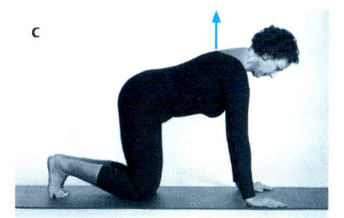

▶ Abb. 17.4 a – c

Core-Ansteuerung und Bewegungskontrolle

Um die Übungsposition stabil halten zu können (LWS neutral, Transversus aktiv), kann folgende Übung ausgeführt werden.
▶ **Abb. 17.5 a**: LWS neutral, Transversus aktiv, ein Bein abheben und anziehen, ohne die LWS zu bewegen.
▶ **Abb. 17.5 b**: Anschließend das Bein strecken und so weit wie möglich abheben, ohne den Transversus loszulassen.

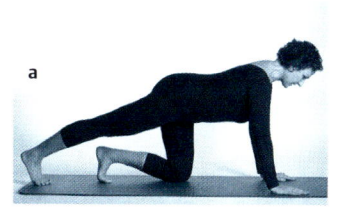

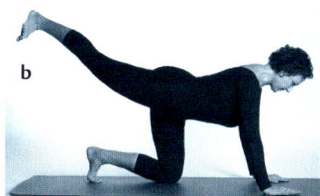

▶ Abb. 17.5 a, b

Hohe Anforderung: Das Knie ins Schweben bringen, das Spielbein heben und senken (▶ **Abb. 17.6**).

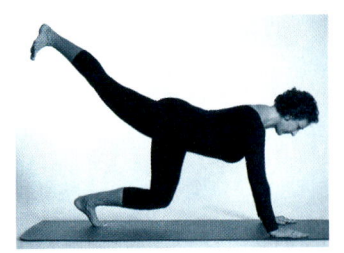

▶ Abb. 17.6

Einbezug der ganzen Rückenkette

Der Arm wird leicht diagonal geöffnet, das Schulterblatt bleibt gesenkt, das gegenüberliegende Bein nach hinten strecken, Transversus-Aktivität verstärken und dann das Bein abheben (▶ **Abb. 17.7**).

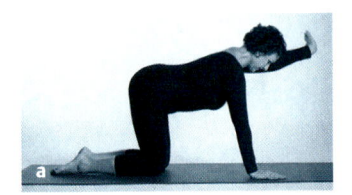

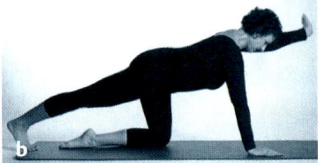

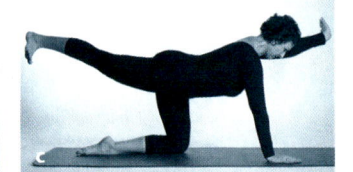

▶ Abb. 17.7 a – c

Beinextension mit Rotation

Die Streckung kann mit einer Rotationsbewegung erweitert werden, als Steigerung das gestreckte Bein abheben (▶ **Abb. 17.8**).

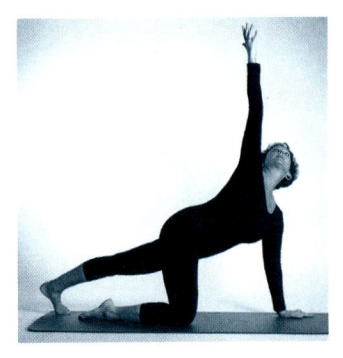

▶ Abb. 17.8

Rotation aus dem 4-Füßler

▶ **Abb. 17.9 a**: Aus dem 4-Füßler mit stabiler Ausgangslage das Core-System ansteuern und mit stabilem Schultergürtel eine Hand ins Schweben bringen, dann mit der Hand weit durchtauchen.
▶ **Abb. 17.9 b + c**: Sich über die Standbeinhand zurück aufrichten, die Hand auf das Brustbein legen und sich über die Standbeinhand in die größtmögliche Rotation schieben.
Erweiterung: Die freie Hand strecken.

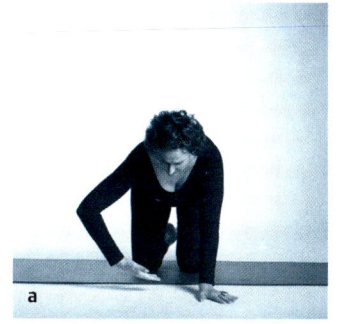

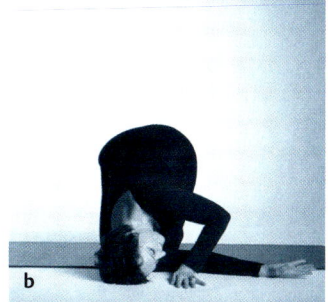

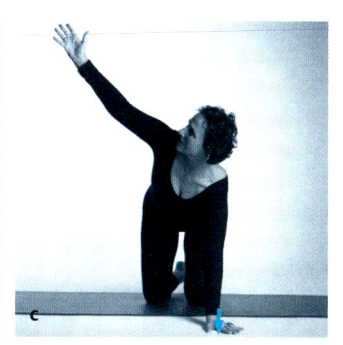

▶ Abb. 17.9 a – c

Vom 4-Füßler in den 3-Füßler

▶ **Abb. 17.10 a**: Aus dem 4-Füßler mit stabiler Ausgangslage das Core-System ansteuern und mit stabilem Schultergürtel die Knie ins Schweben bringen.
▶ **Abb. 17.10 b**: Anschließend abwechselnd einen Fuß zusätzlich wenig abheben, atmen.

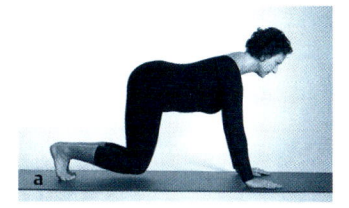

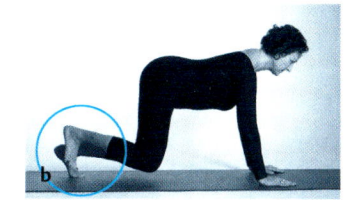

▶ Abb. 17.10 a, b

Wandern in Langbank

▶ **Abb. 17.11 a**: Aus dem 4-Füßler mit stabiler Ausgangslage das Core-System ansteuern und mit stabilem Schultergürtel die Knie ins Schweben bringen.
▶ **Abb. 17.11 b**: Anschließend mit ruhigem Rumpf langsam nach hinten wandern in eine stabile neutrale Langbankposition. Den Boden mit den Händen wegschieben, atmen und zurückwandern.

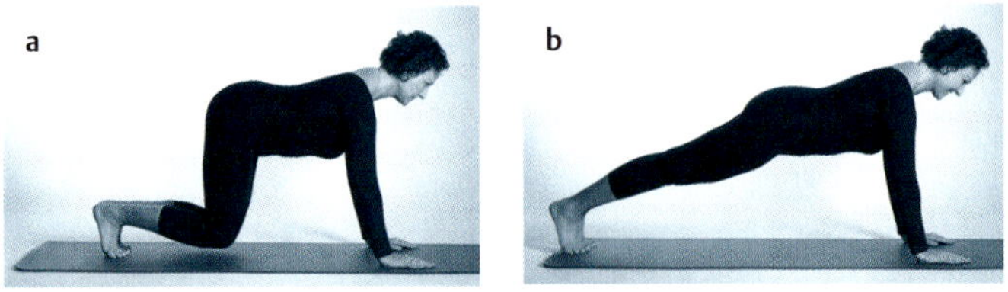

▶ Abb. 17.11 a, b

Steigerung Langbank im 3-Füßler – hohe Anforderung

In der Langbankposition die Core-Aktivität und die Schultergürtelstabilität erhöhen und abwechselnd einen Fuß ins Schweben bringen (▶ **Abb. 17.12**).
   Variante: Eine Hand ins Schweben bringen.

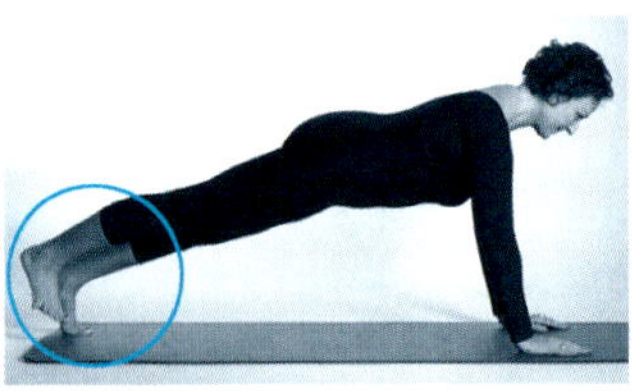

▶ Abb. 17.12

Wandern in Abduktion – höchste Anforderung

Mit stabilem Rumpf und Schultergürtel in mehreren Schritten in eine breite Spurbreite „wandern" (▶ **Abb. 17.13**), nach belieben atmen.
   Varianten: Zusätzlich einen Fuß oder eine Hand ins Schweben bringen oder einen Arm in die V-Position schieben.

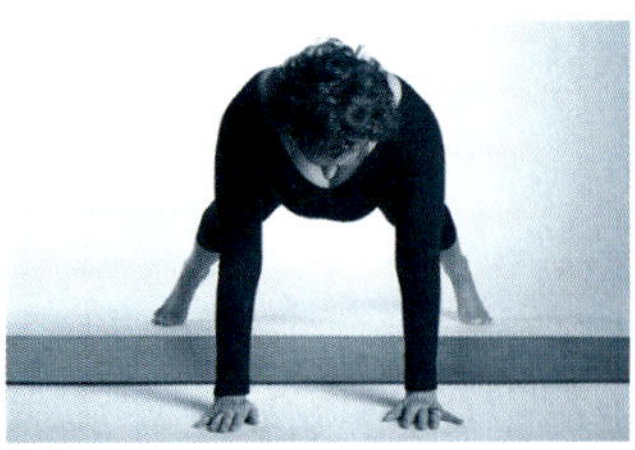

▶ Abb. 17.13

Sieben-Meilen-Stiefel

Aus einer stabilen Langbankposition ein Bein in eine Extension strecken und anschließend die Ferse so weit oben wie möglich auf den Boden dipen (▶ Abb. 17.14).

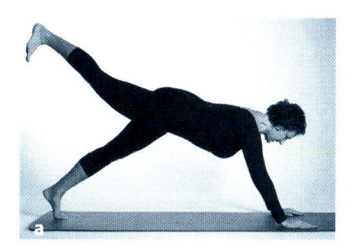

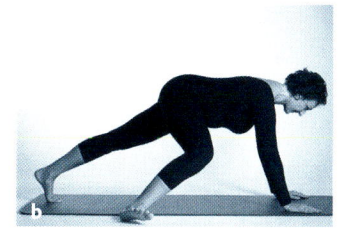

▶ Abb. 17.14 a, b

Zirkus

▶ **Abb. 17.15 a**: Aus dem 4-Füßler mit stabiler Ausgangslage das Core-System ansteuern und mit stabilem Schultergürtel die Knie ins Schweben bringen.

▶ **Abb. 17.15 b**: Anschließend einen Fuß ins Schweben bringen und mit viel Schwung so hoch hinauf wie möglich strecken, gleichzeitig zieht der Thorax zum Standbeinknie.

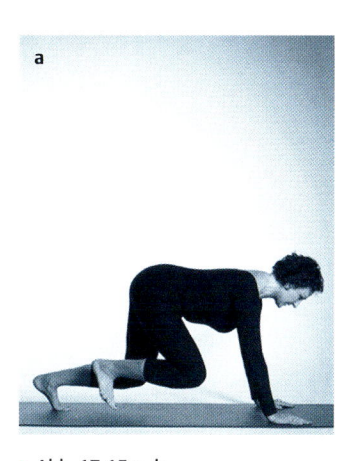

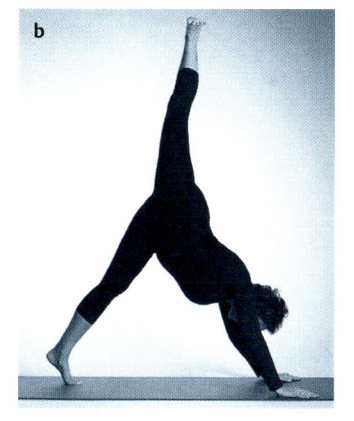

▶ Abb. 17.15 a, b

17 – 4-Füßler

Stabiles Becken

Die Übung aus der 4-Füßler-Position eignet sich ausgezeichnet, um die Stabilisation des ISG und die Hüftgelenksstabilisatoren des Standbeines zu verbessern.

▶ **Abb. 17.16 a**: Aus dem 4-Füßler mit stabiler Ausgangslage das Core-System ansteuern und mit stabilem Schultergürtel ein Knie abheben, das Knie zur Seite heben und wieder senken, das Becken bleibt ruhig.

▶ **Abb. 17.16 b + c**: Das Knie so weit nach außen gleiten lassen wie möglich, das Becken geht in der Bewegung mit, der Körperschwerpunkt bleibt über dem Standbein.

▶ **Abb. 17.16 d**: Das Knie am Oberschenkel entlang so hoch wie möglich hinauf- und hinuntergleiten.

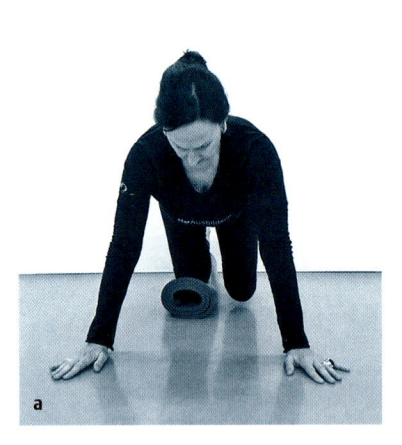

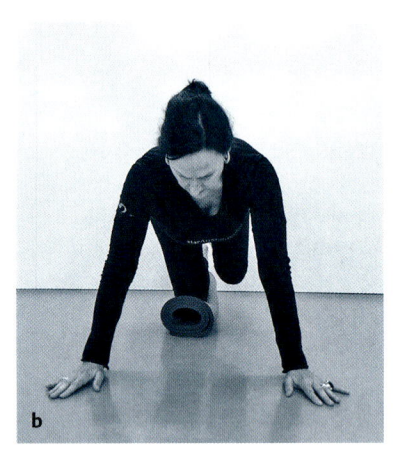

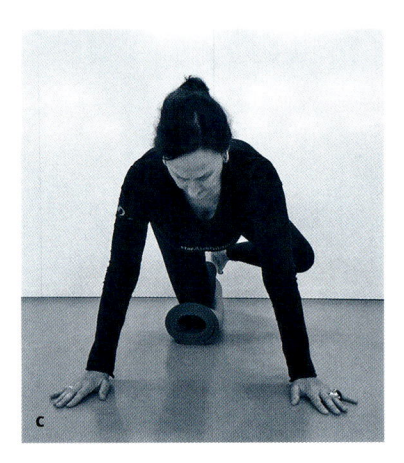

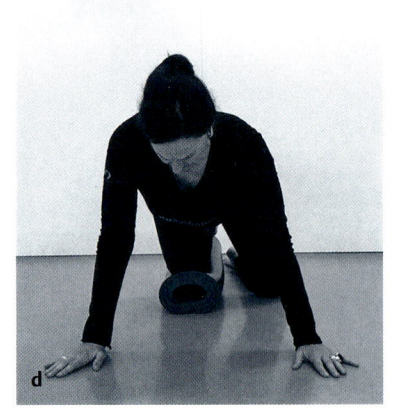

▶ Abb. 17.16 a – d

18 Unterarmstütz

Ausgangsposition: Haltungsaufbau und Core-Ansteuerung: Knie unter Hüftgelenk, Ellbogen unter Schultergelenk, Wirbelsäule in neutraler Position, Transversus nach oben aktiviert (▶ **Abb. 18.1**).

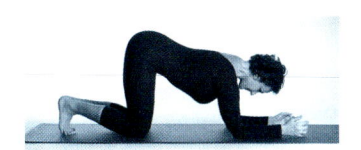

▶ Abb. 18.1

Core-Reprint im Unterarmstand – Bauchlift

> Im Unterarmstand kann die Core-Ansteuerung direkt über den Transversus erfolgen, die Aktivierung des Beckenbodens darf in die Ansteuerung integriert werden.

Die Bauchdecke langsam leicht (die Hälfte des möglichen Weges), ohne Bewegung in der Wirbelsäule, sinken lassen, anschließend vom Schambein aus so hoch wie möglich, ohne Bewegung in der Wirbelsäule, heben, Bauchdecke 10–15 s so weit oben wie möglich halten und atmen, 2–3 Wiederholungen. Mit stabilem Schultergürtel die Knie ins Schweben bringen (▶ **Abb. 18.2**).

Die Core-Aktivität bewusst in die weiteren Übungen integrieren.

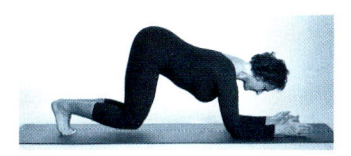

▶ Abb. 18.2

Thoraxbewegung aus dem Unterarmstand

Aus der neutralen Position den Thorax senken, sodass sich die Schulterblätter annähern und anschließend den Schultergürtel Richtung Decke schieben (▶ **Abb. 18.3**).

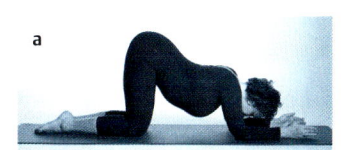

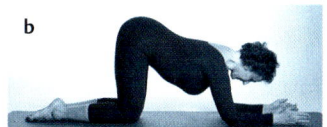

▶ Abb. 18.3 a, b

18 – Unterarmstütz

Varianten: Den Körper vor- und zurückschieben, die Lordose muss ruhig und stabil bleiben; das Körpergewicht auf den linken und auf den rechten Arm verlagern.

Hohe Anforderung: In der Ausgangsposition Knie ins Schweben bringen, Gewicht vor und zurück verlagern, Gewicht auf linken und rechten Arm verlagern.

Hüftextension

Aus der Ausgangsposition das Bein nach hinten strecken, Core verstärken, Bein so hoch wie möglich heben, bleiben, atmen (▶ **Abb. 18.4**).

Hohe Anforderung: Als Steigerung wird das Standbeinknie abgehoben. Die Übungswiederholungen nur so lange ausführen, wie der Rumpf und die Schulter stabil gehalten werden können.

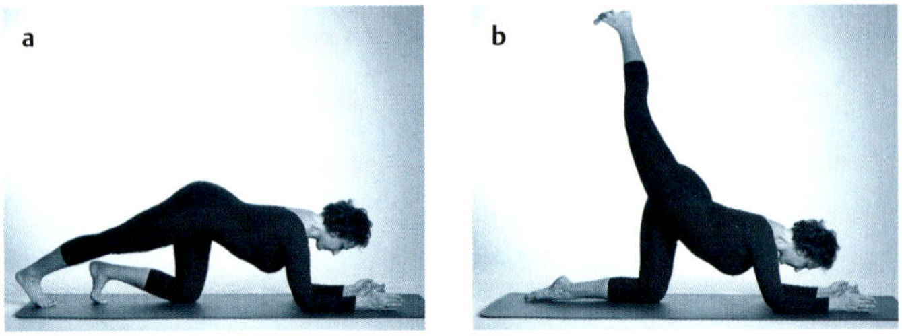

▶ Abb. 18.4 a, b

Mehr Glutäus

Aus der Ausgangsposition das Bein nach hinten strecken und beugen, Core verstärken, Bein so hoch wie möglich heben, mit großen oder kleinen Bewegungen das Knie bzw. die Ferse senken und heben, oben bleiben, atmen (▶ **Abb. 18.5**).

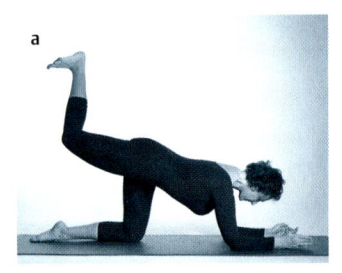

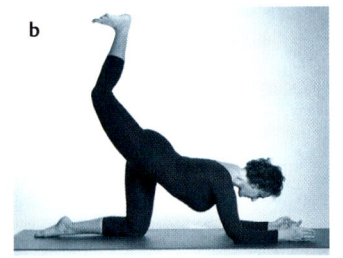

▶ Abb. 18.5 a, b

Beckenstabilität

Aus der Ausgangsposition, das Körpergewicht stabil auf dem Standbein, das Spielbein zur Seite ziehen und über die Ferse wieder nach hinten schieben (▶ **Abb. 18.6**).

Erweiterung: Das Knie auf der Seite langsam senken und wieder zur Seite heben.

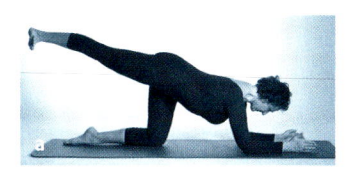

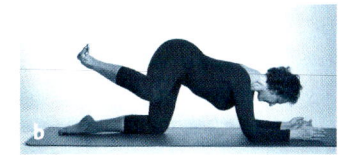

▶ Abb. 18.6 a, b

Entspannung

Zur Entspannung Mobilisationen im 4-Füßler durchführen und in einer angenehmen Position ausruhen (▶ **Abb. 18.7**).

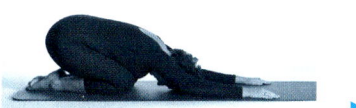

▶ Abb. 18.7

19 Bauchlage

Die Bauchlage eignet sich gut für die Transversus-Ansteuerung, denn die Teilnehmer können die Bewegung des Bauches gut wahrnehmen. In der Bauchlage spüren jedoch einige Teilnehmer einen unangenehmen Druck auf das Schambein oder die Hüftknochen. Ein zusammengelegtes Handtuch bzw. ein Trainingsgerät, wie der Aero-Step, Dynair-A usw., helfen und sind sinnvoll. Man kann sich auch auf die Hände legen.

Ausgangsposition: Beine leicht außenrotiert (bei eingeschränkter Außenrotation des Hüftgelenks, mehr Abduktion der Beine), Stirn liegt auf dem Handrücken, der Schultergürtel ist replatziert, das Gesäß entspannt (▶ **Abb. 19.1**).

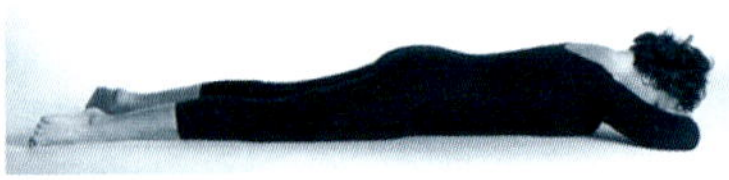

▶ Abb. 19.1

Core-Reprint in der Bauchlage

> In der Bauchlage kann die Core-Ansteuerung direkt über den Transversus erfolgen, die Aktivierung des Beckenbodens darf jederzeit in die Ansteuerung integriert werden.

▶ **Abb. 19.2 a**: Vom Schambein aus die Bauchdecke anheben, sodass die Auflagefläche kleiner wird, die LWS darf sich nicht bewegen, Bauch oben halten, während 10–15 s, atmen und die Bauchdecke langsam entspannen und sinken lassen, 2–3 Wiederholungen.
▶ **Abb. 19.2 b**: Bauchdecke abheben, oben lassen, die Beine aus dem Becken heraus in die Länge ziehen und ins Schweben bringen, Thorax in die Länge ziehen und ins Schweben bringen, atmen und anschließend entspannen.

Die Core-Aktivität bewusst in die weiteren Übungen integrieren.

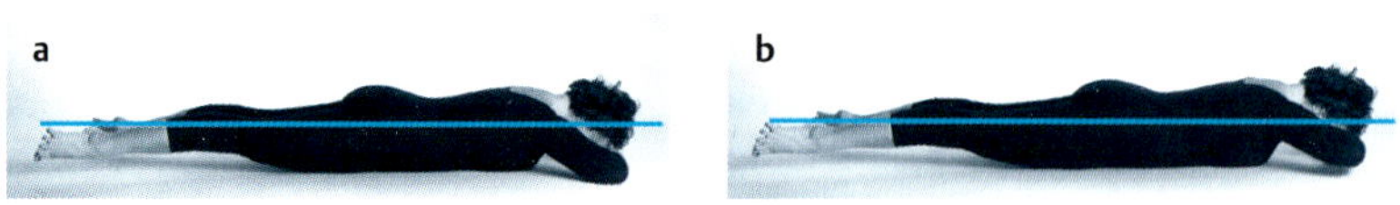

▶ Abb. 19.2 a, b

Thoraxextension

Wenn möglich mit einem labilen Trainingsgerät arbeiten oder auf der Matte. Aus der liegenden Position, die Arme innenrotiert, das Core-System ansteuern, dann die Arme außenrotieren, den Thorax maximal strecken (▶ **Abb. 19.3**).

Besonderes: Der kleine Finger muss immer im Bodenkontakt bleiben.

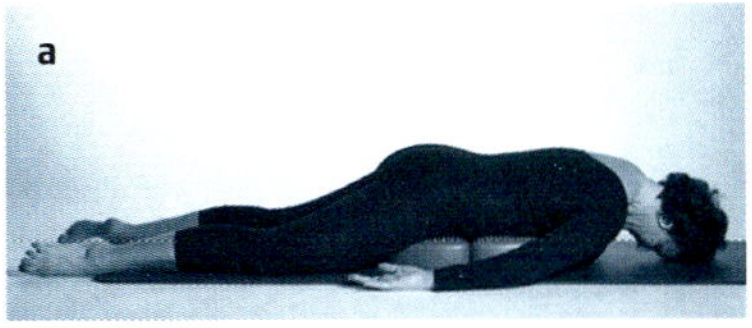

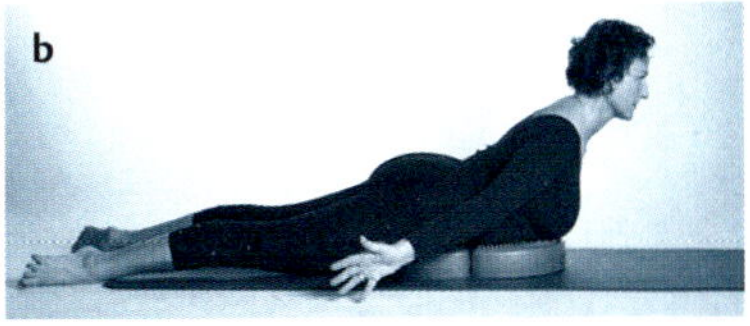

▶ Abb. 19.3 a, b

Armkreis

▶ **Abb. 19.4 a**: In der Streckposition die Arme abwechselnd oder gleichzeitig nach vorne führen, die kleinen Finger bleiben immer im Bodenkontakt. Die Transversus-Aktivität überprüfen und ggf. in der Streckung erhöhen.

▶ **Abb. 19.4 b**: Über die Außenkante der Hände den Thorax höher schieben, Transversus nachfassen, dann abwechselnd eine Hand ins Schweben bringen.

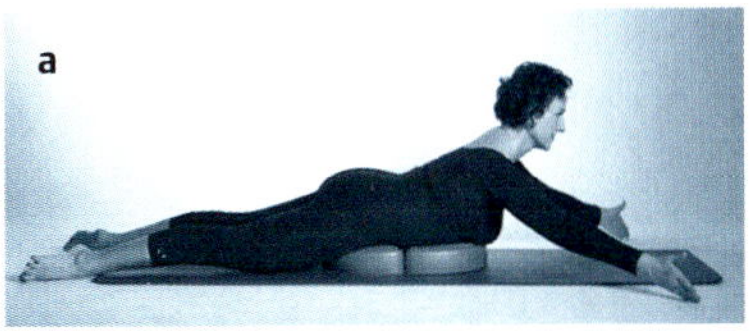

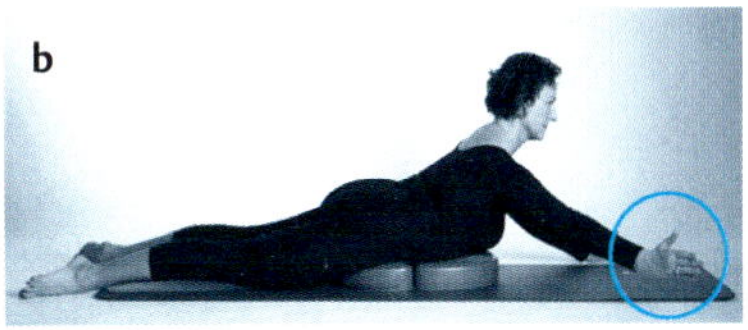

▶ Abb. 19.4 a, b

Armkreis – hohe Anforderung

Die Handkanten zurück auf den Boden stellen, die Beine ins Schweben bringen, Transversus nachfassen und anschließend die Hände abwechselnd oder gleichzeitig ins Schweben bringen (▶ **Abb. 19.5**).

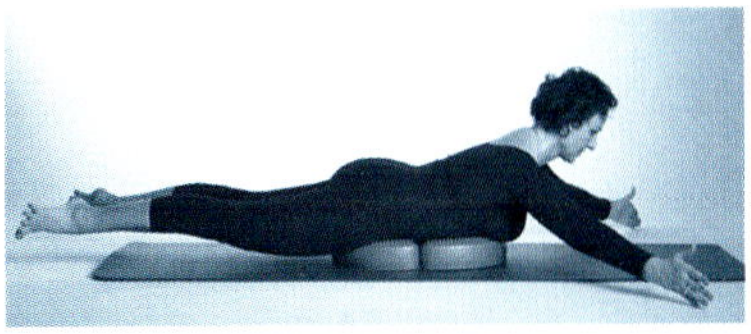

▶ Abb. 19.5

Rotation aus der Bauchlage

Core-Ansteuerung, dann Oberkörper heben, die Hände liegen auf der Stirn, mit Streckung und Längsspannung eine Rotation ausführen (▶ **Abb. 19.6**).

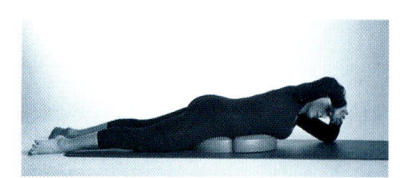

▶ Abb. 19.6

Steigerung: Arme in der V-Position, mit der Rotation einen Arm heranziehen und in den Handteller schauen (▶ **Abb. 19.7**).

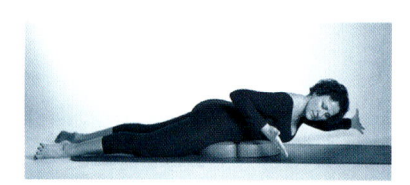

▶ Abb. 19.7

Entspannung in der Streckung

Beine entspannt, Transversus aktiviert, auf den Unterarmen abgestützt sich in die Streckung und in die Lordose hineinsinken lassen (▶ **Abb. 19.8**).

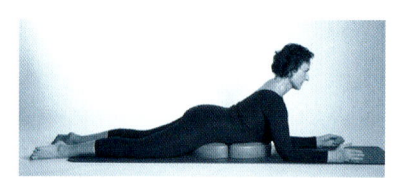

▶ Abb. 19.8

Steigerung: Transversus-Spannung erhöhen, Transversus nach innen heben und sich anschließend in eine höhere Streckung schieben (▶ **Abb. 19.9**), 3–4 Atemzüge halten, Oberkörper hinlegen und entspannen.

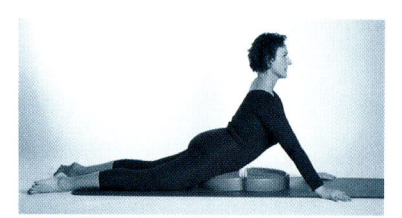

▶ Abb. 19.9

Aktivierung der Rückenkette über die Beine

- **Abb. 19.10 a**: Beine außenrotiert, Stirn auf Handrücken, Core-Ansteuerung
- **Abb. 19.10 b**: Beide Beine heben und die Fersen wegschieben.

Erweiterung: Die Beine so weit wie möglich zur Seite öffnen und wieder schließen.

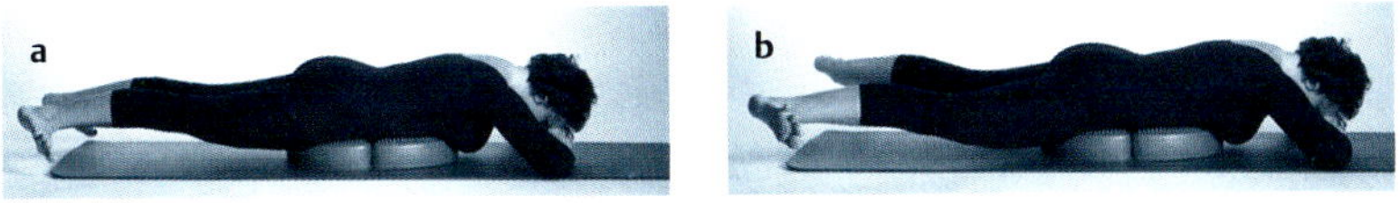

▶ Abb. 19.10 a, b

Steigerung: Core-Aktivität ansteuern, über einen Fersenschub die Beine vom Boden abheben, dann ein Bein weiter in die Höhe heben und wieder senken.

Variante: Das Knie um 90° beugen und anschließend die Ferse nach oben schieben.

Der fliegende Frosch

Der fliegende Frosch kann am Boden, auf dem Aero-Step XL, auf dem Dynair-A und auf dem Ball durchgeführt werden.

Der Kopf liegt auf den Händen, Transversus-Spannung erhöhen, dann die gekreuzten Beine so hoch wie möglich abheben, die Beine wieder senken und die Knie so weit öffnen wie möglich (▶ **Abb. 19.11**).

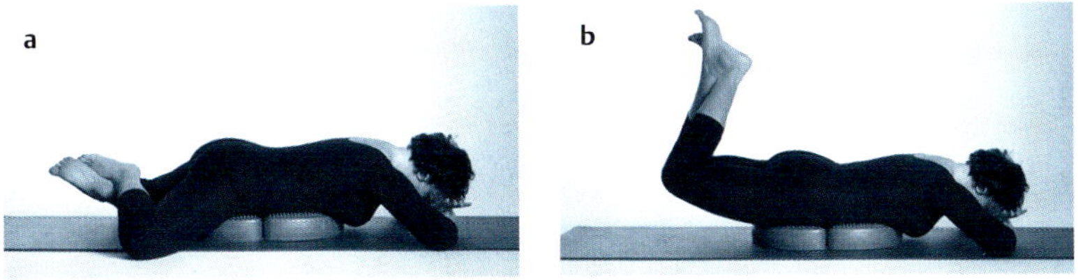

▶ Abb. 19.11 a, b

Übungen auf dem großen Ball oder dem Pendelball

Die Füße auf dem Boden, den Körper auf den Ball legen, das Core-System aktivieren und anschließend den Oberkörper strecken und beugen (▶ **Abb. 19.12**).

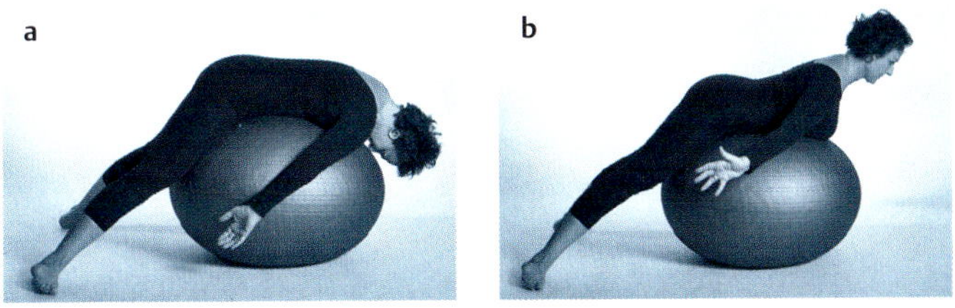

▶ Abb. 19.12 a, b

19 – Bauchlage

Extension mit langem Hebel – Steigerung

Die Handkanten auf den Boden stellen, Core-System aktivieren, Arme heben und den Oberkörper strecken und wieder beugen (▶ **Abb. 19.13**).

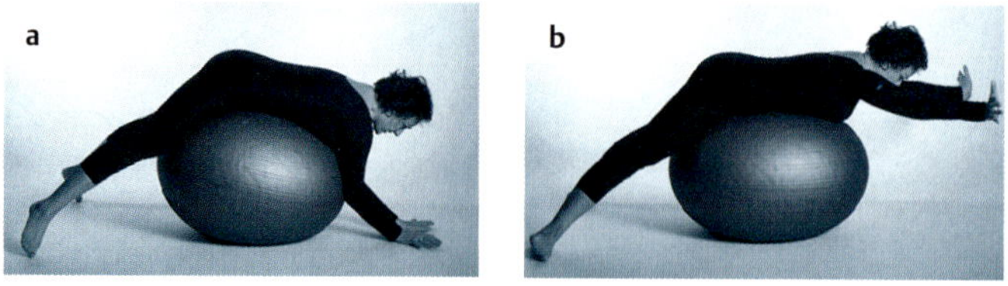

▶ Abb. 19.13 a, b

Extension und Rotation – hohe Anforderung

Aufbau der Übung wie oben, in der Streckung eine Rotation ausführen und eine Hand zum Körper heranziehen, in den Handteller schauen und anschließend den Handballen wieder zurück in die V-Position schieben (▶ **Abb. 19.14**).

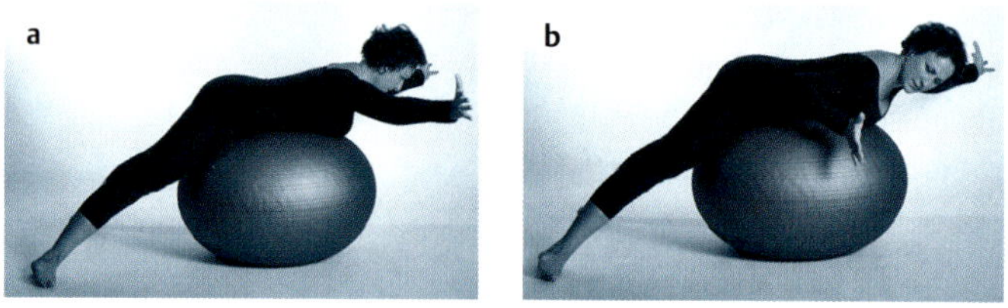

▶ Abb. 19.14 a, b

Rückenkraft über Beinextension

Mit Core-Ansteuerung die Beine in die Körperlängsachse holen und von da aus heben und senken (▶ **Abb. 19.15 a**) und öffnen und schließen (▶ **Abb. 19.15 b**).

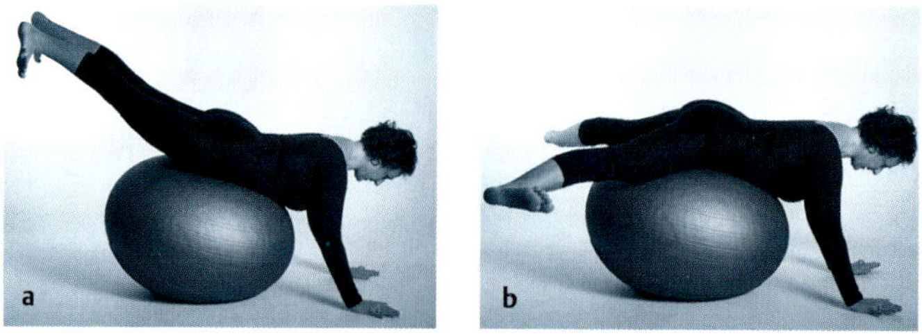

▶ Abb. 19.15 a, b

Extension mit einem Bein und Gegenrotation im Rumpf

Mit stabilem Core-System ein Bein maximal heben und mit dem Rumpf eine Gegenrotation ausführen (▶ **Abb. 19.16**).

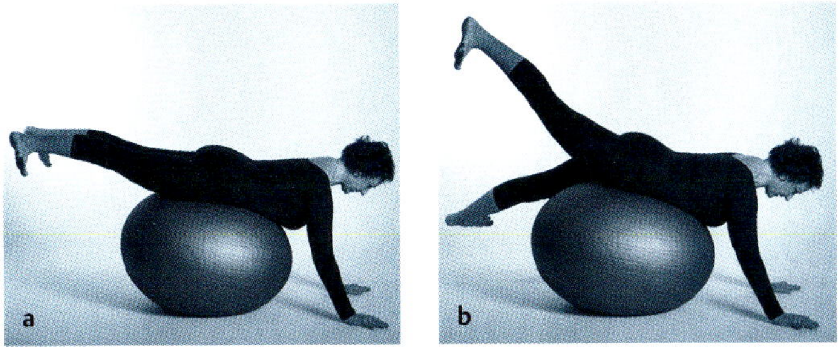

▶ Abb. 19.16 a, b

Der fliegende Frosch auf dem Ball

Mit stabilem Core und konzentrischem Transversus die überkreuzten Beine so hoch heben wie möglich, dann die Beine wieder senken und die Knie so weit wie möglich öffnen (▶ **Abb. 19.17**).

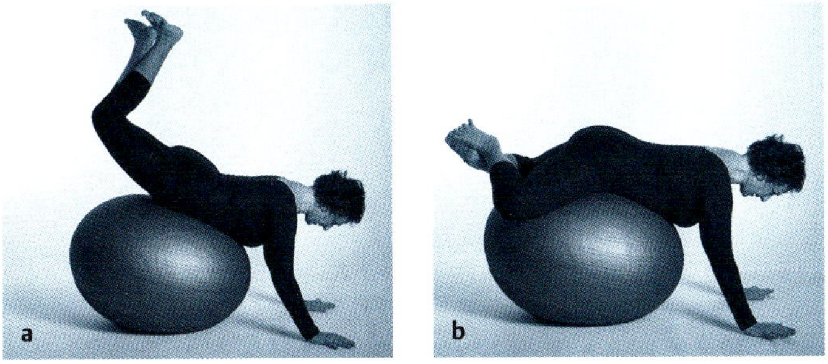

▶ Abb. 19.17 a, b

Mehr Übungen auf und mit dem großen Ball sind in dem Buch *Funktionelles Training mit dem großen Ball* (Albrecht 2006) zu finden.

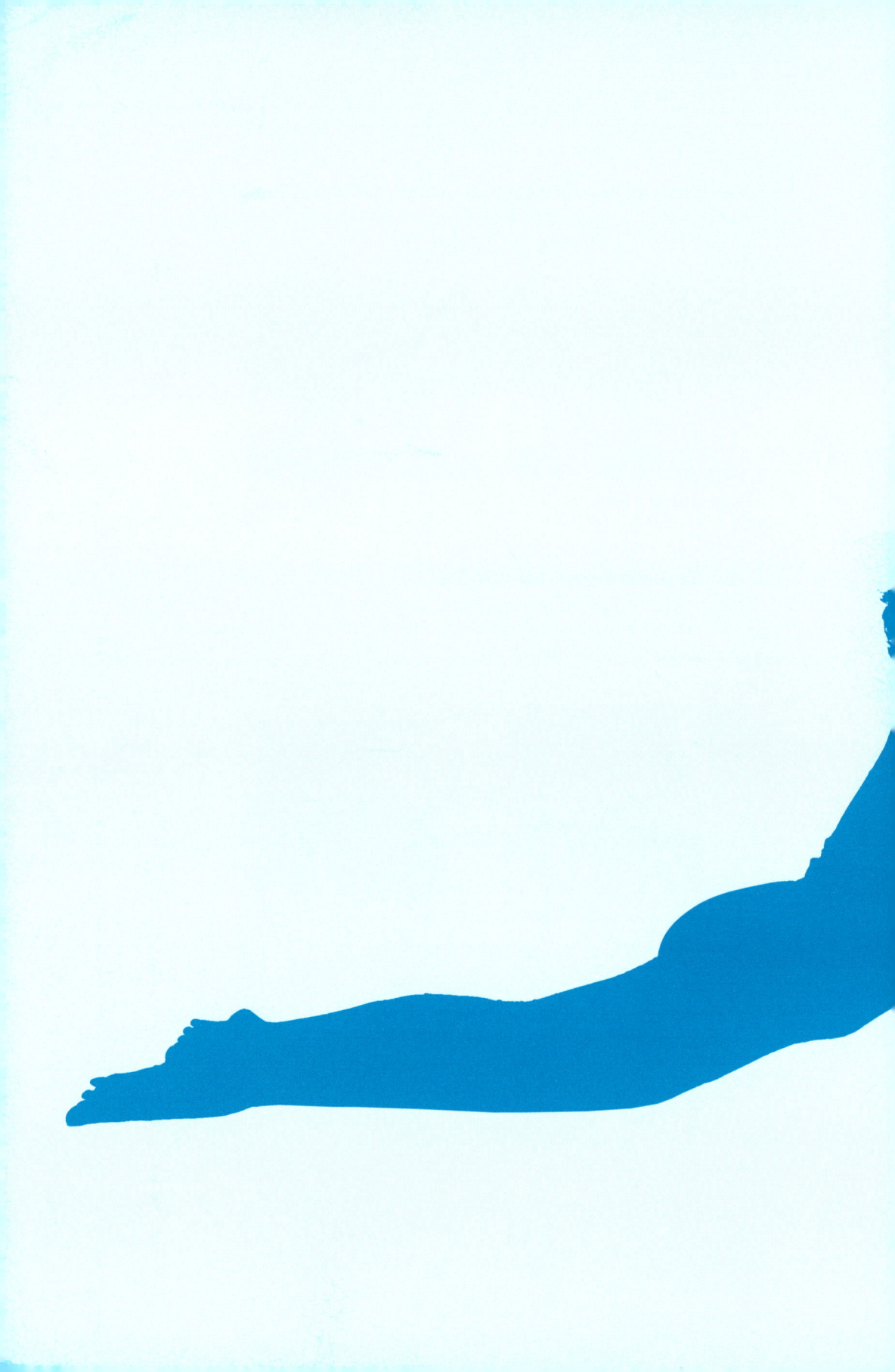

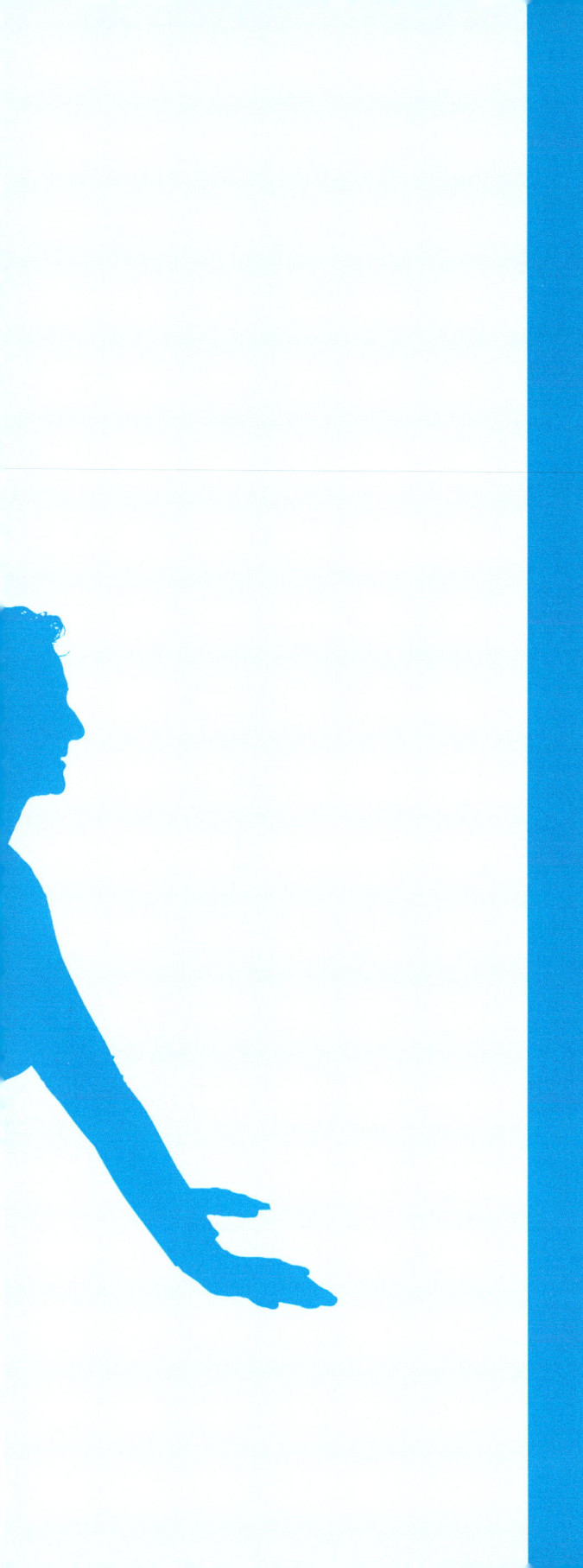

Anhang

20 Literatur

Albrecht K. Funktionelles Training mit dem großen Ball. Stuttgart: Haug; 2006

Albrecht K. Intelligentes Bauchmuskeltraining. Stuttgart: Haug; 2011

Albrecht K, Meyer S. Stretching und Beweglichkeit: Das neue Expertenhandbuch. Stuttgart: Haug; 2005

Baessler K, Junginger B. Beckenboden Rehabilitation [Ausbildungsskript]. Fortbildung Hamburg; 2008a

Baessler K, Junginger B. Bladder Neck elevation with different levels of effort of pelvic floor muscle contraction. Abstract 38th Annual Meeting of the International Continence Society, Cairo/Egypt; 2008b

Bandler R, Grinder J. Neue Wege der Kurzzeittherapie: Neurolinguistische Programme. 14. Aufl. Paderborn: Junfermann; 2007

Baroni G, Pedrocchi A, Ferrigno G et al. Static and dynamic postural control in long-term microgravity: evidence of a dual adaptation. J Appl Physiol 2001; 90: 205–215

Bergmark A. Stability of the lumbar spine: a study in mechanical engineering. Acta Orthop Scand 1989; 60 (Suppl. 230): 20–24

Bochdansky T, Kollmitzer J, Sabo A et al. Die Wirkung von Balancetraining versus Krafttraining auf die posturale Stabilität. In: Kongressband Sensomotorik & Rehabilitation, Kongress in Dresden vom 07.–08. 09. 2001

Boeckh-Behrens W-U, Buskies W. Fitness-Krafttraining. 11. Aufl. Reinbek: Rowohlt; 2000

Bogduk N. Klinische Anatomie von Lendenwirbelsäule und Sakrum. Berlin, Heidelberg: Springer; 2000: 79

Bös K, Brehm W. Handbuch Gesundheitssport. 2. Aufl. Schorndorf: Hofmann; 2006

Brügger A. Die Funktionskrankheiten des Bewegungsapparates [Kursunterlagen]. Zürich: Brügger Institut; 1996

Bullock-Saxton J. Normal and abnormal postures in the sagittal plane and their relationship to low back pain. Physiotherapie Practice 1988; 4: 94–104

Burnett A, O'Sullivan P, Ankarberg L et al. Lower lumbar spine axial rotation is reduced in end-range sagittal postures when compared to a neutral spine posture. Manuelle Therapie 2008; 13: 300–306

Carney DR, Hall JA, Smith LeBeau L. Beliefs about the nonverbal expression of social power. J Nonverbal Behav 2005; 29: 105–123

Cholewicki J, McGill SM. Mechanical stability of the in vivo lumbar spine: implications for injury and chronic low back pain. Clin Biomech (Bristol, Avon) 1996; 11: 1–15

Comerford MJ. Dynamic stability and muscle balance of the lumbar spine and trunk [Kursmanual]. Southampton: Kinetic Control; 2000 a

Comerford MJ. Movement dysfunction: a focus on dynamic stability and muscle balance [Kursmanual]. Southampton: Kinetic Control; 2000 b

Comerford MJ. Muscle function and stability training for the exercise industry [Kursmanual]. Southampton: Kinetic Control; 2000 c

Comerford MJ, Mottram SL. Functional stability re-training: principles and strategies for managing mechanical dysfunction. Manuelle Therapie 2001 a; 6: 3 – 14

Comerford MJ, Mottram SL. Movement stability dysfunction – comtemporary developments. Manuelle Therapie 2001 b; 6: 15 – 26

Dychtwald K. Körperbewusstsein. 7. Aufl. Essen: Synthesis; 1996

Eckert A. Das heilende Tao: Die Lehre der fünf Elemente. 12. Aufl. München: Müller & Steinicke; 2011

Erickson M, Rossi H, Ernest L. Meine Stimme begleitete sie überallhin. 9. Aufl. Stuttgart: Klett Cotta; 2006

Feldenkrais M. Bewusstsein durch Bewegung. Frankfurt: Suhrkamp; 1968

Feldenkrais M. Abenteuer im Dschungel des Gehirns. Frankfurt: Insel; 1977

Freiwald J. Prävention und Rehabilitation im Sport. Reinbek: Rowohlt; 1989

Freiwald J, Engelhardt M. Aspekte der Trainings- und Bewegungslehre neuromuskulärer Dysbalancen – Teil 1. Gesundheitssport und Sporttherapie 1999: 15: 5 – 12

Freiwald J, Baumgart C, Kühnemann M et al. Foam-Rolling in sport and therapy – Potential benefits and risks. Sports Orthopaedics and Traumatology 2016; 32 (3): 258 – 266. doi:10.1016/j.orthtr.2016.07.001

Gollhofer A, Scheuffelen C, Lohrer H. Neuromuskuläre Trainingsformen und ihre funktionelle Auswirkung auf die Stabilisierung im Sprunggelenk. In: Zichner L, Engelhardt M, Freiwald J, Hrsg. Neuromuskuläre Dysbalancen. Nürnberg: Novartis; 1997: 109 – 122

Granacher U. Neuromuskuläre Leistungsfähigkeit im Alter 60+: Auswirkungen von Kraft- und Sensomotorischem-Training [Dissertation]. Freiburg: Universität Freiburg; 2003

Hamilton C. Neue Perspektiven zu Wirbelsäuleninstabilitäten. Manuelle Therapie 1997; 1: 17 – 24

Hamilton C. LWS-Instabilität – wie erkennen und behandeln? Abstract SVOMP; 1998

Hamilton C. Segmentale Stabilisation. Abstract Kongress SPV; 2001

Hamilton C. Funktionelle Stabilität was ist das? Vortrag Fachtagung star school, Zürich; 2008

Hamilton CF, Richardson CA. Neue Perspektiven zu Wirbelsäuleninstabilitäten und lumbalen Kreuzschmerz: Funktion und Dysfunktion der tiefen Rückenmuskeln. Manuelle Therapie 1997; 1: 17 – 24

Hamilton CF, Richardson CA. Active control of the neutral lumbopelvic posture: comparison between back pain and non back pain subjects. 3rd Interdisciplinary World Congress on Low back and Pelvic pain, Vienna/Austria; 1998

Hammill RR, Beazell JR, Hart JM. Neuromuscular consequences of low back pain and core dysfunction. Clin Sports Med 2008; 27: 449 – 462

Hegner J, Hotz A, Kunz H. Erfolgreich trainieren. 2. Aufl. Zürich: Vdf Hochschulverlag; 2005

Hides J, Gilmore C, Stanton W et al. Multifidus size and symmetry among chronic LBP and healthy asymptomatic subjects. Manuelle Therapie 2008; 13: 43 – 49

20 – Literatur

Hides J, Jull G, Richardson C et al. Lokale Gelenkstabilisation. Manuelle Therapie 1997; 1: 9–15

Hides J, Jull G, Richardson C. Long-term effects of specific stabilizing exercises for first-episode low back pain. Spine (Phila Pa 1976) 2001; 26: 243–248

Hides J, Richardson C, Jull G et al. Ultrasound imaging in rehabilitation. Aust J Physiother 1995; 41: 187–193

Hides J, Richardson C, Jull G. Multifidus muscle rehabilitation decreases recurrence of symptoms following first episode low back pain. Proceedings of the National Congress of the Australian Physiotherapy Association. Brisbane/Australia; 1996

Hides J, Wilson S, Stanton W et al. An MRI investigation into the function of the transversus abdominis muscle during "drawing-in" of the abdominal wall. Spine (Phila Pa 1976) 2006; 31: 175–178

Hildebrandt J, Pfingsten M, Saur P et al. Prediction of success from a multidisciplinary treatment program for chronic low back pain. Spine (Phila Pa 1976) 1997; 22: 990–1001

Hirtz P. Koordinative Fähigkeiten im Schulsport. Berlin: Volk und Wissen; 1988

Hodges PW. Changes in motor planning of feedforward postural responses of the trunk muscles in low back pain. Exp Brain Res 2001; 141: 261–266

Hodges PW, Richardson CA. Inefficient muscular stabilization of the lumbarspine associated with low back pain: a motor control evaluation of transversus abdominis. Spine (Phila Pa 1976) 1996; 21: 2640–2650

Hodges PW, Richardson CA. Altered trunk muscle recruitment in people with low back pain with upper limb movement at different speeds. Arch Phys Med Rehabil 1999; 80: 1005–1012

Hotz A, Weineck J. Optimales Bewegungslernen. Erlangen: Perimed; 1988

Jackson M, Solomonow M, Zhou B et al. Multifidus EMG and tension-relaxation recovery after prolonged static lumbar flexion. Spine (Phila Pa 1976) 2001; 26: 715–723

Jull G, Richardson C. Motor control problems in patients with spinal pain: A new direction for therapeutic exercise. J Manipulative Physiol Ther 2000; 23: 115–117

Junginger B. Beckenboden-Rehabilitation, funktioneller Ultraschall [Abstract Fortbildung]. Hamburg; 2008 a

Junginger B, Baessler K. Prospective follow-up investigation of a specific pelvic floor rehabilitation program with focus on coordination using a validated Pelvic Floor Questionnaire. Abstract Form, 38th Annual Meeting of the International Continence Society, Cairo, Egypt; 2008 b

Kahle W, Frotscher M. Taschenatlas der Anatomie, Bd. 3: Nervensystem und Sinnesorgane. 10. Aufl. Stuttgart: Thieme; 2009

Kaigle AM, Wessberg P, Hansson TH. Muscular and kinematic behavior of the lumbar spine during flexion-extension. J Spinal Disord 1998; 11: 163–174

Kanemura N, Kobayashi R, Kajihara H et al. Changes of mechanoreceptor in anterior cruciate ligament with hindlimb suspension rats. J Phys Ther Sci 2002; 14: 27–32

Kasai R. Current trends in exercise management for chronic low back pain: comparison between strengthening exercise and spinal stabilization exercise. J Phys Ther Sci 2006; 18: 97–105

Kendall FP, Provance P, McCreary EK. Muscles testing and Function: With Posture and Pain. Baltimore, London: Lippincott Williams & Wilkins; 1993

Kibler WB, Press J, Sciascia A. The role of core stability in athletic function. Sports Med 2006; 36: 189–198

Klee A. Muskuläre Balance. Die Überprüfung einer Theorie. Sportunterricht 1995; 1: 12–22

Klein-Vogelbach S. Funktionelle Bewegungslehre. Bewegung lehren und lernen. 5. Aufl. Berlin, Heidelberg: Springer; 2001

Krishnamurti J. Einbruch in die Freiheit. 2. Aufl. Grafing: Aquamarin; 2006

Laasonen EM. Atrophy of sacrospinal muscle groups in patients with chronic, diffusely radiating lumbar back pain. Neuroradiology 1984; 26: 9–13

Lewit K. Manuelle Medizin: bei Funktionsstörungen des Bewegungsapparates. 8. Aufl. München: Urban & Fischer/Elsevier; 2006

MacDonald DA, Moseley GL, Hodges PW. The lumbar multifidus: Does the evidence support clinical beliefs? Manuelle Therapie 2006; 11: 254–263

MacDonald D, Moseley GL, Hodges PW. Why do some patients keep hurting their back? Evidence of ongoing back muscle dysfunction during remission from recurrent back pain. Pain 2009; 142: 183–188

Mattila M, Hurme M, Alaranta H et al. The multifidus muscle in patients with lumbar disc herniaten: A histochemical and morphometric analysis of intraoperative biopsies. Spine (Phila Pa 1976) 1986; 11: 732–738

McGill SM. Electromyographic activity of the abdominal and low back musculature during the generation of isometric and dynamic axial trunk torque: implications for lumbar mechanics. J Orthop Res 1991; 9: 91–103

McGill S. Low back disorders. Evidence-based prevention and rehabilitation. 2nd ed. Champagne, Illinois: Human Kinetics; 2007

Meziat Filho N, Santos S, Rocha RM. Long-term effects of a stabilization exercise therapy for chronic low back pain. Manuelle Therapie 2009; 14: 444–447

Mumenthaler M, Mattle H. Grundkurs Neurologie. Illustriertes Basiswissen für das Studium. Stuttgart: Thieme; 2002

Neumann P, Gill V. Pelvic floor and abdominal muscle interaction: EMG activity intra-abdominal pressure. Int Urogynecol J Pelvic Floor Dysfunct 2002; 13: 125–132

O'Sullivan PB, Beales DJ. Changes in pelvic floor and diaphragm kinematics and respiratory patterns in subjects with sacroiliac joint pain following a motor learning intervention: a case series. Manuelle Therapie 2007; 12: 209–218

O'Sullivan PB, Phyty GD, Twomey LT et al. Evaluation of specific stabilizing exercise in the treatment of chronic low back pain with radiologic diagnosis of spondylolysis or spondylolisthesis. Spine (Phila Pa 1976) 1997; 22: 2959–2967

Panjabi M. The stabilizing system of the spine. Part II. Neutral zone and instability hypothesis. J Spinal Disord 1992; 5: 390–396

Penfield W, Jasper H. Epilepsy and the Functional Anatomy of The Human Brain. Boston: Little, Brown; 1954

20 – Literatur

Pool-Goudzwaard AL, Vleeming A, Stoeckart R et al. Insufficient lumbopelvic stability: a clinical, anatomical and biomechanical approach to "a-specific" low back pain. Manuelle Therapie 1998; 3: 12–20

Reich W. Charakteranalyse. Frankfurt: Fischer; 1945

Reich W. Die Entdeckung des Orgons. Frankfurt: Fischer; 1971

Richardson C, Bullock MI. Changes in muscle activity during fast, alternating flexion-extension movements of the knee. Scand J Rehabil Med 1986; 18: 51–58

Richardson C, Hodges P, Hides J. Segmentale Stabilisation im LWS- und Beckenbereich: Therapeutische Übungen zur Behandlung von Low Back Pain. München: Urban & Fischer/Elsevier; 2009

Richardson C, Jull G. Muscle control-pain control. What exercises would you prescribe? Manuelle Therapie 1995; 1: 2–10

Richardson C, Jull G, Hodges P, Hides J. Therapeutic exercise for the spinal segmental stabilization in low back pain: scientific basis and clinical approach. Edinburgh: Churchill Livingstone; 1999

Riemann F. Grundformen der Angst. 39. Aufl. München: Reinhardt; 2009

Riskind JH, Gotay CC. Physical posture: Could it have regulatory or feedback effects on motivation and emotion? Motiv Emot 1982; 6: 273–298

Rock C. Brügger-Konzept. Zürich: Brügger Institut; 1995

Rota D, Hegenbarth M, Albrecht K. Verein Kinder hoch 3. Im Internet: http://www.kinderhoch3.ch; Stand: 25.04.2012

Roth K, Winter R. Entwicklung koordinativer Fähigkeiten. In: Baur J, Bös K, Singer R, Hrsg. Motorische Entwicklung – Ein Handbuch. Schorndorf: Hofmann; 1994: 191–252

Sahrmann S. Diagnosis and treatment of muscle imbalances associated with regional pain syndroms. Washington: School of Medicine, University of Washington; 1992

Sapsford R. Rehabilitation of pelvic floor muscles utilizing trunk stabilization. Manuelle Therapie 2004; 9: 3–12

Sapsford R, Hodges PW. Contraction of the pelvic floor during abdominal maneuvers. Archives of Physical Medicine and Rehabilitation 2001; 82: 1081–1088

Sapsford R, Richardson C, Hodges P. The Effect of sitting Posture on resting pelvic floor and abdominal muscle activity in women without stress urinary incontinence. Spine (Phila Pa 1976) 2002; 27: 1238–1244

Schlumberger A, Eder K. Verletzungsprophylaxe durch Stabilisationstraining. Leistungssport 2001; 31: 26–31

Schwert M. In vitro Volumenmessung des lumbalen Spinalkanals bei Inklination und Reklination [Dissertation]. Bochum: Ruhr-Universität Bochum; 2009

Smith MD, Russell A, Hodges PW. Disorders of breathing and continence have a stronger association with back pain than obesity and physical activity. Aust J Physiother 2006; 52: 11–16

Solomonow M, Eversull E, He Zhou B et al. Neuromuscular neutral zones associated with viscoelastic hysteresis during cyclic lumbar flexion. Spine (Phila Pa 1976) 2001; 26: 314–324

Stuge B, Laerum E, Kirkesola G et al. The efficacy of a treatment program focusing on specific stabilizing exercises for pelvic girdle pain after pregnancy: a randomized controlled trial. Spine (Phila Pa 1976) 2004; 29: 197–203

Thalhamer C. A fundamental critique of the fascial distortion model and its application in clinical practice. Journal of Bodywork and Movement Therapies 2018; 22 (1): 112–117. doi:10.1016/j.jbmt.2017.07.009

Tsao H, Hodges PW. Immediate changes in feedforward postural adjustments following voluntary motor training. Exp Brain Res 2007; 181: 537–546

Tunn R, Schaer G, Peschers U et al. Aktualisierte Empfehlungen zur Sonographie im Rahmen der urogynäkologischen Diagnostik. Frauenarzt 2004; 45: 473–479

van Wingerden JP, Vleeming A, Ronchetti I. Differences in standing and forward bending in women with chronic low back or pelvic girdle pain: indications for physical compensation strategies. Spine (Phila Pa 1976) 2008; 33: 334–341

Vleeming A. Bedeutung des Beckengürtels als Verbindung von Wirbelsäule und Beinen. Manuelle Therapie 2006; 10: 176–185

Vleeming A, Pool-Goudzwaard AL, Stoeckart R et al. The posterior layer of the thoracolumbar fascia. Its function in load transfer from spine to legs. Spine (Phila Pa 1976) 1995; 20: 753–758

Walter UN. Eine empirische Untersuchung zur Wirksamkeit eines physischen Aktivierungsprogramms bei Polizeibeamten des 5. und 6. Lebensjahrzehnts in Deutschland [Dissertation]. Konstanz: Universität Konstanz; 2011

White MJ, Davies CT, Brooksby P. The effects of short-term voluntary immobilization on the contractile properties of the human triceps surae. Q J Exp Physiol 1984; 69: 685–691

Wiemann K, Jöllenbeck T. Grundlagen der Bewegungslehre und Biomechanik [Arbeitsmaterial zur Vorlesung]. 6. Aufl. Wuppertal: Bergische Universität Wuppertal; 1999

Williams M, Solomonow M, Zhou BH et al. Multifidus spasms elicted by prolonged lumbar flexion. Spine (Phila Pa 1976) 2000; 25: 2916–2924

Wohlfahrt D, Jull G, Richardson C. The relationship between the dynamic and static function of abdominal muscles. Australian Physiotherapy 1993; 39: 9–13

Yahia LH, Rhalmi S, Newman N et al. Sensory innervation of human thoracolumbar fascia: an immunohistochemical study. Acta Orthop Scand 1992; 63: 195–197

Zichner L, Engelhardt M, Freiwald J, Hrsg. Neuromuskuläre Dysbalancen. Nürnberg: Novartis; 1997

21 Verweise

star – school for training and recreation, CH: www.star-education.ch

starOnline, das starWissen online: www.star-education.ch

Antara® das Bewegungskonzept: www.antara-training.com

Verein Kinder hoch 3: www.kinderhoch3.ch

antara

Das intelligente Bewegungskonzept

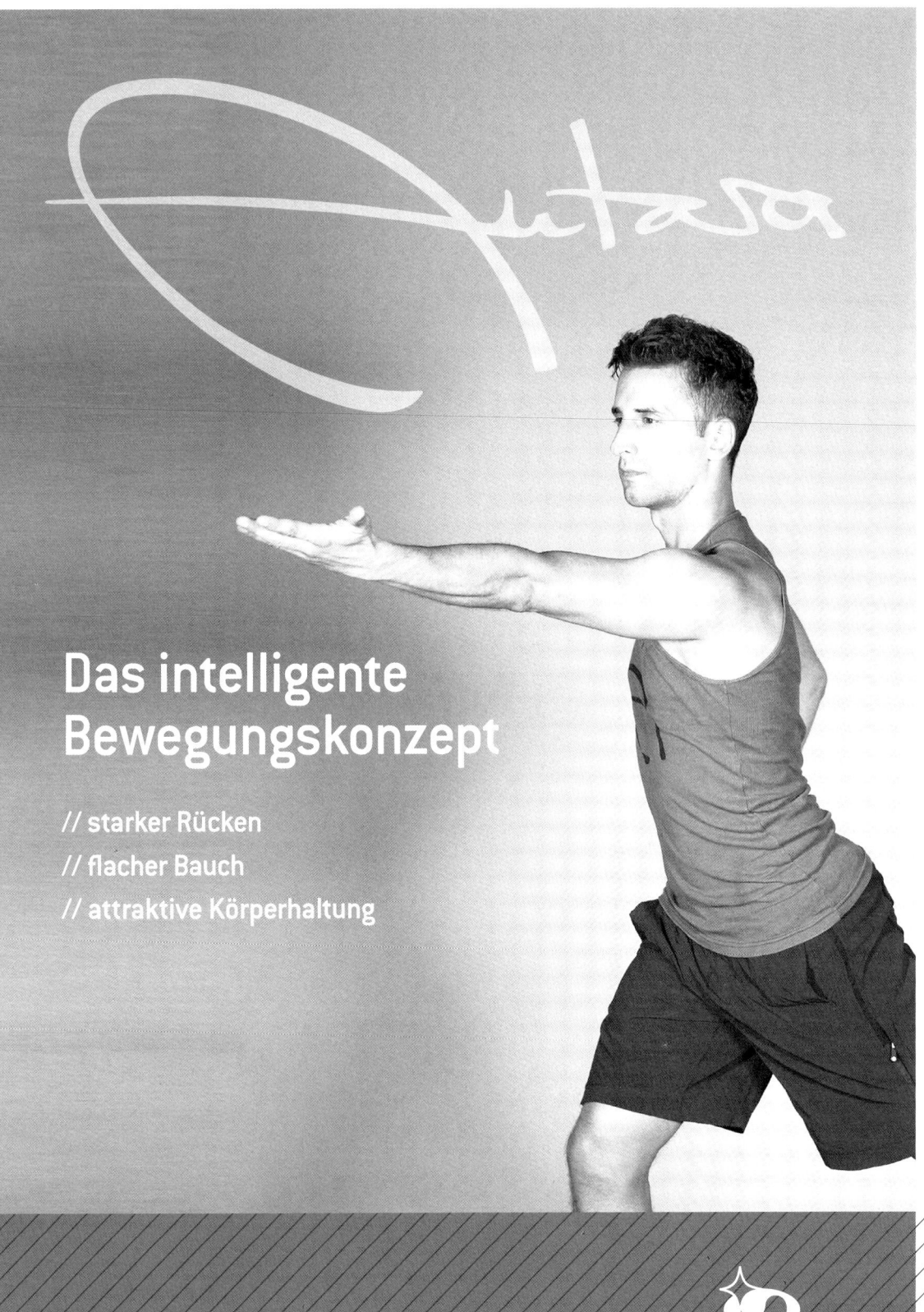

// starker Rücken
// flacher Bauch
// attraktive Körperhaltung

www.antara-training.com

star
school for training and recreation